U0297363

当代中医皮科流派临床传承书系

齐鲁杜氏
皮科流派

范 玉 史传奎

杜锡贤 ◎ 主编

中国健康传媒集团
中国医药科技出版社

内 容 提 要

　　本书是对齐鲁皮科流派的系统梳理，内容包含流派概述、流派学术体系及学术特色、流派用药经验、流派经典方剂、流派特色技法以及流派优势病种诊治经验等，对中医皮科临床具有很高的参考价值。本书适合中医皮科临床医师、中医药院校学生、中医爱好者以及皮肤病患者和家属学习、参考。

图书在版编目（CIP）数据

　　齐鲁杜氏皮科流派 / 范玉，史传奎，杜锡贤主编 . — 北京：中国医药科技出版社，2023.2

　　（当代中医皮科流派临床传承书系）

　　ISBN 978-7-5214-3425-5

　　Ⅰ . ①齐⋯　Ⅱ . ①范⋯ ②史⋯ ③杜⋯　Ⅲ . ①中医学—皮肤病学—中医流派—山东　Ⅳ . ① R275

　　中国版本图书馆 CIP 数据核字（2022）第 178999 号

美术编辑　　陈君杞
版式设计　　也　在

出版　**中国健康传媒集团** | 中国医药科技出版社
地址　北京市海淀区文慧园北路甲 22 号
邮编　100082
电话　发行：010-62227427　邮购：010-62236938
网址　www.cmstp.com
规格　710×1000 mm $^{1}/_{16}$
印张　15 $^{3}/_{4}$
字数　289 千字
版次　2023 年 2 月第 1 版
印次　2023 年 2 月第 1 次印刷
印刷　三河市万龙印装有限公司
经销　全国各地新华书店
书号　ISBN 978-7-5214-3425-5
定价　**48.00 元**

获取新书信息、投稿、为图书纠错，请扫码联系我们。

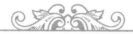

《当代中医皮科流派临床传承书系》
编委会

总 主 编 杨志波

执行总主编 周冬梅

副 总 主 编 段逸群 刘 巧 李元文 李铁男

　　　　　　 李 斌 曾宪玉

编　　　委（按姓氏笔画顺序）

　　　　　王一飞 艾 华　 叶建州 刘红霞

　　　　　闫小宁 杜锡贤　 李 凯 李红毅

　　　　　李咏梅 李领娥　 李福伦 杨素清

　　　　　邱桂荣 张 苍　 张丰川 张晓杰

　　　　　张理涛 欧阳晓勇　段行武 贾 敏

　　　　　唐 挺 黄 宁　　黄 港 龚丽萍

　　　　　崔炳南 谭 城　　魏跃刚

编 写 秘 书 张 苍

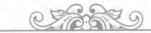

本书编委会

总　序

　　中医本无学术流派。上自伏羲一画，而分天地，阴阳肇始，要本一家。而后黄帝推演，问道于天师。神农尝百草，日遇七十二毒。乃有针药之分，其用针者，调神化气，以通神明，以虚无之术治有形之身。其用药者，浣涤脏腑，调剂水火，以有形之药而治无形之气。流派之分肇始于此。

　　《汉书·艺文志》载医学有房中、导引、经方、医经四家，其经方十一家。隋唐之际江南诸师秘仲景之书而不传，门户之见生，而医道遂晦。虽有真经在前，而用药之道著于时者自仲景、隐居、之才、元方、孙真人以降，十数人而已。

　　两宋南渡，文兴兵弱，禅、道并起，儒亦随之。乃有理学之盛，乃有鹅湖之辨，儒乃有门户之分，而格致之学为一时之选，时人共识。乃有巨富如东垣者、乃有名儒如丹溪者，由文学而入医学，以格致之学格天地而解病康，乃有思辨之学，乃有门户之分。故曰：儒之门户分于宋，医之门户分于金元，乃有四大家之说，易水、河间、东垣、丹溪。实一而四，四而一也。其理皆本于《内经》，其治皆本于仲景。流派也者，非各见道之一隅而已，须知一派之宗师，必得道之全貌而后乃可就其一端而阐扬。若未窥全豹而欲成一家之言语，开一派之先，未尝闻矣。

　　中医皮肤病内治源于外科消托补三法，复借鉴于内科脏腑经络之说，由学士儒生内观脏腑，思揣生克制化生旺休囚而有所见，实乃由学问而阅历者也。其外治法则，则传自民间匠人之手，出于临床实践，真由阅历而后成学问者也。

　　皮外科肇始神农。《本经》所言大半为外伤、疮疡、疥癣之用。后世刘涓子、陶隐居、巢元方、孙思邈，代有新出。而尤以元方《诸病》所论最详。然元方所论实乃一脉专精之术，而中医皮科流派，实则三派并存：元方其一也，外科东垣之术其二也，脏腑经络之术其三也。以此观之，今日流派，并无第四法门。

　　然皮外科之门开而未久：百年之前民病唯伤寒及疮疡求治于医，以其害人性命于朝夕，余则无论矣：食尚不足以果腹，衣不足以蔽体，疥癣皮毛非所得虑、所能治者。唯升平日久，民生富足，方有中医皮科产生，而燕京赵氏皮科流派为其发轫。1954年，赵炳南先生在当时的"中央皮肤性病研究所"建中医研究室开始，计算至今，中医皮肤科已历68载，庶几近乎知规矩也。众多外科名医、内科名医因使命之感召走入中医皮科行业。复有众多西医开中西结合一派，张志礼、秦万章、边天羽皆一时之选。各个医家互相切磋，如琢如磨。学术交融，互相渗透，而因其所处之时空不同，所治之患者各异，所用之学术模型各别，延绵六十年，各成家法，而成不同流派。

今者，中华中医药学会皮肤科分会专门组织国内专家编写《当代中医皮科流派临床传承书系》，经系统梳理，反复论证，确有独特学术体系且传承三代以上者，定为待扶持的中医皮科学术流派，曰：燕京赵氏皮科流派、燕京金氏皮科流派、盛京皮科流派、龙江皮科流派、齐鲁杜氏皮科流派、北京广安皮科流派、长安皮科流派、海派夏氏皮科流派、黔贵皮科流派、岭南皮科流派、天山刘氏皮科流派、石门皮科流派、吴门孟河皮科流派、盱江皮科流派、湖湘皮科流派、闽山昙石皮科流派、汉上皮科流派、滇南刘氏皮科流派、津门皮科流派、四川文氏皮科流派。

世界之大，以变化为不易之理。从没有流派走向流派产生，是中医皮科学术发展的必经阶段。所谓流派者，非见解互相诋忤，实为各得乎中道，而就所见之患者，自医道之海略取一瓢，以解一方患者之疾苦者也。非为各得一道，道道不同。当知万本一源，众流归海。海也者，神农黄帝之学也，仲景华佗之术也。

众多流派的推出将使学术进一步繁荣，并将促进更广大的医生群体的学术交流，互融互通，互相激发。经过一定时间的充分交流，若干流派，必将再次融汇，产生更高级别的中医皮科学术共识，并带领中医皮科在更高的层面上开创新的学术流派。

作为本书的总主编，在此谨祝丛书能够充分展示各家学术思想，促进中医皮科学术传播与交流，祝愿在不久的将来，我们能够在流派碰撞的基础上，推动中医皮科学术水平达到新的高度。

杨志波

2022年10月

序

　　天地氤氲，万物化醇，雨以润之，日以晅之。水火者，养生之本；湿热者，百病之源。四时失序，天地胜复，寒暑燥湿互为邪也；六气乖张，民心汲营，湿热内攘，外溢肌肤，为风、为疮、为癣、为疡，流变遂广。

　　杜先生锡贤，精于皮科，学问博洽，蕴蓄深浓。每诊一疾，不问贵贱，未尝不精察体认，究其病源。度节气，候温凉，参脉理，合轻重，取应如神，捷于桴鼓。夫医道者，以济世为良，以愈疾为善。噫，技至此乎！先生资深望重，授徒从游者甚众，高弟子不胜数，各以所得，传授徒友，往往不绝。私淑于先生，不列弟子籍者更遍及四海。由是齐鲁医派，创杜氏之学；中医皮科，立锡贤之说，号齐鲁杜氏皮科流派。

　　皮科症治虽多，湿热最易贻误。其象难察，证难辨，来也渐，去也缓，病复有根，时休时作。得其理者，用如神圣，失其理者，似隔山水。先生以轩岐仲景为源，金元温病诸家为基，力辟榛芜，发明经旨。谓天一生水，位乎坎，地二生火，位乎离。诸痛痒疮，皆属于心，一归为火；诸湿肿满，皆属于脾，一归为水；疡科之症，俱属湿火湿热。援古证今，条分缕析，如冰斯开，如结斯解，开后人无数法门。

　　传奎志学不早，耽情竹素，浮沉数载，而所志迄莫能偿。书籍浩浩，眩惑彷徨；众说纷纭，罔决适从。遇先生，通其微，合其莫，良师亲炙，曷不幸哉！蒙属不揣固陋，命篇分类，或注释，或增订，或删改，凡书理有未贯彻者，则昼夜追思，恍然有悟，即援笔而识之。湿热潜证论、伏邪论、核心病机论，诚为皮科圭臬，寿世之良法也。

　　春三月，此谓发陈，天地俱生，万物以荣。是书付梓，俾后有志读书取足于此，不必广心博骛，而斯文之传，莫大乎是矣。故乐为之序。

史传奎
壬寅季春书于济南寓所

前　言

　　老中医药专家学术经验继承工作是继承和发扬祖国中医药学、培养造就高层次中医临床人才和中药技术人才的重要途径，是实施中医药继续教育的重要形式。杜锡贤教授，主任医师，博士生导师，山东省名老中医，从基层中医到医学大家，50余载路漫漫，以其高尚的品格，无私的奉献精神，务实的治学风范，引领并见证了齐鲁中医皮肤领域的发展。"湿"与"热"作为人类接触的环境因素，其文字记载可追溯到甲骨文时期，湿邪、热邪是有较早记载的传统外邪及病证。杜锡贤教授认为，湿热是贯穿皮肤病始终的关键环节，湿热证广泛存在于一些感染性和非感染性皮肤疾病的过程中。多年来，围绕湿热伏邪、湿热潜证、皮肤湿热核心病机理论进行了一系列临床与实验研究。湿热理论涵盖病毒性皮肤病、变态反应性皮肤病、细菌性皮肤病、血管性皮肤病、大疱性皮肤病、皮肤附属器皮肤病及性传播疾病等多种皮肤科疾病。2019年，齐鲁杜氏皮科流派入选山东省卫生健康委员会中医学术流派传承工作室建设项目。作为流派的代表人物，杜锡贤教授毫不保留地将本流派的学术思想传授给学子们。系统整理发掘杜锡贤教授学术思想与临证经验，并经过第二代、第三代传承人的继承、实践和传播，已经确立了具有地域性且学术思想、诊疗特色鲜明的齐鲁杜氏皮科流派。"传承精华，守正创新"，给我们每个中医药工作者指引了方向，学术流派的传承发展最终归结点是突出自身学术特色优势，不断提高临床疗效，以更好地服务于广大人民群众，因此，需要及时地将研究成果转化为临床应用，并将特色诊疗技术广泛推广应用，充分彰显其疗效。本书概括性地叙述了齐鲁杜氏皮科流派的传承脉络，对杜锡贤教授学术思想、方药心得、特色疗法、临床验案等进行了梳理和总结，希望能给读者一定的借鉴和启发。

　　本书编写难免存在不足之处，还请各位同道和读者提出宝贵的意见。

编者

2022 年 10 月

目 录

第一章　流派概述

第二章　流派学术体系及学术特色

第三章　流派用药经验

第四章 流派经典方剂

第五章 流派特色技法

第六章　流派优势病种诊治经验

第一章

流派概述

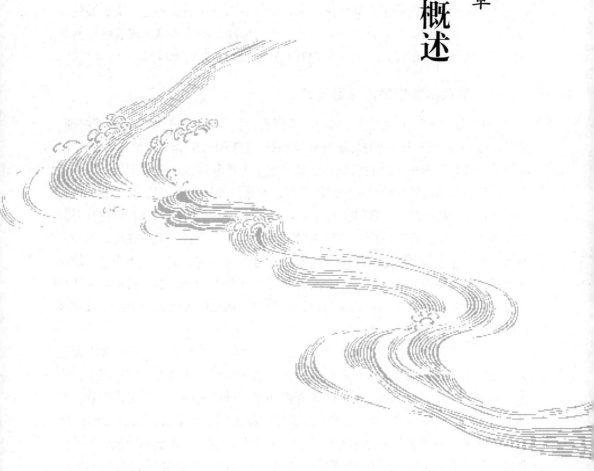

第一节　流派产生背景

中医学是中国传统文化的重要组成部分，由于地域风貌、气候变化、风土人情、饮食结构及文化特色的不同，产生了不同的地域性医学流派，齐鲁医派便是其中之一。历史上齐鲁医派以高深的学术造诣、丰富的临床经验，对中医学的形成与发展做出了重要贡献，影响深远。齐鲁杜氏皮科流派是齐鲁中医的一个重要组成部分，具有独特的学术特色，由杜锡贤教授创建，目前已传承至第三代。流派探索发展了皮肤湿热伏邪理论、皮肤湿热潜证理论，皮肤湿热核心病机论。认为皮肤为人体卫外之屏障，玄府郁闭，湿热内盛是皮肤病尤其是炎症性皮肤病的核心病机，开辟了皮科湿热病机研究的新篇章。

一、中医学湿热理论源远流长

"湿"与"热"作为人类接触的环境因素，文字记载可追溯到甲骨文时期，湿邪、热邪是有较早记载的传统外邪及病证。《素问·至真要大论篇》曰："诸湿肿满，皆属于脾……诸痉项强，皆属于湿……诸胀腹大，皆属于热……诸病有声，鼓之如鼓，皆属于热……诸转反戾，水液浑浊，皆属于热……诸呕吐酸，暴注下迫，皆属于热。"《素问·六元正纪大论篇》曰："四之气，溽暑湿热相搏，争于左之上，民病黄瘅而为胕肿"，则首次将"湿热"并提，其发在夏，为应季时邪。在治疗上，《素问·奇病论篇》曰："肥者令人内热，甘者令人中满，故其气上溢，转为消渴。治之以兰，除陈气也。"指出湿热内伤之脾瘅可用芳香化湿之佩兰来治疗，开创了后世化湿清热以治疗湿热病证的先河，为中医学湿热理论的形成和发展奠定了基础。

此后，两千多年长期的医疗实践中，历代医家对湿热理论的形成和发展做了大量的临床实践及理论总结和研究，如晋唐时期对湿热理论的广泛应用，宋金元时期刘完素、李东垣、朱丹溪等对内伤湿热理论的阐发，至明代张景岳在其《景岳全书·外科钤·论证》中提出："然湿证虽多，而辨证之法，其要惟二，则一曰湿热，一曰寒湿，而尽之矣。"认为湿热证应隶属于湿证的变证，为其热化之分野。清代薛生白开《湿热病篇》进行了专门论述，总纲中提到："湿热证，始恶寒，后但热不寒，汗出胸痞，舌白，口渴不引饮"，认为湿热病是有专门湿热外邪所感，具有特定演化规律的季节性多发疾病或传染性疾病。

至此，无论内伤、外感还是上、中、下三焦病位，湿热相关疾病无处不在，湿热逐渐构建了中医学中最为重要的一组概念。回顾湿热概念的演变，湿热的内涵及外延在中医体系中发展，从最早具有特定内涵的外感时邪，逐渐衍生出了具有特定内涵的证，并且拓宽出具有特定演变规律的疾病。

二、人类体质和疾病谱变迁

杜锡贤教授十分推崇金元时期刘完素关于"世态居民有所变"学说，认为当时之人与古人大有不同，疾病也必有所差异。随着全球气候变化和现代人们生活方式的改变，人类体质和疾病谱的变迁，湿热致病已不同于古时所记载，即没有明显时节特性，湿热疾病的发病率大大增加。与此同时，从世界范围来看，湿热疾病的覆盖率明显升高。过食辛辣油腻、肥甘厚味，肥胖，饮酒，运动减少和生活节奏紧张，工作压力大，情志不畅等原因，使湿热之邪内生。近年来药源性湿热证逐渐引起医家们的重视，中药过用寒凉、调摄不当、失治误治，或不规范使用与滥用抗生素、外源性激素是导致湿热证的药源性因素。杜教授认为，"东南地卑湿，湿热相火为病者，十居八九"，虽然是从地域的角度来说明湿热病理状态的普遍性，但联系到当代全球变暖的趋势，有着一定现实意义。

三、齐鲁地域气候特点

元代朱震亨《丹溪心法·中湿》云："湿之为病，有自外入者，有自内出者，必审其方土之病源。"湿热证候的形成与气候及患者的体质密切相关，特定气候、地域往往表现为"体质"或"证"的趋同性。山东，古为齐鲁之地，位于中国东部沿海、黄河下游、京杭大运河的中北段，沿海与内陆错杂，水文资源丰富，江河纵横，黄河入境9市23县，7个地级市沿海岸线分布。如《素问·异法方宜论篇》曰："故东方之域，天地之所始生也。鱼盐之地，海滨傍水，其民食鱼而嗜咸，皆安其处，美其食。鱼者使人热中，盐者胜血。"此处描述与青岛、烟台、威海等沿海地区的生活方式相似。

鲁西地区则更符合"中央者，其地平以湿，天地所以生万物也众。其民食杂而不劳，故其病多痿厥寒热"的特征。省会济南三面环山，夏秋阳热盛，雨水多，热蒸水腾，湿热邪气较重。饮食以鲁菜为主，近年来川湘菜系引入，生活饮食习惯及地域气候，使湿热体质成为长期居住人群的重要偏颇体质。《医门法律·热湿暑三气门》中言："天之热气下，地之湿气上，人在气交之中，受其炎蒸，无隙可避。"这也是导致疾病呈湿热特点的外在原因。

四、皮科湿热病证病机广泛

《素问·生气通天论篇》曰:"汗出见湿,乃生痤疿。"《诸病源候论·病疮候》曰:"病疮者,由肤腠虚,风湿之气折于血气,结聚所生。"《诸病源候论·疮病诸候·湿癣候》中云:"湿癣者……是其风、毒气浅,湿多风少,故为湿癣也。"《太平圣惠方·治小儿头疮诸方》云:"夫小儿头疮者,由脏腑有热,热气上冲于头,而复有风湿乘之,湿热相搏,折于血气。"《外科正宗·杨梅疮论》云:"夫杨梅疮者……总由湿热邪火之化。"《外科正宗·阴疮论》云:"妇人阴疮,乃七情郁火伤损肝脾、湿热下注为患。"《外科证治秘要·肾岩》云:"翻花绝证属阴虚湿热郁火。"《疡科心得集·辨诸疮总论》中有云:"夫恶疮,诸痛痒疮,皆属于心;诸湿肿满,皆属于脾。心主血,脾主肉,血热而肉湿,湿热相合,浸淫不休,溃败肌肤,而诸疮生矣。"

《医方考》云:"无热不斑,无湿不疹。"在临床实践中我们观察到多种皮肤病发病过程中可能存在着湿热的共性,或者病情发展到一定阶段出现湿热倾向性改变。比如,银屑病,尤其是急性进展期皮损广泛者,临床常辨证为血热证,常规治法为清热凉血,但长期临床实践证明,运用清热利湿法同样取得显著效果,甚至其疗效优于清热凉血法。又如湿疹属风热者,采用疏风散热的消风散加减治疗疗效欠佳或加重时,改用具有清热利湿功效的龙胆泻肝汤加减治疗后则迅速收效。证虽无湿热之名,却有湿热之实。

第二节　流派学术渊源

一、湿热概念的演变及基本内涵

中医有关湿热证的理论与实践,源远流长。早在秦汉时期,就有关于湿热证的症、因、脉、治的记载。《素问·六元正纪大论篇》云:"四之气,溽暑湿热相搏,争于左之上,民病黄瘅而为胕肿。"指出了湿热是黄瘅肿的主要病因,其发病与时令节气有很大的关系。东汉时期,张仲景《伤寒杂病论》所论黄疸、疮、痹、疟疾、湿、呕吐、下利等病症,其辨证论治每以湿热为重点,在立法处方遣药上为后世治疗湿热所引起的诸多病症树立了楷模。其后在《脉经》又以湿热来解释湿温病的病机:"伤寒湿温,其人常伤于湿,因而中暍,湿热相搏,则发湿温。"基本符合现代中医所说的广义"湿热"范畴,相当于"湿邪"与"热邪"两概念的融合。

宋元时期对湿温的病因、症状、治疗和禁忌等都有了进一步的认识。朱丹溪云："六气之中，湿热为病，十之八九。"指出了湿热之邪是导致疾病的重要因素。刘完素云："如世之谷肉果菜，湿热甚，则自然腐烂溃发化为水，故食于腹中，感人湿热邪气，则自然化为脓血"，提出"湿热"是一种可以侵犯人体的外在病因，同时"湿热"是一种人体内在的病理改变，这种转向人体内部探寻的湿热病理，为以后医家对湿热病证的认知，开创了新的局面。

明清时期，温病学兴起。温病学家对"湿热"的认知，又有所突破与创造，把魏晋时期"外感湿温"与金元时期"湿热内生"进行了融合。明代张景岳在其《景岳全书·外科钤·论证》中提出："然湿证虽多，而辨证之法，其要惟二，则一曰湿热，一曰寒湿，而尽之矣。"认为湿热证应隶属于湿证的变证，为其热化之分野。清代王孟英在注解《湿热病篇》"湿热证"时说："既受湿又感暑也，即是湿温，亦有湿邪久伏而化热者"，遥承魏晋。清代薛生白《湿热病篇》总纲中提到"湿热证，始恶寒，后但热不寒，汗出胸痞，舌白，口渴不引饮"，对湿温病进行了深刻阐述，大大丰富了治疗湿热病的内容和方法，为后代医家对本病进一步的理论研究及临床实践，奠定了比较坚实的基础，即使对现代临床治疗也具有广泛的指导意义。

二、湿热皮科溯源

中医学对皮肤病认识源远流长，《周礼·天官·疾医》记载："夏时有痒疥疾。"《素问·至真要大论篇》云："诸湿肿满，皆属于脾……诸痛痒疮，皆属于心。"是最早皮肤疮疡病因病机的论述。《素问·阴阳应象大论篇》曰："地之湿气，感则害皮肉筋脉。"《素问·玉机真脏论篇》曰："夏脉太过与不及，其病皆何如？岐伯曰，太过则令人身热而肤痛，为浸淫"，"心火太过则身热肤痛而浸淫流布于形分"。《金匮要略·疮痈肠痈浸淫病脉证并治》云："浸淫疮，黄连粉主之。"尤怡云："大意以此为湿热浸淫之病，故取黄连一味为粉粉之，苦以燥湿，寒以除热也。"隋代巢元方《诸病源候论》是中医学第一部病因病机证候学专著，其对"湿热"论述颇多，如《疮病诸候》中云："内热则脾气温，脾气温则肌肉生热也。湿热相搏，故头面身体皆生疮。"金代刘完素在《河间六书》中说："脾气湿而内热，即生疮也。"元代太医齐德之在《外科精义》云："凡疮痘生于外，皆由热毒蕴于内……或痛或痒……有因风而得者，有因风热相搏而得之者……风多则痒，热多则痛……有风毒者得之于风，热毒者得之于热，气毒者得之于气，悉由风热邪气蕴经所成，证候不同，治之者亦各异矣。"

概括地认为气血失和、气血郁滞、湿热内蕴是广义皮肤病（疮疡病）的共同病机。

明清医学发展蓬勃，外科专著大量涌现，名医辈出，学术流派争鸣。《外科正宗·火丹》曰："火丹者，心火妄动，三焦风热乘之，故发于肌肤之表……此属脾、肺二经湿热，宜清肺、泻脾、除湿，胃苓汤是也。"陈实功《外科正宗》提出："血风疮，乃风热、湿热、血热三者交感而生。"《外科正宗·奶癣》云："奶癣，儿在胎中，母食五辛，父餐炙煿，遗热与儿，生后头面遍身发为奶癣。"小儿脾失健运，湿热内生，而成奶癣。《外科全生集》云："疮疥之生，独由于湿，故南方卑下之地，患生最多。"高秉钧在《疡科心得集》卷下《辨诸疮总论》中有云："诸痛痒疮，皆属于心；诸肿湿满，皆属于脾。心主血，脾主肉，血热而肉湿，湿热相合，浸淫不休，溃败肌肤，而诸疮生矣。"

清代邹岳《外科真诊·疮疡总论》归纳总结："内经云诸痛痒疮，皆属于心。又曰营气不从，逆于肉里，乃生痈肿。又曰膏粱之变，足生大疔。又曰地之湿气，感则害人皮肉筋脉。由此观之，疮疡之症，虽发于表，而病根则在里也，或内因七情所结，或外感六淫而生，症候多端，治法不一。"概而言之，在内脏腑功能失常，湿热内生为本，在外风、湿、热、毒六淫邪气为标；而气血失和、湿热内蕴病机，几乎贯穿疮疡的各阶段。亦为齐鲁杜氏皮科流派的发展奠定了重要学术磐石。

三、河间玄府－阳热怫郁论

玄府一词最早见于《素问·水热穴论篇》云："所谓玄府者，汗空也。"指卫气和汗液泄越的孔道。《金匮要略·脏腑经络先后病脉证》云："腠者，是三焦通会元真之处……理者，是皮肤脏腑之纹理也。"认为腠理为五脏元真、气血通会之处。金元时期，刘完素在《素问玄机原病式》中提出："玄府者，谓玄微府也，然玄府者，无物不有，人之脏腑、皮毛、肌肉、筋膜、骨髓、爪牙，至于世之万物，尽皆有之，乃气出入升降之道路门户也。"并认为"玄府闭塞，诸病由作"，百病"悉由热气怫郁，玄府闭密而致"。玄府为津液输布运行的微观通路，脏腑通过玄府开阖，发挥并维持脏腑功能，从而促进对津液的代谢输布，玄府功能发生病变，气液流通障碍，必然导致津停为水，充斥玄府。轻者水淫局部玄府，形成隐性湿证，重者水淫全身玄府，形成显性湿证。

阳热怫郁是一种特殊的病理状态，"怫郁"早在《黄帝内经》中就有记载。如《素问·至真要大论篇》云："少阴司天，热淫所胜，怫热至火行其政。民病胸中烦热……皮肤痛……甚则疮疡胕肿。"热气淫胜，天气郁热，可致皮肤疼痛，或生疮疡等症。"诸痛痒疮，皆属于心"，心经火毒炽盛，阳热怫郁，邪热循血脉外发于表，影响局部气机，玄府闭塞，可令"营气不从，逆于肉理，乃生痈肿"。"怫郁"论正式始于刘河间的"阳气怫郁论"，《素问玄机原病式》云："岂知经言，人之伤于寒也，则为病热，盖寒伤皮毛，则腠理闭密，阳气怫郁，不能通畅，则为热也。"认为外因当责"六气皆从火化"，阳热怫郁，玄府闭塞，气液不循常道，内停生湿。如《黄帝素问宣明论方·水湿门》所言："湿病本不自生，因于火热怫郁，水液不能宣行，即停滞而生水湿也。"湿热之邪相兼为病，并且认为"凡病湿者，多自热生"，即湿可由热生，此时，以热为本，湿为标。

"有诸内者，必形诸外"，玄府是皮肤疾病最主要的病变部位。机体阴阳、气血、脏腑功能失调，必通过玄府表现于皮肤。皮肤玄府开阖有度，则气血津液流通无阻，皮毛及脏腑得濡养，汗液排泄通畅，皮肤致密光泽柔润。外邪袭表，玄府阻滞不通，郁而化热生火，火灼肌肤致皮肤出现瘙痒、灼热、疼痛；若脏腑失和，三焦不利，气机水液流通不畅，则形成水疱、疱疹；湿热内盛，则红肿、渗出流滋；日久致瘀成毒则见结节、红斑、紫斑、肿胀、疼痛等。皮肤病常见的皮损症状如斑疹、丘疹、风团、鳞屑、红斑、结节、糜烂、疱疹、脓疱等，和自觉症状如瘙痒、疼痛、麻木等无一不与之相关，"玄府-湿热怫郁"是皮肤疾病核心病机之一。

四、中西医结合认识观

杜锡贤教授常说："运用现代科技，中医皮科会扩大体系视野。"杜教授曾系统学习西医知识，毕业后又从事中医工作，明确的西医诊断，再加上中医辨证是杜锡贤教授临床上的一大特点。

陆渊雷在《伤寒论今释》中说："研究病理当从病，或从其病灶，或从其病菌，或从其所中之毒，西医所论详矣。"湿热病因包括物理性、化学性和生物性三方面。单纯的物理性湿邪是指外界环境湿度大。化学性湿邪是指各种化学物质导致的水液潴留。生物性湿邪是指各种细菌、病毒等微生物进入人体，侵犯各个组织器官，引起多个系统疾病，而表现为湿热致病特点的生物性病邪。

"微观"原本是一个物理学概念，一般指空间线度小于 $10^{-7} \sim 10^{-6}$ cm 的物质，包括分子、原子、原子核、基本粒子及与之相应的场。通常将人类感官所不能直接感觉到的微小的物体和现象分别叫作"微观物体"和"微观现象"，而将这些物体和现象的总体称为"微观世界"。微观辨证是以中医经典辨证为主导，深入到细胞化学、神经递质、免疫乃至基因调节，以阐明病证传变规律的一种辨证方法。杜锡贤教授认为微观辨证可以实现在有证可辨的情况下，开展病证结合研究，推进证的定量化和客观化，使临床辨证具有相对确定性。而对于无证可辨的情况，运用微观辨证可以明确其内在病理，客观地认识疾病和机体的状况，从而抓住时机对隐性表现的疾病进行早期治疗。

《医门法律·络脉论》曰："十二经生十二络，十二络生一百八十系络，系络分支为一百八十缠络，缠络分支连系三万四千孙络，孙络之间有缠绊。"杜锡贤教授认为皮部——络脉与皮肤——血管、神经、淋巴系统功能密切相关，从"微观玄府"构建中西医研究切合点。玄府功能发生病变，流通气液障碍，必然导致津停为水，形成水淫玄府，湿热内蕴；炎症渗出是其最具特征性的变化。皮损多表现为丘疹、疱疹、水疱、脓疱、糜烂、溃疡等，主要见于各类炎症性皮肤病，如湿疹、特应性皮炎，感染性皮肤病，如水痘、带状疱疹，免疫性皮肤病，如寻常型天疱疮、大疱性天疱疮、皮肌炎，过敏性皮肤病，如血管神经性水肿等。

从微观辨证来看，疾病多种多样，但病理上都存在局部毛细血管通透性增加，组织血管内的液体、蛋白质和炎症细胞等进入组织、体表和黏膜的过程。渗液作为病理产物，聚于体内，激惹腠理，表现出各类病变。如湿疹表皮细胞内水肿及细胞间水肿临床也常表现为局部皮损渗出明显。杜锡贤教授认为此属"湿热"范畴，常应用苦参、白鲜皮、土茯苓、车前子等中药以减轻细胞水肿。其中，苦参、白鲜皮清热祛湿，可减轻皮肤肿胀渗出；车前子利尿除湿，使湿邪从小便解。微观辨证是中医宏观辨证的有利补充，通过观察微观状态，可进一步强化皮肤湿热病理机制的认识。

五、从方药到理法证

王永炎院士指出："学术思想是高层次的学术成就，是锲而不舍长期坚持读经典做临床，在取得若干鲜活的诊疗经验的基础上，应是学术闪光点凝聚提炼出的精华。"学术思想应该具备创新思维与创新成果，具备理论内涵，并能有效指导实践，是对病——证——方——药——效——验的理性升华，是实现从经验到理论，再到知识和证据的过程。

"以方测证"认识方法，《伤寒论》原文第69条："发汗，若下之，病仍不解，烦躁者，茯苓四逆汤主之。"成无己认为"四逆汤以补阳，加茯苓、人参以益阴"，以方测证病机为"下之内虚阴气，阴阳俱虚"。随后，"以方测证"作为一种中医认识病证的手段，被历代医家所广泛采用。"方证对应"源于《伤寒论》，"病与方相应者，乃服之"，强调有是证用是方，方为证立，方药与病机之间存在着高度契合对应关系。"以方测证"则是根据方药的作用、性质以及药效反应来反证病证病机，逆向完成"方证对应"，以果求因，推演总结，达成明确病变本质之目的，继而进一步指导治疗。

《成方便读》曰："夫相火寄于肝胆……挟身中素有之湿浊，扰攘下焦，则为种种诸证。或其人肝阴不足，相火素强，正值六淫湿火主司令之时，内外相引……所主之筋脉，亦皆为患矣。"认识到龙胆泻肝汤证"素有湿浊""湿火主内"等湿热内蕴基础病机。杜教授认为在皮肤病的致病因素中，湿热之邪很常见，所占比例比较大。在辨证时可抓住湿热并重或实火上炎的要点进行辨治。除舌苔、脉象是必有症外，其余典型症状，往往是"但见一症便是，不必悉具"。

《石室秘录》中写道："同经者，同是一方，而同治数病也。"杜锡贤教授根据皮肤科临证特点，化裁龙胆泻肝汤为清热利湿饮，认为在皮肤病中，湿热实邪不仅仅限于渗液、糜烂、流滋等症象，皮肤枯燥、脱屑、肥厚增生等也属于"顽湿聚结"，凡辨证属湿属热日久难去者，或湿热蕴久、生虫、化毒皆可应用。症见红斑、丘疹、瘀斑、瘀点等辨证为血热证的皮肤病患者，症见皮肤瘙痒、红斑、丘疹、风团等皮肤风热证患者也可临证加减应用。湿热内蕴切合皮肤科多种疾病的发病机制，其涉及病毒性皮肤病、变态反应性皮肤病、细菌性皮肤病、血管性皮肤病、大疱性皮肤病、皮肤附属器皮肤病及性传播疾病等多种皮肤科疾病。治疗以清热利湿为主，体现了异病同治，一方多用。审证求机，深入挖掘皮科疾病的共性病机与转化规律，进一步凝练"异病同治"的湿热新理论，构建"异病同治"的湿热诊疗新体系，具有重大意义。

第三节　流派传承代表人物

一、创派祖师

杜锡贤教授，主任医师，博士生导师，从基层中医到医学大家，50余载路漫漫。他以高尚的品格，无私的奉献精神，务实的治学风范，引领并见证了齐鲁中医皮肤科领域的发展。其学术思想植根于齐鲁文化，源于《黄帝内经》，遥承刘完素"玄府－湿热怫郁"学术思想及精华，以中医病机学理论为基础，探究总结湿热发病机制，并有效地吸纳现代的科技知识与文化，将皮肤病因病机理论进行了有效的充实，提出"皮肤湿热"论。"皮肤湿热"学说根植于经典理论和临床实践，丰富和扩展了中医对多种疑难皮肤疾病的认识，提高了临床疗效，具有独特的创新学术价值。

（一）遥承完素，湿热缘起

杜锡贤教授认为，历代医家关于湿热邪致病的相关论述，历史悠久，不同观点散见于历代医籍之中，尤其在皮科、中医外科领域，零金碎玉均未在理、法、方、药等方面自成体系，即使现代许多书籍，对皮肤湿热证的论述也不够系统、全面，远远不能满足临床实践和教学科研的需求。杜锡贤教授一边积累实践经验，一边提升理论高度，从经典理论入手，创造性地丰富了湿热病机的思想内涵。刘完素"火热论"学术思想得益于《内经》病机十九条的启示。首倡"六气皆从火化"，"阳气怫郁"是刘完素火热论的重要组成。《素问病机气宜保命集·中风论》中曰："风本生于热……凡言风者，热也……热则风动。"强调了火热是生风的根本原因："湿病本不自生，因于火热怫郁，水液不能宣行，即停滞而生水湿也。"《黄帝素问宣明论方·伤寒门》中曰："冷热相并，阳气怫郁，不能宣散，怫热内作，以成热证者，不可亦言为冷，当以成证辨之。"《素问病机气宜保命集·病机论第七》中还曰："火极热甚，水液干而不润于身，皮肤乃启裂，手足有如斧伤而深三二分者。"揭示了热盛津伤致燥的病机。杜锡贤教授认为"阳气怫郁，玄府闭密，气液血脉营卫精神不能升降出入"正是多数皮肤病（尤其炎症性皮肤病）内在病理机转，皮肤湿热理论的源头。得窥蹊径，如涓涓细流渐次汇入，大河因而活水劲涌，奔腾不息。

（二）溯源玄府，腠理发微

《素问·经脉别论篇》云："诊病之道，观人勇怯、骨肉、皮肤，能知其情，以为诊法也。"即通过察看人的骨肉皮肤而推断病情。杜锡贤教授提出我们临床要建立中医立体的生理观，将腠理玄府的概念应用于诊察之中。

"玄府"一词最早见于《素问·水热穴论篇》："所谓玄府者，汗空也。"指卫气和汗液泄越的孔道。《金匮要略·脏腑经络先后病脉证》云："腠者，是三焦通会元真之处……理者，是皮肤脏腑之纹理也。"刘完素在《素问玄机原病式》中借用"玄府"旧名，提出了一个全新的结构概念："皮肤之汗孔者，谓泄气液之孔窍也。一名气门，谓泄气之门也；一名腠理者，谓气液出行之腠道纹理也（皮肤微循环）。"杜锡贤教授认为玄府不仅是气机运动和气化活动的基本场所，而且是精、血、津液与神机运行通达的共同"结构基础"。"玄微之府"属于无物不有的微观结构单位。脏腑通过玄府开阖，发挥并维持脏腑功能，从而促进对津液的代谢输布，玄府功能发生病变，气液流通障碍，必然导致津停为水，充斥玄府，轻者水淫局部玄府，形成隐性湿证，重者水淫全身玄府，形成显性湿证。玄府是皮肤疾病最主要的病变部位，而玄府湿热怫郁可谓皮肤疾病核心病机之一，以玄府为切入点论述皮肤病的核心病机，更符合发病的全过程。

（三）开宗立派，门徒景从

杜锡贤教授的代表性学术成就是首倡的皮肤湿热论。他从认识论、方法论的高度，阐发了皮肤湿热致病的病理机制，并大量应用于炎症性皮肤病及其他疾病的治疗，丰富了中医病因病机学说。

早在20世纪80年代，杜锡贤教授就专注于皮肤病的治疗，他对于一些湿疹、银屑病患者尝试按照中医分型辨治，辨为风热证、血热证等，但临证效果不彰。他发现这些患者体内大多有湿热倾向，应属于湿热证，针对之策就是清热利湿，效果甚好。皮肤湿热理论从提出到成熟完善，历经长期临证、病例积累和系统总结。杜锡贤教授逐渐摸索出湿热体质、湿热伏邪、湿热潜证、湿热核心病机四个论点，总称为皮肤湿热论。杜锡贤教授带领的科研团队进一步拓展应用湿热理论，发现其对银屑病、湿疹、红斑狼疮等多种炎症性皮肤疾病均具有很强的指导作用，学术价值日益凸显。2019年，杜锡贤主持的皮肤湿热理论研究团队被山东省卫生健康委员会及山东省中医药管理局批准成立齐鲁皮肤湿热流派。国家部门肯定，行业专家认可，全国各地推广应用，湿热理论发展前景可期，令人感奋。杜锡贤教授说，皮肤湿热理论是中医学术体系的独特组成部分，是研究湿热致病及机体处于湿热内蕴状态时病机变化、演变规律、临床表现、辨证论治、治疗原则及治法方药的应用理论体系。创建皮肤湿热理论体系，对于中医学学术体系的提高和完善具有重要的促进作用。

（四）中西汇通，大医济世

杜锡贤教授常说："运用现代科技，中医皮科会扩大体系视野。"每一个时代的中医学都是其前一时代医学与那一个时代的哲学思想、科学技术相结合的产物。陆渊雷在《伤寒论今释》中说："研究病理当从病，或从其病灶，或从其病菌，或从其所中之毒，西医所论详矣"。杜教授认为湿热病因包括物理性、化学性和生物性三方面。微观辨证是以中医经典辨证为主导，深入到细胞化学、神经递质、免疫乃至基因调节，以阐明病证传变规律的一种辨证方法。微观辨证可以实现在有证可辨的情况下，开展病证结合研究，推进证的定量化和客观化，使临床辨证具有相对确定性。而对于无证可辨的情况，运用微观辨证可以明确其内在病理，客观地认识疾病和机体的状况，从而抓住时机对隐性表现的疾病进行早期治疗。杜教授认为皮部－络脉与皮肤－血管、神经、淋巴系统功能密切相关，提出从"微观玄府"构建中西医研究切合点的模式。

杜锡贤教授主张做一个"铁杆中医"，但不提倡传统意义上的"纯中医"。他认为，中医以经验医学为主，其内涵、精髓十分丰富，西医则是以实验医学为主导，依赖于现代科技的迅猛发展，不断在实验研究中获得长足进步，故应"中西兼长"。熟悉学术新动态、治疗新进展，面对临床需求，充分利用现代先进的检查技术，做好中西医结合时势使然。

云山苍苍，江水泱泱，先生之风，山高水长！

二、流派主要传承者

齐鲁杜氏皮科流派由杜锡贤教授带领众门人弟子历经数十年发展创立而成，在不断传承、创新及发展中，齐鲁杜氏皮科流派在中医皮科界影响力日盛，并于 2020 年 3 月由山东省卫健委批准成立齐鲁医派传承工作室，形成了以清热利湿为主导思想，具有独特理论体系、特色用药的皮肤湿热学术流派，其三代人的传承脉络清晰，是齐鲁大地具有代表性的学术流派之一。

（一）史传奎

史传奎，男，山东大学附属儿童医院皮肤科副主任医师，硕士研究生。师从杜锡贤教授，为流派第二代传承人代表。在杜锡贤教授指导下，史教授长期致力于皮肤湿热理论与临床研究。

1. 效景文，传师道

《清史稿》载："大江南北，言医者，辄以桂为宗，百余年来，私淑者众。"但"鲜著述"。《温热论》为"先生游于洞庭山，门人顾景文随之舟中，以当时所语信笔录记"而成，流传于世。中医中药作为我国独具特色的传统医学体系，源远流长，师承教育是薪火相传的主要方式与途径。史传奎跟师随诊，领悟老师的临证精髓，追溯源流，熟读老师推崇的经典著作，潜心研究，从源头深剖流派发展演变过程，以求知其然更要知其所以然，总结出"万物生于湿，百变皆源于湿"，"无热不斑，无湿不疹"，"湿热潜证、湿热伏邪、湿热核心病机"，是杜锡贤教授独特学术理论本质所在。

2. 首倡皮肤湿热潜证

跟师学习及出诊过程中，史教授发现杜锡贤教授在运用清热利湿法治疗包括湿疹、银屑病、红斑狼疮、大疱病等大量疑难杂症中取得了很好的临床疗效，这极大地激发了他对于湿热在皮肤科疾病诊疗上应用意义的研究动力和兴趣，通过系统查阅古今文献，结合自己临床诊疗体会，在导师的指导下，首次提出皮肤湿热潜证，先后发表《皮肤病湿热潜证探讨》《银屑病湿热潜证探讨》《基于湿热潜证的清热利湿法治疗银屑病》等相关文章，进一步总结归纳了杜锡贤教授皮肤湿热论，并在世界中医药学会联合会皮肤病年会等诸多学术会议上进行交流。

3. 从脾胃论治皮肤湿热

《素问·至真要大论篇》云："诸湿肿满，皆属于脾。"史教授发展杜锡贤教授湿热学术思想，认为炎症性皮肤病多心火与脾湿交蒸，脾越虚则湿愈盛，湿盛助火毒炽盛，湿毒外发成疮、成疱，全身泛发。脾为水之脏，若脾气健旺，运化水液正常，自然无生湿之弊，故而治以健脾除湿，泻火解毒，兼以扶正祛邪。急性发作时当清心泻火、解毒止痒，佐以健脾利湿；病久则脾肾两虚，治宜健脾除湿、清热解毒、固肾益精。

史教授认为脾虚状态下普遍存在免疫器官、非特异性免疫、细胞免疫、体液免疫等方面的改变。过敏性疾病的发生与肠道菌群结构相关，与肠道免疫应答反应异常密切相关，提出"小儿脾常不足，食有常滞"，临床从胃肠湿热论治特应性皮炎、痤疮、荨麻疹、银屑病、斑秃、白癜风等炎症性皮肤病。临证注重健脾益气，消导行滞；湿邪重浊黏滞，气机不畅，伍以理气行滞之品。

4. 从"气血水"论治皮肤病

汉代张仲景《金匮要略·水气病脉证并治》中记载："气分，心下坚……水饮所作"，"经水前断，后病水，名曰血分，此病难治；先病水，后经水断，名曰水分，此病易治。"明确提出了气分、血分、水分的概念。高世栻《医学真传·气血》认为："人之一身，皆气血之所循行，气非血不和，血非气不运。"唐容川《血证论·崩带》云："水为血之倡，气行则水行，水行则血行。"史教授结合文献提出皮肤"玄府为体，营卫为用"，认为从微观层面皮肤病本质是水气病，临床分气、血、水三阶段辨证论治，透达腠理，调和肝胃，疏利三焦，调畅气机，保持水道系统畅通，泻小肠湿火，自然湿清浊化。

（二）范玉

范玉，女，山东中医药大学附属医院皮肤科副主任医师、讲师，医学博士，从事皮肤科医、教、研工作 16 年，流派第二代传承人代表。

硕士研究生阶段着重总结杜锡贤教授治疗湿疹的临床经验，在读期间发表论文《杜锡贤治疗湿疹经验》，硕士毕业论文《湿热清治疗急性、亚急性湿疹的临床及实验研究》，认为清热利湿饮（后更名湿热清）不仅适用于治疗湿热证，同时也适用于风热证，对于指导临床辨证施治，具有参考价值。在清热利湿证型拓展方面做了有意义的探索，扩充了皮肤病清热利湿法的临床使用范围。近年来发表论文《基于网络药理学研究黑豆方主要药物治疗湿疹的作用机制》，探究杜锡贤教授临床常用湿热系列经验方之一的黑豆方主要药物治疗湿疹的作用机制，通过相关网络数据库获得药物成分及对应靶点、疾病相关基因，通过软件构建网络关系并进行相关的生物信息学分析，得出结论——黑豆方治疗湿疹是多种药物成分通过多靶点、多途径相互作用的结果，为黑豆方临床应用治疗湿疹提供了一定的理论依据，揭示部分治疗湿疹过程中尚未明确的关键基因和通路，为后续的药物应用及临床治疗提供一定的参考。

范玉教授临证中发现部分寻常型银屑病患者按传统血热证、血瘀证、血虚风燥证三型辨治临床疗效欠佳，而应用清热利湿法治疗后却取得显著的临床疗效，为探索清热利湿饮治疗银屑病可能的作用机制，在博士研究生期间进行了分子生物学层面的实验研究，发现清热利湿饮对经 TNF-α 诱导活化的 HaCaT 细胞具有抑制增殖、诱导凋亡的作用，并可引起细胞周期的改变，在一定浓度范围内，呈明显的剂量 – 效应依赖性；清热利湿饮治疗银屑病的机制可能与其可下调 IL-6m RNA、IL-8m RNA，上调 IL-10m RNA 有关；研究结果揭示了清热利湿饮治疗寻常型银屑病的可能作用机制，从细胞及基因水平提供了科学理论依据。范玉教授用现代研究方法揭示中医药作用的机制，促进了中西医结合的发展。

（三）赵颖

赵颖，女，山东中医药大学附属医院副主任医师、副教授，医学博士，硕士研究生导师，流派第二代传承人代表，现任山东中医药大学附属医院皮肤科主任。

在杜锡贤教授耳提面命指导下，赵教授擅长运用以中医药为主、中西医结合的方法治疗多种皮肤病，如银屑病、带状疱疹、湿疹、荨麻疹、药疹、痤疮、黄褐斑、白癜风、激素依赖性皮炎、扁平疣等，对硬皮病、天疱疮、红斑狼疮、血管炎性皮肤病和性传播疾病等也有较深入的研究。赵教授认为银屑病作为古今难题，临床表现繁杂，近代中医在治疗银屑病方面多从血论治，然其提出"肺主皮毛"理论思路，认为应注重疾病与外感六淫的关系，重视肺在银屑病治疗中的重要地位。赵教授运用玄府理论治疗寻常型银屑病，对寻常型银屑病（进展期及恢复期）的治疗有重要的指导意义。此外，赵教授重视玄府理论，提出辛味药具有天然优势，基于伏邪理论、湿热潜证理论认为湿邪、热邪为银屑病病程发展的重要病理因素，贯穿疾病始终，故分期治疗时均需加入透法以透解郁热，并根据各期发病特点制订透邪、清邪、扶正透邪等具体治疗方法以解除银屑病热、湿、瘀、燥等证。赵教授发展了齐鲁杜氏皮科流派理论深度，拓展了辛味药以及汗法的治疗范围。

赵教授在临床工作中善用针灸等中医传统外治方法治疗皮肤病，在传承齐鲁杜氏皮科流派学术思想精髓的同时，结合葛氏掌针法的六合八卦理论，创新性地开展了更适宜操作的掌六合三针疗法。掌六合三针疗法是将天人相应、掌气神通的易医学理论，结合手掌的经络腧穴和西医学理论创建的新式针灸治疗技术，通过针刺"多法效应交汇区"，可将脏腑、表里经络相通应，从而使脏腑经络气血调和，阴阳平衡，疾病得以痊愈。因湿热潜证存在于皮肤病发展的始终，与脾、肺、肝三脏相关，因此取穴为兑卦、坤卦、震卦以清热、祛湿、止痛、祛风止痒。掌六合三针疗法在治疗带状疱疹、过敏性皮炎、慢性荨麻疹、痤疮、扁平疣、银屑病等皮肤病方面取得了很好的疗效，赵教授指导研究生开展相关临床及科研工作，2022年齐鲁医派中医学术流派传承项目"皮肤病湿热流派掌六合三针特色技术"成功立项，既传承发扬了齐鲁杜氏学术流派的学术思想，又创新性地丰富了流派的外治疗法。

附：流派传承人

齐鲁杜氏皮科流派是齐鲁大地的重要代表性学术流派，杜锡贤教授为流派重要代表人物，流派的奠基人，我国著名中医皮肤大家。杜锡贤教授医术精湛，享誉国内。

杜锡贤教授仅带教的博士研究生、硕士研究生、师承弟子就有50多名，例如宋业强、刘翠娥、张春红、唐志坤、赵颖、范玉、史传奎教授等数十名嫡传弟子，多为全国各地中医皮科领军及骨干人才，对湿热理论治疗皮肤病进行了更进一步的研究，除了临床经验的继续总结，还从分子细胞学方面深入进行研究。湿热流派广为流传，为中医皮肤科发展做出了重要贡献。

流派传承如下。

第一代：杜锡贤。

第二代：史传奎、范玉、赵颖、宋业强、刘翠娥、唐志坤、张春红、王国颖、周爱妍、李雪荣、李玉柱、鹿智慧。

第三代：魏淑相、张华敏、王勇德、陈倩倩、徐传博、胡有权、纪云、李娜、张军斌、王冬阳、张芳、朱飞飞、刘桂华、王莎莎、林荣秋、张世琳、高晓斌、赵悦岐、刘兆杨、崔艳芬、张海静、姜琦、齐晓磊、王亭、朱霞、董浩、曹志强、牟青、马玉龙、赵平平。

第二章

流派学术体系及学术特色

第一节 学术体系

中医药文化源远流长，中医理论博大精深，传承精华、守正创新是中医人义不容辞的责任。随着自然环境与社会环境的改变，湿热病证的发病率逐年升高，因其湿热胶着、缠绵难愈，成为临床面对的重要问题。杜锡贤教授在继承发扬历代医家经验的基础上，结合自身长期的临床研究，发现皮肤病病因病机普遍以湿、热为主，而清热利湿法是控制炎症性皮肤病病情发展与预后的关键。湿热是致病因素，同时湿热也是病理产物。湿热致病非常广泛，可见于多种常见及疑难皮肤疾病中。皮肤湿热理论体系主要研究湿热的产生、发展、演变以及诊断治疗，其根植于经典理论和临床实践，丰富和扩展了中医对多种皮肤疑难疾病的认识，提高了临床疗效，具有独特的创新学术价值。

一、皮肤湿热论及其基本内涵

（一）皮肤与湿热

1. 中医皮肤基本认识

皮肤覆盖人体表面，是人体最大的器官之一，直接与外界接触，构成机体一道天然的物理屏障。中医学皮肤之皮毛、皮部、玄府、浮络、甲、腠理的概念与西医学皮肤之表皮、真皮和皮下组织及毛发、汗腺、血管等组织结构生物基础一致。中医对皮肤的认识受到了大量临床实践以及古代文化、哲学的影响。从解剖上看，皮肤腠理毫毛以成其表；就功能而言，玄府营卫熏肤充身泽毛为其用。玄府开阖失司，营卫受病是皮肤病变的根本病机。外感如此，内伤亦然。

（1）皮肤组织形态结构的认识：《素问·上古天真论篇》曰："女子七岁，肾气盛，齿更发长……五七，阳明脉衰，面始焦，发始堕。"这是关于头发、皮肤等生理变化的记载。《灵枢·阴阳二十五人》曰："足太阳之上，血气盛则美眉，眉有毫毛。"皮毛包括皮、毛、玄府三种组织及其功能。因毛与玄府附于皮上，且赖皮之滋养而生存，随皮之枯荣而变化，故可以皮肤或皮毛统言之。

皮部：皮部有广义与狭义之分。广义皮部指人体暴露于外的最浅部分，即皮肤；狭义皮部指经脉与络脉在体表的分区，又称十二皮部。《素问·皮部论篇》云："凡十二经络脉者，皮之部也"，"皮者，脉之部也"，"皮有分部，脉有经纪"。

浮络：指循行于人体浅表部位且常浮现的络脉。《黄帝内经太素·经脉皮部》云："浮，谓大小络见于皮者也。"《素问·皮部论篇》云："视其部中，有浮络者，皆太阴之络也，络盛则入客于经。"《黄帝内经素问吴注》云："浮络，浮于皮部之络。"

玄府：同"元府"，又名"气门""鬼门"。《素问·水热穴论篇》云："所谓玄府者，汗孔也。"刘完素《素问玄机原病式》云："皮肤之汗孔者，谓泄气液之孔窍也。一名气门，谓泄气之门也；一名腠理者，谓气液出行之腠道纹理也；一名鬼神门者，谓幽冥之门也；一名玄府者，谓玄微府也。"狭义即指西医学皮肤之汗孔；广义指遍布人体各处的一种微细的孔窍及其通道结构。

腠理：《吕氏春秋·先己》云："凡事之本，必先治身，啬其大宝。用其新，弃其陈，腠理遂通。""腠"则根据月字旁从"肉"，《康熙字典》云："肤腠也，肉理分际也。"《高注金匮要略》曰："理者，皮肤之纹。与肉轮并其丝缕相应者……故曰皮肤、脏腑之纹理也。"腠理即皮肤、肌肉、脏腑纹理和组织间隙，于皮肤而言即包含现代皮肤组织结构间隙和纹理。如王冰云："腠理，皆谓皮空及纹理也。"《医学衷中参西录》云："人之营卫皆在太阳部位，卫主皮毛，皮毛之内有白膜一层，名为腠理，腠理之内遍布微丝血管，即营也。"腠理联系脏腑，贯穿内外，不仅是气津运行的通道，还是人体气化的场所。

"有诸内者，必形诸外。"玄府腠理作为皮肤最主要的功能部位，机体各种原因导致的阴阳、气血、脏腑等功能的失调、病理改变，也必通过玄府腠理表现于皮肤。若玄府郁闭或闭塞，则气液不通，诸病由生。皮肤玄府开阖有度，则气血津液流通无阻，肥腠理，熏肤，充身，泽毛，若雾露之溉。皮毛及脏腑得到濡养，汗液排泄通畅，皮肤调柔，腠理致密，保护机体抵御各种外邪的侵犯。玄府内外联通，玄府之气液不畅，怫郁不通，湿热毒邪或病理产物郁滞，从而导致皮肤病变的产生。

（2）营卫与皮肤生理状态功能：《灵枢·本脏》云："卫气者，所以温分肉，充皮肤，肥腠理，司开阖者也……卫气和则分肉解利，皮肤调柔，腠理致密矣。"营卫之气来源于水谷精微，卫属阳，营属阴，卫主外，营主内。《素问·痹论篇》云："病久入深，荣卫之行涩，经络时疏，故不通，皮肤不营，故为不仁。"张锡纯《医学衷中参西录》云："人之营卫皆在太阳部位，卫主皮毛，皮毛之内有白膜一层，名为腠理，腠理之内遍布微丝血管，即营也。"营卫通过络脉、玄府、腠理、腧穴交会于皮肤，所化生的水谷精微经心肺布于体表，以温养皮肤。营卫调和，玄府疏泄开合有度，皮肤濡润致密，肌肉解利，津液布扬，营卫是皮肤功能的重要体现。

（3）五脏与皮肤：皮肤与脏腑的生理活动息息相关。每个脏腑功能特点不同，对皮肤的支持和维护也不同，既有区别，又有联系，从而形成了皮肤－脏腑有机功能整体。

①肺与皮肤：《素问·五脏生成篇》云："肺之合皮也，其荣毛也。"肺主一身之气，如《灵枢·决气》云："上焦开发，宣五谷味，熏肤，充身泽毛，若雾露之溉。"肺通过宣发作用布气于全身，并将脾胃之水谷精微输至全身，外达皮毛，以起到"温分肉、充皮肤、肥腠理"的作用。当肺受各种外邪侵袭（如风、寒、暑、湿、燥、火等邪气）或各种病理产物阻塞，或脾失健运，湿邪上渍于肺，而无法正常宣发和肃降，水液就会停聚于肺而成内生湿邪。

明代吴正伦《脉症治方·湿门》曰："大抵风寒为病，主乎肺，盖肺主皮毛而司于外，伤之则腠理不疏。"若肺气虚弱，布津不能，皮毛滋润无液，则可见皮肤干燥、毛发脱落；若肺热津伤，阴虚血燥，皮毛失养，则见憔悴枯槁、肌肤甲错等；肺气失宣，湿热搏结，浸淫皮毛腠理，则发为湿疮、疥癣。肺与大肠相表里，肺失宣降，或肺经湿热影响大肠传导糟粕的功能，出现大便秘结，热毒无以排泄，走窜肌肤。

西医学也发现，肺部慢性疾病可引起杵状指，结核病时可有紫癜性皮疹，支气管哮喘往往并发湿疹、荨麻疹或痒疹；血液嗜酸性粒细胞增多及肺部有片状浸润的吕弗勒（Loeffler）综合征患者常有荨麻疹。

②脾与皮肤：脾为气血津液之源，是皮肤得养的根本。津液与气血的输布起源于脾胃，肺气散布精微赖脾胃的供养，即《灵枢·营气》曰："谷入于胃，乃传之肺，流溢于中，布散于外。"脾靠消化饮食和运输营养物质（即脾主运化）来完成其生理功能。皮肤（包括肤、革、分肉、肌等）各部分无不依赖脾运化的营养来保证其正常生理功能。

《素问·至真要大论篇》强调："诸湿肿满，皆属于脾。"脾主湿而恶湿，脾气健运，水湿化为津液而正常输布，是保证肌肤润泽的重要方面。若脾失健运，水湿停聚，外发肌肤，往往会产生疱类皮肤病，例如湿疹、天疱疮等。脾主统血，如《难经·四十二难》云："脾主裹血，温五脏。"脾气具有统摄血液在脉中流行、不逸于脉外的功能，脾经湿热，血随热行，则发为紫癜、血管炎类疾病。

脾开窍于口，其华在唇。《素问·五脏生成篇》云："脾之合肉也，其荣唇也。"脾能健运，则气血充足，口唇红润光泽；脾气不健运，则血气虚少，口唇淡白不泽，甚至萎黄；脾胃湿热内蕴，外壅于口唇，易发生口周皮炎及唇炎等病。

临床脾所主消化系统疾病与皮肤关系密切，如荨麻疹、陪拉格拉病（烟酸缺乏病）及过敏性紫癜患者常伴有胃肠症状，变应性血管炎、结缔组织病、甲状腺毒症、肥大细胞增生病及类癌患者皮肤和胃肠症状可同时发生，肠病性肢端皮炎常有腹泻，吸收不良综合征常有红斑或多形红斑，溃疡性结肠炎及局限性肠炎可伴发坏疽性脓皮病等。

③肝与皮肤：《素问·五常政大论篇》曰："土疏泄，苍气达。"肝的生理功能是主疏泄，主藏血，调畅全身气机，推动气血津液的正常运行。焦虑或抑郁等不良情绪，终致肝气郁结，郁久化火，情绪更难以平复，气机郁结加重，瘙痒加剧，形成恶性循环。

肝主藏血，其华在甲，肝血不足，不能荣养肌肤爪甲，可见皮肤粗糙、脱屑及瘙痒等症状。肝的藏血功能，还具有防止出血的重要作用。

从西医学角度来看，肝脏功能不良，皮肤可有毛细血管扩张、弥漫的色素沉着或特殊的紫癜性皮损，腋毛及阴毛可以稀疏，血液白蛋白低下时指甲可呈灰白色。黄疸患者常有皮肤瘙痒症，肝硬化患者可有掌红斑或蜘蛛痣，急性肝萎缩可以引起皮肤出血，与中医学认识基本一致。

④心与皮肤：《素问·痿论篇》云："心主身之血脉。"心主血脉，心气推动和调节血液循行于脉中，周流全身，进而发挥营养和滋润人体各脏腑的作用。心气不足，无力推动血液以润养肌肤，血虚生燥则易产生瘙痒，症见皮肤干燥、粗糙。

心藏神，为五脏六腑之大主，故王冰曰："心寂则痛微，心躁则痛甚，百端之起，皆自心生，痛痒疮疡，生于心也。"心主神志，痛痒均由心神的功能异常引起。

心肾"水火既济"，如果心阳亏虚，必然损及肾阳，以致肾不化水，水湿泛滥。心与小肠相表里，心火亢盛之时，常下移小肠，影响小肠泌别清浊，而成小肠湿热证。心脏阳气不足，推动血液运行的动力不足，血脉中的水液就可能运行迟缓或停聚而为湿邪。

"心主血脉，其华在面"，临床观察心脏病可能导致嘴唇和指甲发绀，二尖瓣狭窄也可能导致两侧颧骨红和嘴唇紫暗。常见的皮肤病如荨麻疹、多汗症、皮肤瘙痒症、慢性单纯苔藓、湿疹及斑秃等的发生、复发和加重可和情绪有关。

⑤肾与皮肤：在皮肤与五脏的关系中，肾脏至关重要。《素问·阴阳应象大论篇》曰："西方生燥，燥生金，金生辛，辛生肺，肺生皮毛，皮毛生肾。"肾气不足，在肌肤则出现皮肤暗黑不润，毛发细弱稀疏。

《素问·逆调论篇》曰："肾者水脏，主津液。"《素问·水热论篇》言："肾者，胃之关也，关门不利，故聚水而从其类也。上下溢于皮肤，故为浮肿。"《灵枢·本输》言："少阳属肾，肾上连肺，故将两脏。"少阳三焦隶属于肾，肾上连于肺，统帅三焦、膀胱，肾气不足，则上焦之肺不能输布津液，中焦脾胃不蒸化水谷，泌别清浊，下焦出现气化不利，膀胱开阖失序，水液聚留，水湿内蕴，外泛肌肤而致荨麻疹、血管性水肿等症。

从西医学角度看，皮肤感染后，病原体刺激机体产生一系列免疫反应，从而引起肾脏疾病。皮肤感染性疾病，包括脓疱疮、丹毒、皮疹伴感染、脓皮病、疖痈、疥疮、疱疹等，各种急性、慢性感染后，都可有肾脏病的出现。肾功能不良时皮肤往往有糠状鳞屑，也可发痒。慢性肾炎患者发生尿毒症时，尿酸盐在皮肤表面结晶而呈霜状，皮肤可有丘疹红斑或起疱出血。

（4）脉络与皮肤：《素问·经脉别论篇》曰："食气入胃，浊气归心，淫精于脉。脉气流经，经气归于肺，肺朝百脉，输精于皮毛。毛脉合精，行气于腑，腑精神明，留于四脏。"《灵枢·营卫生会》曰："营在脉中，卫在脉外，营周不休，五十而复大会，阴阳相贯，如环无端。"血在脉中运行，内达五脏六腑，外达筋骨肌肉。《素问·调经论篇》曰："五脏之道，皆出于经隧，以行血气。血气不和，百病乃变化而生，是故守经隧焉。"脉络是营卫脏腑敷布气血津液、濡润皮肤、调节皮肤的通道。

（5）三焦与皮肤气化：庄子曰："通天下一气耳"。《素问·经脉别论篇》云："饮入于胃，游溢精气，上输于脾。脾气散精，上归于肺，通调水道，下输膀胱。水精四布，五经并行，合于四时五脏阴阳，揆度以为常也。"刘完素《素问玄机原病式》云："玄府者，无物不有，人之脏腑、皮毛、肌肉、筋膜、骨髓、爪牙，至于世之万物，尽皆有之，乃气出入升降之道路门户。"三焦是津液运行的通道，膀胱所贮藏的津液由水道输送，经内玄府而出入。《素问·灵兰秘典论篇》云："三焦者，决渎之官，水道出焉。"三焦作为水道则是今古医家的一种共识。"三焦气化"即三焦总司人体气化，疏通水道，是津液发生转化的动力机制。

三焦内联于脏腑，外系于玄府腠理，贯穿内外，交会融合，形成一个形态功能完整、独立的气化系统，为气机、津液输布的通道及气化之所。故《灵枢·邪气脏腑病形》云："三焦病者，腹胀气满，小腹尤坚，不得小便，窘急，溢则为水，留即为胀。"《诸病源候论·三焦病候》云："三焦气盛为有余，则胀气满于皮肤内，轻轻然而不牢，或小便涩，或大便难，是为三焦实也，则宜泻之。"

2. 湿热的认识沿革

（1）湿、热源流：䷄：有孚，光亨，贞吉，利涉大川。（《周易·需卦第五》）"需"，《象》曰"云上于天"。医易同源，在《归藏》易中，需卦叫作溽卦，溽者濡也，湿也。《素问·气交变大论篇》云："中央生湿，湿生土，其德溽蒸。"天气下降，地气上蒸，二气熏蒸，即为湿热。需这一卦形象地描述了"湿热"之态。《管子·水地》云："水者，万物之本原。"《周礼·夏官·司爟》云："季春出火，民咸从之。"佛教云"四大"，指地、水、火、风四物，也指坚、湿、暖、动四性，称之为"大"。故《尚书正义》云："水火者，百姓之所饮食也。"

"湿"与"热"作为人类居处的环境因素，文字记载可追溯到甲骨文时期。"湿"，《说文解字》云："幽湿也。从水；一，所以覆也，覆而有土，故湿也。""湿"有"郁滞不通"之义，气不得输布，水停为湿，湿停又会阻碍气机。"热"，《说文解字》曰："热，温也。从火，埶声。"许慎在《说文解字》中指出，"火，燬也，南方之行，炎而上。"《素问·五运行大论篇》载："其在天为热，在地为火，在体为脉，在气为息，在脏为心，其性为暑。"从引入到中医病因学之后，湿、热成为外感致病邪气之一。

（2）湿热证源流：中医湿热证的理论与实践，源远流长。早在秦汉时期，就有关于湿热证症、因、脉、治的记载。《素问·六元正纪大论篇》云："四之气，溽暑湿热相搏，争于左之上，民病黄瘅而为胕肿。"最先提出了炎暑湿热之邪作为黄瘅的病因。东汉时期张仲景《伤寒杂病论》所论黄疸、痞、痹、疟疾、湿、呕吐、下利等病症，其辨证论治每以湿热为重点，在立法处方遣药上为后世治疗湿热诸多病症树立了楷模。宋元时期对湿温的病因、症状、治疗和禁忌等都有了进一步的认识。明清时期，温病大家叶天士所著《温热论》和吴鞠通的《温病条辨》对湿温病进行了深刻阐述，大大丰富了治疗湿热病的内容和方法。时至现代，湿热证的临床治疗和实验药理研究均取得了一定的成绩。

中医学湿、热的内涵丰富，涉及六气之湿、热，病因之湿热，病机之湿热，症状之湿热，病证之湿热，治法之湿热等多方面的内容。在漫长的历史发展演变过程中，湿热从病因、病机、病证、治法都有了极大的发展。湿热证是中医常见证候，以体内水湿停聚、湿热交蒸为主要病理特征，涉及内、外、妇、儿诸科，临床炎症性皮肤病、慢性疑难病最常见为湿热证。

（二）皮科湿热致病特点

杜锡贤教授在多年的临床实践中深切体会到湿热邪气广泛存在，具有特殊的临床表现、发病特点及传变规律，且病种繁杂，易被忽视，如治疗不当，则变证丛生，病情缠绵。皮肤科疑难杂症，多与湿热有关。杜锡贤教授认为"人身一小天地"（高秉钧），传统上对湿热所致皮肤病的认识还不全面，主张将湿热的致病特点概括为以下几个方面。

1. 广泛性

朱丹溪曰："六气之中，湿热为病，十居八九。"《温病条辨》曰："湿为阴邪，其伤人之阳也，得理之正，故多而常见。"说明人群对湿热邪普遍易感。湿之所在，天地四方，不独南方多见，北方亦不少。叶天士提出："在阳旺之躯，胃湿恒多，在阴盛之体，脾湿亦不少，然其化热则一。"湿热可以侵犯人体许多部位，不仅可侵犯人体上部，伤于肌表、腠理，流注关节，还可深入脏腑，从而引起多种多样的疾病。

2. 季节性

《素问·金匮真言论篇》云："长夏善病洞泄寒中。"长夏时节，暑湿交蒸，湿热弥漫，而脾主肌肉，湿热熏蒸肌肉，热壅肉腐，发为皮肤疮疡。《诸病源候论·疮病诸候》曰："夫内热外虚，为风湿所乘……湿热相搏，故头面身体皆生疮。"认为皮肤疮疡发病与季节更替、气候湿热有关。夏季皮肤病患较为集中，湿疹、足癣、脓疱疮、疖痱、虫咬性皮炎和急性荨麻疹是较常见的疾病，此外湿疹、红斑狼疮、日光性皮炎等疾病当暴露于热带季节的气象条件下可加剧症状。

3. 隐匿性

清代张璐在《张氏医通》云："风寒暑皆能中人，惟湿气积久，留滞关节，故能中……人只知风寒之威严，不知暑湿之炎暄，感于冥冥之中也。"《杂病源流犀烛》云："其熏袭乎人，多有不觉，非若风寒暑热之暴伤，人便觉也。"湿热为病，不论其内外熏袭，人多不觉，缘湿邪致病，徐而不骤，潜伏于内，积久乃发，始则隐现，易于贻误，如过敏原、梅毒、HIV 或疱疹病毒等潜伏体内，伺机而作。

4. 迁延性

《素问·五运行大论篇》曰："其性静兼，其德为濡。"湿热具有黏腻停滞的特性，这种特性主要表现在两方面：一是症状的黏滞性。湿热症状多黏滞而不爽，如大便黏腻，小便涩滞不畅，以及分泌物黏浊和舌苔黏腻等。二是病程的缠绵性。因湿性黏滞，易阻气机，气不行则湿不化，胶着难解，故起病缓慢，病程较长，反复发作，缠绵难愈。如银屑病、荨麻疹、特应性皮炎等皆因其湿邪留恋而不易速愈，或反复发作。

5. 上蒸性

湿火合邪，各秉其性，吴鞠通《温病条辨》云："湿久生热，热必伤阴，古称湿火者是也。"湿火为内生湿气所化，热之所变，湿热日久，阴精耗伤，热无所制而化火；湿与火结，合而为邪，既有湿之重浊、黏滞、流走之性，又有火之炽热、炎上、速变之特点。火重于湿则炎于头面肺卫，如脾胃湿热上蒸，引起口臭，口渴饮冷，口舌生疮糜烂，牙龈赤烂肿痛；肺经蕴热复感风邪，熏蒸于面，过食辛辣肥甘厚味，助湿化热，湿热互结，上发于头面，引起脂溢性皮炎，男性脱发、痤疮等。

6. 趋下性

《素问·太阴阳明论篇》云："故阳受风气，阴受湿气。故阴气从足上行至头，而下行循臂至指端……故伤于风者，上先受之，伤于湿者，下先受之。"又《灵枢·邪气脏腑病形》云："身半以下者，湿中之也。"《外科启玄》云："凡湿毒所生之疮，皆在于二足胫、足踝、足背、足跟，初起而微痒，爬则水出，久而不愈。"《傅青主女科》云："夫带下俱是湿证。"湿热所致的皮肤病，因邪热蕴阻肌肤，郁结不散，与气血相搏，皮肤损害多表现为水疱、疱疹、渗液、糜烂等。湿属阴而有趋下之势，故湿邪为病，多易伤及人体下部，如湿疹、紫癜、丹毒等病以下肢较多。湿邪重浊，阻遏经脉，流注关节引起四肢关节浮肿、疼痛。

7. 秽浊性

《素问·至真要大论篇》曰："诸胀腹大，皆属于热……诸病有声，鼓之如鼓，皆属于热……诸转反戾，水液浑浊，皆属于热……诸呕吐酸，暴注下迫，皆属于热。"湿邪黏滞，阻滞气机及脏腑功能，遏阻正气，久积腐化，表现为秽浊性。湿热病邪可表现为大便垢滞、带下秽浊、小便混浊、口气熏人、舌苔垢腻、面色垢滞等。

8. 兼杂性

《温病条辨·卷三下焦篇·寒湿》曰："盖土为杂气，寄旺四时，藏垢纳污，无所不受。"皮肤湿热也常夹风邪，风湿热蕴阻肌肤不得发散，常易形成湿疹、瘙痒症等；湿邪与暑邪相合也可引起痱子、夏季皮炎、脓疱疮；湿热搏结而致皮肤病，常为湿疹、皮炎、荨麻疹、血管性水肿等。

9. 入络性

湿热之邪最易阻遏气机，气机被阻，则脉络不通，致湿邪与瘀血互结，在下肢相继出现大小不等的结节，如结节性红斑等。湿热之邪积聚体内，相互为用，日久必凝结气血，燔灼津液，致脏腑败伤，其病多深重难愈，病期冗长，病久易入血入络，可致瘀血出血，如红斑狼疮、皮肌炎、白塞氏病等。日久不解，湿热痰瘀互结，深伏于内，耗劫脏腑经络之气血，呈现虚实夹杂之证，临床表现为缠绵难愈，变化多端。

10. 化毒性

不少湿热病具有明显的传染性，如手足口病、水痘、淋病及尖锐湿疣等。清代尤在泾《金匮要略心典·百合狐惑阴阳毒病证治第三》谓："毒者，邪气蕴蓄不解之谓。"即病邪蕴积不解，久之可蓄而成毒。《湿热条辨》曰："湿热郁多成毒。"湿热一旦化火成毒，则火势燎原，不但伤津劫液，而且扰心动风，入营动血。如温毒上攻头面可见头面红赤肿痛；窜扰血络则丹痧密布。湿邪郁滞日久化热、化毒，热胜则肉腐，表现为瘙痒、红肿腐烂，常见病症如脓疱疮、自身敏感性皮炎、癣菌疹等。

11. 成积性

《素问·阴阳应象大论篇》云："阳化气，阴成形。"《金匮钩玄》云："郁者，结聚而不得发越也。"明代张介宾认为："阳动而散，故化气；阴静而凝，故成形。"热为阳邪，主升主动，湿为阴邪，有黏腻重浊之属性，湿热两邪相互为用，逐渐形成有形病灶。湿热下注，复感外邪，湿热毒邪瘀结，郁阻肌肤，经络阻塞，故局部红赤肿胀、灼热疼痛，或见水疱、紫斑；热毒炽盛，腐化肌肉，故甚者可至结毒化脓、肌肤坏死；败腐血肉，则生恶疮癌肿。

12. 迷惑性

清代医家周学海《读医随笔·燥湿同形同病》云："风、寒、暑、湿、燥、火六淫之邪，亢甚皆见火化，郁甚皆见湿化，郁极则由湿而转见燥化。何者？亢甚则浊气干犯清道，有升无降，故见火化也；郁则津液不得流通，而有所聚，聚则见湿矣；积久不能生新，则燥化见矣。"这种现象归纳为，燥极似湿，湿极似燥，即燥与湿同形同病，在临床上往往可因外感"湿郁则不能布津而化燥"，从而伴有口干、咽痛、目赤肿痛、舌红少苔或少津等燥症，如特应性皮炎、干燥综合征、老年性红斑狼疮等。从脉象来看，《温热病篇》认为湿热之证，脉无定体，或洪或缓，或伏或细，各随证见，亦颇具迷惑性。

（三）皮肤湿热的来源

《杂病源流犀烛·湿病源流》云："湿之为病，内外因固俱有之，其由内因者，则脾土所化之湿，火盛化为湿热……其由外因者，则为天雨露、地泥水，人饮食与汗衣湿衫。"湿热之由来，既有外感者，又有内生者；既有内外合邪，也有湿热相生者。湿热病邪作用于人体，循人体络脉体系由表入里，由局部至全身。邪毒猖獗，发病急重，或病情加重；湿热留滞不去，久病迁延不愈。

1. 胎禀遗传与体质

先天禀赋的不同造成了个体的体质差异，《类经》曰："禀赋为胎元之本，诸气受于父母者是也。"《外科正宗》载："儿在胎中，母食五辛，父餐炙爆，遗热与儿，生后头面遍身发为奶癣。"《诸病源候论》记载："漆有毒，人有禀性畏漆，但见漆便中其毒。"描述了先天体质怕漆的人，一接触到漆，就会马上发作接触性皮炎。《外科启玄》云："凡人感生漆之毒气，则令浑身上下俱肿，起疮如痱子，如火刺，刺而痛，皮肤燥裂。"这里对于感漆发病之后的症状描述和现代接触性皮炎的症状非常相似。

仲景《伤寒论》中多次提到"酒客"，酒本为蕴湿蕴热之品，为湿热所伤者谓之酒客，是为湿热之人。王冰曰："膏粱之人内多滞热，外湿内侵，中热相感放在阳旺之体，湿病多归于阳明，阳明为燥土，湿邪易从热化而发湿热。"叶天士在《临证指南医案》说："治法总宜辨体质阴阳……其体属阳，此外感湿邪，必易于化热；若内生湿热，多因膏粱酒醴，必患湿热、湿火之证。"故湿热体质是湿热为病的重要内因。

2. 环境与气候

《周礼·天官冢宰》载："四时皆有疠疾……夏时有痒疥疾。"湿热证的发生与季节气候关系密切。《素问·五常政大论篇》云："敦阜之纪……大雨时行，湿气乃用。"《临证指南医案》卷五《暑》言："天之暑热一动，地之湿浊自腾，人在蒸淫热迫之中，若正气设或有隙，则邪从口鼻吸入，气分先阻，上焦清肃不行，输化之机失于常度，水谷之精微亦蕴结而为湿也。"夏至之后，立秋以前，气候炎热，地湿蒸腾，其气有炎热、升散、夹湿的特性。湿为长夏主气，内湿则外湿凑之，两湿相合交蒸而为病。随着人们生活水平提高和自然环境的改变，如大规模工业废气排放，使全球变暖，生活和工作场所普遍使用空调，使人体汗液排泄不畅，热邪易郁于体内，酿成湿热。

何梦瑶在其著作《医碥》卷六中指出："岭南地卑土薄，土薄则阳气易泄，人居其地，腠理汗出，气多上壅。地卑则潮湿特盛，晨夕昏雾，春夏淫雨，人多中湿。"《外科全生集》亦认为："疮疥之生，独由于湿，故南方卑下之地，患生最多"，指出了东南沿海地区地势卑湿，加之气候温热潮湿，湿热交蒸，故湿热病证多见。山东，古为齐鲁之地，位于中国东部沿海、黄河下游、京杭大运河的中北段，沿海与内陆错杂，水文资源丰富，江河纵横，黄河入境9市23县，7个地级市沿海岸线分布，省会济南三面环山，夏秋阳热尚盛，雨水且多，热蒸水腾，湿热邪气较重。饮食以鲁菜为主，近年来川湘菜系引入，生活饮食习惯及地域气候，使湿热体质成为长期居住人群的重要偏颇体质。

3. 湿热之邪外感

皮肤覆于体表，与外界直接接触，是抵御邪气的屏障之一。《素问·皮部论篇》曰："邪客于皮，则腠理开，开则邪入客于络脉，络脉满则注于经脉，经脉满则入舍于腑脏。"薛生白在《湿热病篇》的提纲中说："湿热之邪，从表伤者，十之一二，由口鼻入者，十之八九。"湿热二气受自口鼻，或湿邪久羁，蕴湿成热，久留肌肤经脉，引发皮肤诸症。这与变态反应疾病，过敏源多从食物或吸入发病一致，此外，尚有从其他途径而侵袭者，如湿热淋证、便浊、湿热带下者，除脏腑湿热下注所致外，多因下阴不洁，湿热之邪自下浸淫而致。

4. 六气从化

宋代杨士瀛在《仁斋直指方论·虚实分治论》曰："夫疾病之生也，皆因外感内伤生火生湿，湿而生热，火而生痰，四者而已。"突出强调了导致湿热的内外因素。薛生白曰："太阴内伤，湿饮停聚，客邪再至，内外相引，故病湿热。"清代王孟英对暑与湿的关系做了较精辟的阐述："暑令湿盛，必多兼感，故曰挟……非谓暑中必有湿也。"周学海《读医随笔》云："风、寒、暑、湿、燥、火六淫之邪，亢甚皆见火化，郁甚皆见湿化，郁极则由湿而转见燥化。何者？亢甚则浊气干犯清道，有升无降，故见火化也；郁则津液不得流通，而有所聚，聚则见湿矣；积久不能生新，则燥化见矣。"脾胃运化失司，水湿停滞，外来湿热之邪入侵，内外相合，则生湿热，即"内外相引"，脾胃运化失司，水湿滞留，外界湿热之邪入侵，内外相合，则湿热生矣。

5. 饮食不节

明代陈实功在《外科正宗》云："不减口味，后必疮痒无度。"清代《外科选要》指出："膏粱之变亦是，言浓滋味过度，而使荣气逆行，凝于经络为疮疡也。"当今时代，随着人们生活和工作节律加快，饮食失调（饥饱失常、快餐、餐时无规律、进餐过快）以及饮食的改变、过饮茶酒、过食肥甘厚味等损伤脾胃，脾失健运，湿从内生，郁久化热。叶天士亦认为："酒客里湿素盛"，"酒肉之湿助热，内蒸酿痰"。《素问·脏气法时论篇》指出："五谷为养，五果为助，五畜为益，五菜为充。气味合而服之，以补精益气。"这就倡导我们以植物性食物为主，动物性食物为辅，并配合蔬菜、水果，以保证气血旺、阴阳和。

6. 情志不畅

情志因素是导致湿热病的重要原因。情志不畅，气机失常，气血逆乱、郁结，脏腑功能失调，水液代谢失常，造成水湿停滞，引起疾病。朱丹溪曰："气血冲和，万病不生，一有怫郁，诸病生焉。"石寿棠曰："思虑过度则气结，气结则枢机不灵而成内湿。"思虑劳心过度，七情不畅影响气机畅通，导致内湿产生，郁久化热，湿热内盛。

7. 五脏气机不利

《医原·百病提纲论》曰："内湿起于肺脾肾，脾为重，肾尤重。盖肺为通调水津之源，脾为散输水津之源，肾又为通调散输之枢纽。"《杂病源流犀烛·肿胀源流》曰："怒气伤肝，渐蚀其脾，脾虚之极，故阴阳不交，清浊相混，隧道不通，郁而为热，热留为湿，湿热相生。"机体正常的水液代谢主要是由肺、脾、肾、三焦、膀胱之气化来共同完成的，其中脾肾最为关键，内湿的产生是机体水液代谢失调的结果。

8. 现代病因

现代湿热致病因素也不容忽视，如病原体柯萨奇病毒、脊髓灰质炎病毒、肝炎病毒、沙门杆菌、痢疾杆菌、布氏杆菌、真菌、寄生虫等，物理因素如环境温度湿度过高、烧烫伤等外来伤害，化学因素如酒精中毒、食品添加剂等，营养因素如维生素 B_1 缺乏，胆固醇和脂肪摄入太多。其他如长期使用激素、抗生素、免疫抑制剂等，临床荨麻疹、湿疹、多形红斑及皮肤瘙痒症等皮肤病可和鼻窦炎或耳道等处慢性感染灶有关，梅毒、结核病及兔热病等可同时侵犯内脏和皮肤，而放线菌病、白喉及阿米巴病等往往由体内波及皮肤。

（四）皮肤湿热论形成思路

早在《内经》时期人们对于外科疾病的病因病机就有了一定的认识，后世医家在继承的基础上又有所发挥。回溯经典，厘清痈、肿、疮、疡涵盖疾病的范畴和核心病机，是临床取得疗效的关键。杜锡贤教授在 50 余年临床耕耘中，围绕皮肤湿热证开展了各项基础与临床研究，使理论不断完善，疗效不断提高。皮肤湿热论不仅是名词的创新，而且具有丰富和特定的内涵，已成为中医皮科学术体系中的重要组成部分。

1. 基于《内经》疮疡病机认识

"诸痛痒疮，皆属于心。"《灵枢·痈疽》云："营气稽留于经脉之中，则血泣而不行，不行则卫气从之而不通，壅遏而不得行，故热。大热不止，热胜则肉腐，肉腐则成脓，故命曰痈。"对疮疡的病机做了简明的论述，指出了气血凝滞是发病的机制，血败肉腐是成脓的病理基础。《灵枢·痈疽》云："血脉营卫，周流不休……寒邪客于经络之中则血泣，血泣则不通，不通则卫气归之，不得复返，故痈肿。"《素问·生气通天论篇》云："营气不从，逆于肉理，乃生痈肿。"后世医家在阐发痈肿病机时也多不离《黄帝内经》原旨。

现存第一部外科专著《刘涓子鬼遗方》云："荣卫稽留于经脉之中，久则血涩不行。血涩不行则卫气从之不通，壅遏不得行，火不止，热胜则肉腐为脓。"不论何种病因，最终均导致血脉瘀滞，营卫气血壅遏不行，郁积化热，热毒炽盛，热煎成脓。刘完素在《素问玄机原病式》中对病机十九条"皆属于热"进行扩充："诸病喘、呕、吐酸……痛、疝、疡、疹……皆属于热。"又云："热胜血则为痈脓也。"《疡科补苴》对中医外科的认识非常独到，认为"热蕴六经为温病，毒聚一处为外疡"，强调"火毒出脏为疽，疽者，沮也；热毒出腑为痈，痈者，壅也，皆温毒壅沮留结者也。"《医宗金鉴·外科心法要诀》云："痈疽原是火毒生。"认为风、寒、暑、湿、燥、火均可引起疮疡发病，尤以"热毒、火毒、湿热"最为常见，由古至今治疗疮疡多以清热解毒为主要治法。"人近火气者，微热则痒，热甚则痛，附近则灼而为疮，皆火之用也。"深以为然。

2. 皮科湿热病机源流

《素问·至真要大论篇》云："诸转反戾，水液混浊，皆属于热。"《素问·玉机真脏论篇》曰："夏脉太过与不及，其病皆何如？岐伯曰，太过则令人身热而肤痛，为浸淫。"《素问·生气通天论篇》云："汗出见湿，乃生痤痱。"王冰《黄帝内经素问》注曰："阳气发泄，寒水制之，热怫内余，郁于皮里，甚为痤疖，微作痱疮。"提出湿热内蕴是发病的主要病因。《诸病源候论·疮病诸候·湿癣候》曰："湿癣者，是其风毒气浅、湿多风少，故为湿癣也。"《外科正宗·杨梅疮论》云："夫杨梅疮者……总由湿热邪火之化。"明确了疮疡与湿热相关，概括地认为湿热为疮疡疾病发病的共同病因。

《外科正宗·火丹》曰："火丹者，心火妄动，三焦风热乘之，故发于肌肤之表……流水作烂，又且多疼，此属脾、肺二经湿热，宜清肺、泻脾、除湿，胃苓汤是也。"《疡科心得集·辨诸疮总论》中有云："夫恶疮，诸痛痒疮，皆属于心；诸湿肿满，皆属于脾。心主血，脾主肉，血热而肉湿，湿热相合，浸淫不休，溃败肌肤，而诸疮生矣。"内蕴之湿，复因心火内炽，血热湿热相结，湿热熏蒸，通过脏腑气血，从里到表，浸淫肌膜，走窜四肢，外达皮毛而发病；或湿热内蕴，复外感风湿热邪，两相搏结，浸淫肌肤而发。

《金匮要略》云："所食之味，有与病相宜，有与身为害，若得宜则补体，害则成疾。"《医门补要·痧痘后与病后宜戒口味》曰："若犯一切动风，鲜味，发物荤腥，助火生风，或转走马牙疮，或风疹，痒疮，或外痈，遗毒。"辛辣助火，肥甘生湿热，中医对于皮肤湿热已有了非常细致的观察，也反映了湿热临证表现的多样性及病机的复杂性。传统文献对皮肤湿热证不管在病因还是证候表现方面都有详尽的论述，明确了皮肤湿热证的理论渊源和证候特点，从而为我们进一步进行皮肤湿热研究构筑了坚实的理论基础。

3. "玄府－营卫－湿热怫郁" 理论

《医原·人身一小天地论》说："人禀阴阳五行之气，以生于天地间，无处不与天地合。""玄府" 在人体客观存在，作为气运行之道路，是三焦运行道路的终端；玄府气机是三焦或脏腑功能的微观表现形式。玄府开阖，发挥并维持脏腑功能，从而促进对津液的代谢输布；玄府功能发生病变，气液流通障碍，必然导致津停为水，充斥玄府，轻者水淫玄府，形成隐性湿证，重者水淫全身，形成显性湿证。

"玄府闭密" 源于唐代王冰注文。《素问·玉机真脏论篇》云："风寒客于人，使人毫毛毕直，皮肤闭而为热。" 王冰注曰："玄府闭密而热生也。"《诸病源候论·疮候》云："疮者，由肤腠虚，风湿之气折于血气，结聚所生。" 玄府闭郁是皮肤病发生的一个重要方面，若腠理闭塞，玄府不通，全身气机、水液流行不畅，气血凝滞，营气不从，经络阻塞，则脏腑失和。如《外科启玄》云："凡疮疡，皆由于五脏不和，六腑壅滞，则令经脉不通而生焉。"

《素问玄机原病式》认为："六气皆从火化。"《黄帝素问宣明论方·水湿门》言："湿病本不自生，因于火热怫郁，水液不能宣行，即停滞而生水湿也。" 阳热怫郁，玄府闭塞，内停生湿。湿热之邪相兼为病，熏蒸皮肤则可见渗水、糜烂等表现，皆湿热为患。"阳气怫郁，玄府闭密" 正是多数皮肤病（尤其炎症性皮肤病）内在病理机转，是皮肤湿热理论的源头。从营卫－玄府论治湿热皮肤病，为流派治疗疑难病的切入点。

4. 审证求因，理论创新

中医理论创新是中医药学科发展的灵魂和核心，与时俱进的学术理论创新是中医药学科保持蓬勃生机的内在动力。审证求因和审因论治皆是中医辨证论治体系的重要组成部分。杜锡贤教授对 "审证求因" 的内涵不断思考，认为其本质就是 "审证求机"，就皮疹而言，虽然存在着个体差异，病位多有上中下焦、肌肉肤表之异，病因亦有偏热炽于中与偏风热趋表之别，但 "湿热内蕴" 是临床审证求因而得出的共性病因病机。

"湿热" 在中医病因病机学中占有相当重要的位置。湿热致病范围广泛，涉及人体五脏六腑和各组织器官。在多数皮肤疾病中，尤其是炎症性皮肤病几乎都可见到湿热证或夹湿夹热的表现。杜锡贤教授多年的临床实践中深切体会到湿热病机广泛存在。如湿疹、荨麻疹、银屑病、红斑狼疮等疾病，在临床医生的准确辨证后，以清热祛湿法为基本治疗方法，往往可以有较好的疗效。随着相关疾病研究日益深入，发现湿热相关疾病在发生、发展、演化过程中往往具有共性，其不良的预后与其病机演化具有密不可分的关系。

杜锡贤教授根据中医"有诸内者，必形诸外"的认识论，以及历代文献，通过临床审证求因，提出皮无火则不病，肤无湿则不痒，善治皮肤者以清热利湿为先。皮肤疾病发生发展的根本在于湿热病机的转化，基于审证求机原则，深入挖掘皮肤疾病的共性病机与转化规律，进一步凝练"异病同证"的湿热理论，构建"异病同治"的湿热诊疗新体系具有重大意义。

（五）皮肤湿热论内涵

1. 湿热体质论

《灵枢·寿天刚柔》曰："余闻人之生也，有刚有柔，有弱有强，有短有长，有阴有阳。"这是中医早期对体质的描述。张仲景提出了"湿家""酒客"等湿热体质类型。叶天士《临证指南医案》明确提出："治法总宜辨其体质阴阳，斯可以知寒热虚实之治。若其人色苍赤而瘦，肌肉坚结者，其体属阳，此外感湿邪，必易于化热；若内生湿邪，多因膏粱酒醴，必患湿热、湿火之证。"详细描述了湿热体质的特征。体质的偏颇是疾病发生的内因，决定个体对不同病因的易感性及其发病后病理变化的倾向性，并影响着临床治疗效果。

（1）湿热体质的病因病机：湿热体质主要由先天禀赋和后天环境共同影响而成。《素问·生气通天论篇》云："膏粱之变，足生大疔。"随着现代生活条件的提高，饮食膏粱厚味、恣饮醇酒都是导致湿热体质形成的相关因素。《素问玄机原病式·六气为病》云："酒之味苦而性热，能养心火，久饮之，则肠胃怫热郁结，而气液不能宣通。"叶天士《温热论》云："有酒客里湿素盛，外邪入里，里湿为合。"这都提示我们饮食对湿热体质的形成起直接的作用。

湿热体质的形成与脾胃关系密切，与其他脏腑也有联系，同时受到心理和外界因素的影响。多种疾病共同多发于湿热体质，证实了湿热体质是"异病同治"的病理基础。提示我们在具体临证时，辨体论治可"治病求本"，同时要考虑病势的缓急，病势急，以治病为主，先治病后调理体质；病势缓，治病与调理体质并行，标本兼顾。

（2）湿热体质特点：湿为阴邪，易损伤阳气，湿阻气机，易郁闭生热；热为阳邪，易化燥伤阴。湿热具阴阳两种属性，湿热相合，弥漫上、中、下三焦，阻滞气机，困遏阳气，缠绵难愈，表现为蒙上、阻中、流下、溢外的特点。湿热质是指湿热内蕴，以面垢油光、口苦苔黄腻等湿热表现为主要特征的体质状态。

①形体特征：形体偏胖或苍瘦。②常见表现：平素面垢油光，易生痤疮粉

刺，舌质偏红，苔黄腻，容易口苦口干，身重困倦。③心理特征：性格多急躁易怒。④发病倾向：易患疮疖、黄疸、火热等病证。⑤对外界环境适应能力：对湿环境或气温偏高，尤其夏末秋初，湿热交蒸气候较难适应。

湿热为有形之病理产物，可阻滞脉络，致血行不畅而留瘀，故湿热日久也可夹瘀。湿热郁而化火，则耗气伤津，日久可合并气虚、阴虚或气阴两虚体质。

（3）湿热体质与湿热证：章虚谷云："六气之邪有阴阳不同，其伤人也，又随人身之阴阳强弱变化而为病。"湿热体质转化为湿热证，是亚健康状态向疾病状态转变的过程。杜锡贤教授认为，体质主要从其形体外貌特征、体质演变趋势等生理角度进行综合描述，而湿热证则是这个阶段的湿热病态特征。不同疾病的湿热证，其症状和治疗各有特点和侧重，而对湿热体质亚健康状态进行早期干预，可减少其遇诱因发为湿热证的几率。

随着自然和社会环境的变化，人类体质和疾病谱的变迁，现今湿热体质者增多，皮肤湿热证发病率增加，湿热证在皮肤病，尤其是炎症性皮肤病动态发展中占有重要地位。从体质对致病因素的易感性、从化性方向入手，可为临床治疗皮肤疾病提供新的方向和思路。

2. 皮肤"湿热伏邪"论

刘吉人在《伏邪新书》云："感六淫而即发病者，轻者谓之伤，重者谓之中。感六淫而不即病，过后方发者，总谓之曰伏邪，已发者而治不得法，病情隐伏，亦谓之曰伏邪。"伏邪隐匿，潜伏体内，不易察觉，病程较长，病情缠绵。湿热伏邪致病具有郁热、耗阴、瘀阻、潜伏、缠绵的特点，因此，对该类病证应以扶正、透邪、除邪为治疗原则。

（1）凡伏气皆化火：伏邪理论最早可溯源至《黄帝内经》，如《素问·生气通天论篇》云："冬伤于寒，春必病温。"《素问·金匮真言论篇》云："夫精者，身之本也。故藏于精者，春不病温。"嘉约翰曰："炎症为百病之源。"何廉臣认为伏邪"风寒暑湿，悉能化热"，故"凡伏气温病，皆是伏火"，并认为"中医所谓伏火症，即西医所谓内炎症也"。开湿热—炎症相关研究之先河。

（2）因发知受，发则可辨：钱天来云："外邪感人，受本难知，因发知受，发则可辨。"实际上对于伏邪致病更是如此。湿热伏邪是"辨证审因"，通过疾病不同阶段的症状表现和疾病转归，分析病机，推断具体病因，按病因治疗从而拓展理论的应用范畴。湿热余邪伏于体内，遇诱因则发是许多皮肤疾病反复发作的原因。湿热之邪侵袭人体，隐匿而潜伏于体内，湿性缠绵，热性煎熬，最难速去。"湿热伏邪"稽留日久，耗气损阴伤阳，正气受损，遇诱因更易再发。

（3）"湿热伏邪"贯穿于皮肤病发生发展：《温疫论·行邪伏邪之别》曰："凡邪所客，有行邪，有伏邪，故治法有难有易，取效有迟有速。假令行邪者……如行人经由某地，本无根蒂……药到便能获效。先伏而后行者，所谓温疫之邪，伏于膜原，如鸟栖巢，如兽藏穴，营卫所不关，药石所不及。"《伏邪新书》指出："有已治愈，而未能除尽病根，遗邪内伏，后又复发，亦谓之曰伏邪。"结合临床，伏邪即带状疱疹、固定性药疹、银屑病等慢性皮肤疾病反复发作的物质基础。

湿热疾病的发病期治疗原则有清透湿热，活血通络，扶正透邪；缓解期则强调扶助正气，治疗原则是健脾养胃，佐以清热化湿，理气活血；结合四时阴阳变化加减化裁，使湿热之邪得以解除。湿热伏邪侵袭并停留人体日久，病位由浅入深，从气分进入血分，湿热酿毒，煎灼血分而致瘀血，脉络瘀阻。若人体正气尚佳，邪气不亢，就会出现正邪相持，湿与热结，缠绵难愈。

3. 皮肤湿热核心病机论

中医以整体联系、动态演变思维方式把握疾病发生发展的内在本质及其规律。单纯辨证分型论治模式使得中医辨证论治方法程序化，并不能完全满足临床需要。自20世纪80年代开始，杜锡贤教授带领团队通过大量临床实践，率先提出"湿热潜证"贯穿于银屑病、湿疹、荨麻疹等慢性炎症性皮肤病始终的学术观点，并进一步研究发现，皮肤湿热瘀毒不仅在气分，且大多深入血分，是多数炎症性皮肤病的基本病机。临证把握湿热病机转化规律，能够执简驭繁，最大限度地提高临床疗效。

（1）"湿热互结"是炎症性皮肤病基本病机特征：多年临床发现，如风热犯表证，症见风团鲜红，灼热剧痒，伴有发烧、恶寒、咽喉肿痛，遇热则皮疹加重，舌苔薄白或薄黄，脉浮数；心火炽盛证，症见口腔糜烂或疮面色红，心烦口渴，小便短赤，舌质红，苔黄，脉数等。辨证论治给以疏风清热或凉血解毒法等治疗，有时难取良效，改为清热利湿治法收效迅速。

临床仔细发现，许多患者存在不同程度口干、口苦，或低热，或尿黄，或黄腻苔等表现，或有渗出、水疱、面色晦黄等体征，这些表征往往很难用具体证型来阐释。这恰是"湿热互结"这一基本病机之所在，常为辨证论治的局限性所忽略，终致病情迁延难愈。因此，"湿热互结"复合病机是炎症性皮肤病的基本病机特征。

（2）湿热"显证—潜证"是皮肤湿热病机核心表现：由于湿热邪毒在疾病"显证"时表现显著，炎症相对稳定时则邪气内伏于血分，表现为"潜证"，因此，湿热征象表现在不同阶段时轻时重，未必同时出现，或湿重，或热重，或寒热虚实夹杂。我们认为多数炎症性皮肤病的病因病机当责之于湿、热，湿热搏结。在发病过程中，可有先后之别、显隐之分，但势必相互滋生、相互搏结为患，随着慢性病程的进展，邪毒久羁，病情传变，正气更虚。因此，清热利湿在炎症性皮肤病治疗过程中始终应占有重要位置，临证依据虚实多寡和病机兼夹主次，随证加减，灵活应用，就抓住了关键。

4. 流派皮肤湿热证

（1）系统湿热证：系统湿热证分为广义和狭义两种。广义湿热证泛指临床各种疾病中与湿热相关的病证，疾病的某一阶段或因外感或因内伤湿热，出现身热、腹胀、困重、苔腻等湿热证候，但不具备湿热温病的典型病理演变规律，而统称为湿热证，如脾胃湿热证、肝胆病湿热证等；狭义湿热证仅指湿热性质温病某一阶段出现的病证，如湿温病气分阶段的上、中、下焦湿热证等。

内伤湿热亦即内生湿热，是由于人体内部脏腑功能失调所引起的湿热病证。内伤湿热病证属于内伤杂病的范畴，其共同的临床表现为乏力、纳呆、烦躁、口苦、小便黄赤、大便不爽、舌质红、舌苔黄腻、脉滑数等，多兼见与病变脏腑有关的兼证。外感湿热是指外感湿热邪气或具有湿热邪气或疫疠之气所引起的湿热病证，外感湿热属于外感热病的范畴，多症见发热恶寒、头痛、身重而痛、腹满食少、小便短赤、舌苔黄腻、脉濡数等，病变过程中多有表证。

根据临床上湿热病表现的症状，总结为以下几个方面。①发热：多为身热不扬，或午后潮热，或不发热。②口渴：多口黏不渴，或渴不欲饮，或渴不多饮。③胸腹症状：多为脘闷腹胀，或小腹硬满。④躯体症状：多四肢乏力，头身困重。⑤食欲：多纳呆不饥，恶心呕吐。⑥二便情况：小便不利、涩痛，多短少，尿色黄赤或混浊，大便溏滞不爽。

不同疾病在其发展过程中可以出现相同的证，即可采取"异病同治"的原则。中医治病注重在疾病基础上的"证"的区别，所以"证同治亦同，证异治亦异"。

（2）皮肤湿热潜证：人体的整个生命过程涵盖了体质、证、病和健康状态的各个阶段。"证"是对疾病过程中所处一定阶段的病位、病性等病理本质的概括，是机体作为整体对致病因素做出的反应，属于已病态。当疾病具备病因、病性、病位、正邪关系及病势等特点，并达到一定的度时，才称之为"证"。"证"的形成是一个过程，在"证"形成之前存在着某种病理变化趋势，但尚未构成真正意义的"证"，是"证"的前兆，为"前证"。临床"证"可分为"前证"（欲病态）"潜证"（已病态）和"显证"（已病态）。

潜证：一是隐匿体内、表面未能窥清的病理实质。二是疾病演变中转化的潜在态势。三是具有高度易感性的潜在发病者。我们从病史、体质、皮肤生理功能以及湿热致病的基本特点，结合皮肤病病机演变趋势，将这种常规辨证体系之外，贯穿病机始末，并对发病、病情进展以及转归有转化倾向的深层湿热病理状态称为"皮肤病湿热潜证"（详见湿热潜证）。

（3）皮肤湿热证（显证）：皮肤湿热证是湿热蕴于皮肤而出现的热毒亢盛、水湿泛肤等临床表现的概称。多为外感湿热、邪毒所致，禀性不耐、脾虚湿盛以及脏腑实热亦可引起。

主要临床表现：皮损鲜红，自觉灼热、疼痛、瘙痒，常见水疱或脓疱。水疱或脓疱溃破后，浅表者称糜烂，基底色红，一般无全身症状；深层者称溃疡，可伴有全身症状，如身热口渴、胸闷、腹满、食欲不振、便秘、尿黄、舌苔黄腻、脉濡数等。

辨识要点：皮肤湿热证识别为局部加整体辨证，尤其对于慢性皮肤病，局部辨证与整体辨证相结合，是取得疗效、减少复发的关键。首先，要有皮肤功能受损加上湿热的临床表现；其次，要辨别湿热的孰轻孰重；再次，要结合辨病，进一步明确病位、病势。

类证鉴别：①皮肤风热证与皮肤湿热证。皮肤风热证多因脏腑湿热内蕴，复外感风邪，风热搏于肌肤而发，主要临床表现除斑疹、丘疹、风团、水疱、糜烂外，特别具有瘙痒剧烈等风邪致病特点。全身症状一般不显，重症可有口渴、心烦、尿黄、便干、舌质红，苔黄腻，脉多滑数。皮肤湿热证总属湿热搏结，蕴蒸皮肤而发，其主要皮损为疱疹、糜烂、滋水等水湿泛肤特点。湿邪偏盛，多迁延难愈和易于复发。

②皮肤热毒夹湿证与皮肤湿热证。多为素体蕴热，邪热内生，或外伤染毒，脾运失常，热毒夹湿发于肌肤。临床特点是皮肤漫肿、鲜红，硬结光亮，继而出现水疱、大疱，全身症状重，可见恶寒发热，头痛，骨节酸痛，舌红，苔黄腻，脉濡数。因热毒症状明显，病势急骤，而糜烂滋水症状较轻，水疱破后往往易于结痂而愈。

③湿邪蕴肤证与皮肤湿热证。多为脾虚失运，水湿内停，泛溢肌表而发。其临床特点是皮损为肤色或暗红，肿胀，糜烂，渗液，滋水等。全身症状可见面足浮肿，胸闷，纳差，小便不利，大便溏薄，舌淡，苔白腻，脉濡缓，结合皮损及全身症状与皮肤湿热证可资鉴别。

5. 湿热与炎症性皮肤病

何廉臣云："中医所谓伏火证，即西医所谓内炎症也。"临床发现炎症基本反应模式与湿热密切相关。我们看炎症的概念，炎症是不论由何原因引起，发生在何种组织，局部均可出现变质、渗出和增生等基本病理变化。急性炎症反应的特征是血管变化和渗出性改变，是炎症最具有特征性的变化。而炎症的重要诱发因素，细菌和病毒在一定的温湿度环境下容易生长、繁殖和增强毒力，这与中医湿热发病观点一致。

从病理表现来看，炎症微观变化与宏观湿热变化具有高度一致性。在炎症性皮肤病表皮模式中，主要有海绵水肿样、银屑病样和界面模式：海绵水肿样模式的特征是表皮内水肿形成；银屑病样模式的特征为表皮增生；界面模式的特征是由于炎症性浸润导致表皮基底层破坏。海绵水肿样和银屑病样模式经常共存，也可以见到与界面皮炎模式的重叠。微观层面，湿热是贯穿炎症性皮肤病始终的重要病理改变。

常表现为湿热证的皮肤病包括：①变态反应性皮肤病，如湿疹、异位性皮炎、接触性皮炎、药疹、丘疹性荨麻疹、激素依赖性皮炎等。②病毒性皮肤病，如单纯疱疹、带状疱疹、水痘、手足口病等。③细菌性皮肤病，如脓疱疮、丹毒、足癣继发细菌感染等。④红斑鳞屑性皮肤病，如多形红斑、红皮病、银屑病、玫瑰糠疹。⑤血管性皮肤病，如变应性皮肤血管炎、过敏性紫癜、结节性红斑等。⑥皮肤附属器疾病，如痤疮、脂溢性皮炎、汗疱疹。⑦大疱性皮肤病，如天疱疮、类天疱疮、家族性良性慢性天疱疮、掌跖脓疱病、连续性肢端皮炎等。⑧性传播疾病，如淋病、非淋菌性尿道炎、生殖器疱疹等。

（六）皮肤湿热病机要点

国医大师张震说，要给湿热证下一个确切的定义，目前还有困难，湿热证是一个既有较普遍的的临床意义，而又有一定特异性的常见病证。所谓普遍意义，是说它较广泛地存在于一些疾病过程中。而特异性，则指临床上具有一组较特殊的症状和体征，如假渴、脘闷、苔腻、脉濡等，作为诊断依据，同时，在治疗方法上也有一定的特点。从中医观察到的病机特征看，皮肤湿热轻证起病较快，病程短，初中期以风热血热为外在主要病机；皮肤湿热重症"湿"的特征突出，潜伏期长，其发病最初多以湿热之邪阻遏卫阳为主，随着病情进展，湿伏化热而呈现湿热并重的病机特点，核心病机以湿火（热）毒蕴为主，病程明显较长。不同病因所致湿热，其湿与热的偏胜有所不同，其中，内生湿热通常比外感湿热湿象更重，内生湿热活动期比缓解期热象更重；外感湿热，病程偏长者湿象偏重。

湿热证并不是湿证与热证的简单相加，而是一个具有质的特异性的"综合证"。从诊断学角度看，典型的湿热证通常可见舌质发红，舌苔白腻或黄腻，脉濡数、濡缓或滑数，面色油垢微黄或淡黄，以及自觉发热等症状。全身症状多表现为脘腹闷胀，口渴不欲饮，大便溏垢、排泄不爽或伴有肛门灼热，尿短黄，混浊滞涩，汗出发黏而酸臭等。当然，对于皮肤病等专科患者，这些表现不可能，也不必在同一个患者身上齐备，每一种具体的湿热证，都在上述共性症状之基础上有各种个性表现。如湿热浸及肌肤或流溢肤表，可出现皮肤湿疹、痛肿、疮疡疾病等，局部糜烂溢出或皮肤水肿发红而有光泽等。湿热阻于经络，则见肢体痿软、痹痛、骨骱热疼，关节屈伸不利，或局部发红肿胀等。此外，在此型与彼型之间，往往存在着一些中间型，而且夹杂症或并发症也不少，由此形成湿热夹瘀、湿热生风、湿热伤阴等诸多变证。

（七）辨证规律及要点

中医辨证的一个特点是因发知受，疾病状态中，证候表现是"发"，邪气和机体的表现状态即"受"。根据机体在疾病中所反映的证候特征来推断病因：凡腹满水肿，肌肤肿胀，糜烂、渗出、水疱、结节等皮损俱因湿热内蕴，或上蒸于头面，或迫津外泄，或蕴结于肌肤，或夹时邪、外感邪毒而诱发。湿热致病涉及的病种多，又多有兼夹，加上人体素质差异，湿热病在临床的表现十分复杂，我们认为在临床准确诊断湿热证，除了要熟练掌握湿热证致病的一般特点外，还要结合以下规律。

其一，湿热证存在明确或不明确的持续性病因，病因不除，湿热难消，病因祛除，湿热易于治疗。其二，湿热证容易出现阶段性消长变化，湿热消长与正气强弱密切相关，正气强则热重，正气弱则湿重。其三，湿热证短期脏器损害与长期疾病预后常常存在矛盾。首先，热重则短期脏器损害重，但邪正剧争，疾病痊愈可能性大；湿重则短期脏器损害轻，病情迁延，疾病痊愈可能性小。其次，长期用药的安全性是制约湿热证治疗的重要因素。

1. 辨湿热轻重论治

（1）湿重热轻：诊断主要通过3个方面。①舌苔，舌苔色泽或黄或白，或黄白相间，苔质或薄，或薄腻，或厚腻，此为浊邪熏蒸所致。②脉象，脉有滑象，或弦滑，或细滑，或弦细滑。③排泄物、分泌物，可见大便黏腻不爽，小便或浅黄，或深黄，或浓茶样，汗液垢浊有味。以上舌苔、脉象为湿热之征。临床上湿邪为重，热邪为轻，从而出现湿重热轻的证候。

（2）热重湿轻：诊断主要通过两个方面。①舌质，舌质或红，或红绛，或紫，此热邪深伏血络之象。②脉象，脉有数象。临床上热邪为重，湿邪为轻，出现热重湿轻的证候。

（3）湿热并重：湿、热程度相当，相兼为病。患者常有颜面粗黄，口干苦黏腻，乏力和头身困重，大便黏腻不爽或干燥，小便不清，舌质红、紫红、红绛、暗红，舌苔腻、薄腻、黄腻、黄厚腻，脉弦滑、弦细滑、弦滑数、滑数、弦细滑数等。

临证应结合患者体质及病程阶段来分析，根据湿邪与热邪的轻重关系确定祛湿、清热的药力大小，从而达到祛湿清热的目的。脾虚者多表现湿重，胃热、肝胆实热多表现热重；初起及前期阶段多表现湿重于热，随着病情进展，湿渐化热，转化为湿热并重或热重于湿。在治疗湿重于热时，以祛湿为主，兼以清热；湿渐化热，出现湿热并重，治以苦辛通降，即以苦寒清热燥湿，苦辛行气化湿，如湿热蕴毒，热毒症状显著者，则予以清热解毒化湿。

2. 整体湿热辨证

（1）辨部位：朱丹溪明确提出分内湿、外湿，后世又有三焦之分。湿热部位不同，即使寒热虚实属性相同，选方用药也往往不同，故须辨明。按照湿热邪常犯部位，大致可分为伤于肌表、伤于腠理、内伤入腑、深入于脏、流注关节五大类。

伤于肌表：多兼风邪，"风盛则痒"，故见瘙痒剧烈，疹发不定，如虫虱之游行于肌表。症多伴发热汗出，怕风，全身沉重倦怠；湿邪偏重，往往浮肿麻木；兼寒偏重，往往怕冷、肢体疼痛，发作比较剧烈；兼热毒较盛则发热重，红肿灼热；湿热郁表，湿性重浊黏滞，浸淫肌肤，故黄水频流，病程缠绵，反复发作。可见湿疹、疥疮、疮疖等皮肤病表现。

伤于腠理：腠理是三焦通于皮里肉外之组织。皮疹呈多形性，有斑疹、丘疹、水疱和大疱等严重表现者可有瘀斑和血疱。湿热蕴积较深，皮疹可遍布全身，黏膜亦可累及，可见红斑，大疱糜烂出血结痂，舌苔黄，脉滑数或洪大，伴高热畏寒、头痛无力等症状。多见于多形红斑、丹毒等。

内伤入腑：表证已罢，湿热毒邪入腑，内结不散。皮肤病的皮损嫩红灼热，疼痛剧烈，伴口干饮冷，壮热烦躁，呕恶便秘，苔黄腻或黄糙，脉沉数有力；胃肠津液不足，可见口干食少，大便秘结，脘腹痞胀，苔黄腻或薄黄，舌干红，脉细数。

深入于脏：多见于嫩红灼热的皮科疾病，如痈、疔、发等，症见红斑、瘀点，如丹毒、红斑狼疮、重型药疹可伴有高热、口渴不喜饮、舌红、苔黄腻、脉弦数或弦滑数等；若热毒内传可见烦躁不安，神昏谵语，舌红绛，苔焦黑而干，脉洪数或细数。

流注关节：湿热阻隔经络，瘀血凝滞，肿疡或溃后肿硬疼痛不减，结块色红或青紫，如关节型银屑病、过敏性紫癜、血管炎、脂膜炎等。可出现关节红肿灼热，长期留着则为痹证。

（2）辨颜面五官：湿热蕴结，上蒸于头面则见面色粗黄、晦暗，外溢于皮肤则见皮肤油腻，上犯清窍而见眼胞红肿湿烂，目眵增多，鼻头红肿溃烂，涕多。

（3）辨口渴：患者自觉口中黏腻不爽，即使舌苔不厚，也是湿热阻滞的表现；口黏而苦为湿热，口黏而淡为脾虚有湿；渴不欲饮或渴不引饮，以湿热证居多。

（4）辨排泄物、分泌物：湿热内蕴可见大便黏腻不爽、臭秽，汗液垢浊。凡小便混浊或尿有白色絮状沉淀者，多为湿阻下焦，膀胱气化失司。小便色黄赤混浊或伴尿频、尿急、尿痛者，则为湿热。

（5）辨舌苔：舌象对湿病的辨别至关重要。湿热证观察舌苔要注意舌苔的有无、腻腐程度、厚薄、润燥、有根无根和苔色等现象。寒湿者苔白腻，湿热者苔黄腻；湿邪深重壅盛，苔必拭而厚独，湿邪轻浅而少苔，多为薄腻。湿热证的黄苔，多表现为黄润、黄腻、黄腐苔。薄黄而腻，提示病情较为轻浅，治疗得当，病邪易去，疗程较短；黄厚而腻，提示病邪深重，病邪亦黏滞难去，疗程必长。舌诊在湿热证的诊断和辨证上非常重要，须在临床上悉心体会，细细揣摩。

（6）辨脉象：薛生白谓："湿热之证，脉无定体，或洪或缓，或伏或细，各随证见，不拘一格。"湿病常见濡脉。湿困脾胃，阻遏阳气，脉气不振，脉即见濡。湿性黏滞，易阻阳气，故甚或可见迟脉。湿热易兼夹他邪，所以能产生诸多变脉。如湿热郁久，凝聚成痰，热邪久灼津液生痰，脉象则呈现弦滑。湿热病久，阻滞中焦气机运化，脾胃失健，脉象为右关脉虚弱无力。湿热久积，进入营血，气血阻滞，脉象为重按沉取带细涩感。湿热困阻脾胃，进而扰乱肝胆的疏泄，脉象为弦。

3. 局部辨证

（1）温病斑疹辨证：叶天士《温热论》云："凡斑疹初见，须用纸燃照看胸背两胁，点大而在皮肤之上者为斑，或云头隐隐，或琐碎小粒者为疹。"陆子贤提出："斑为阳明热毒，疹为太阴风热"，认为斑乃阳明热盛迫血外溢，外发肌肉所致，邪之重心偏于血分，乃气血两燔之征象；疹多为太阴气分邪热内迫于营，血络瘀阻，外发皮肤，邪之重心偏于气分，病因为风热，属于风热邪气侵袭手太阴肺卫，同时又窜入营分而导致卫营同病，病情较浅。

斑疹相当于西医皮肤病中有发斑、发疹类皮肤病，如紫癜类皮肤病、感染性皮肤病（风疹、麻疹、猩红热、幼儿急疹、多形红斑、丹毒）、结缔组织病（红斑狼疮）、物理性疾病（夏季皮炎、日光性皮炎）、皮炎湿疹类（湿疹、接触性皮炎、药疹）等。温病学中"斑疹"辨证对湿热皮肤病辨证有很好的指导意义。如感染性皮肤病中风疹、麻疹的初起，病位多在卫分或气分；红斑狼疮、紫癜等，属于营血同病或气血两燔，多从血分论治；感染性发疹性皮肤病，斑疹的出现说明热邪已经深入营分、血分，视为重证，如紫癜、血管炎、红斑狼疮、药疹等；斑疹的出现、增多、色泽加深是预后不好、病情危重的表现。

（2）皮疹辨证：皮肤病主要的症状体征和病位在皮肤黏膜，有全身反应的毕竟是少数，所以皮肤局部辨证就显得尤其重要，包括两类。一是局部自觉症状，如瘙痒、疼痛、灼热感、麻木等；二是局部客观体征，如斑疹、丘疹、水疱、疱疹、风团、结节、鳞屑、糜烂、痂皮、抓痕、皲裂、苔藓样变等。

风团：多见于卫分或气分。风团色白，伴有发热恶寒，有汗或无汗，遇冷加重，多见于卫分，属风寒外袭肌表；色红或赤，多辨为气分，或气营甚，或营血同病。

水疱：多见于湿疹、接触性皮炎等，由风、湿、热、毒所致，水疱基底皮肤潮红者乃气营同病或气血两燔，疱液浑浊或脓疱者为兼夹湿热或湿毒。

结节：实质性、局限性皮损。清代尤怡《金匮要略心典》云："痞坚之处，必有伏阳。"结节色紫红，按之疼痛者为气血凝滞，如结节性红斑；皮色不变，质地柔软者为气滞、寒凝结聚，如皮肤囊肿。

鳞屑：多属热盛伤津。鳞屑肤底红而干燥起屑多为血热风燥；肤底色淡红多为血虚风燥；油腻者多为气分夹湿或湿热互结；糜烂渗出者，多伴有胃纳不适、腹满腹胀、呃逆反酸、大便质稀或不畅，为湿热蕴结或中焦脾胃不和。

（3）辨瘙痒：风热之痒，多突然发生，见针帽大至粟米状红色丘疹，遇热则剧，搔破出少量血，随破随收，不流黄水，不化脓。风湿之痒，多发生在夏季，特别长夏秋初，皮疹瘙痒，抓破则黄水流滴，或疹顶水疱，破后流水。湿痒者，好发于下肢、女阴、阴囊及足趾间，因湿为阴邪，所患之病多反复发作，难以速愈。热痒者，痒无定处，头面、肢体均可发生，遇热邪则更甚，热盛则化火成毒，还可腐肉成脓，变生他证。湿热生虫而痒，多发于指（趾）间、外阴、肛门、乳房及腹股沟等皮肤皱褶部位，严重者瘙痒剧烈，可传遍全身。因疥虫日伏夜动，故虫痒多发生在夜间，并具有较强的传染性。

（4）辨疼痛：《金匮要略》对于疼痛病机的论述，提及"不通"与"不荣"之异。湿热相关疼痛主要辨寒热、虚实两端。实证者拒按宜泻，虚证者喜温喜按，重在补虚；寒痛者宜温热疏通，热痛者宜着重清热泻火。

（5）辨红斑：《黄帝内经》云："能合色脉，可以万全。"皮损颜色更为直观地表现疾病的发展变化。皮色鲜红多考虑为实火，皮色淡红多考虑肺卫有邪或气血虚损，皮色紫红多考虑血分有热，皮色暗红多考虑气滞血瘀。如皮损颜色为淡红或有逐渐转淡、转暗之趋势，红肿、渗出减轻，则热象渐消退，病情趋于平缓，反之为病情加剧。

（6）辨渗液：皮肤疾病进展或失治误治，常会出现皮损面积增大，继而渗出的情况。如皮损潮红，渗液不多，质清，说明病情渐进，但湿邪较轻，可伴痒痛不适，舌脉多表现为实证、热证，舌苔多白腻或黄，在治疗时可加强利湿药物；如皮损红肿明显，渗液较多，质稠或脓水淋漓，浸淫各处，说明病情发展迅速，湿聚成毒，有感染之象，可伴明显痒痛不适症状，舌脉以实热证为主，舌苔多黄厚腻，在清热利湿同时，还应着重加解毒中药以避免湿聚成毒，毒邪内陷而致坏证。

（八）治则治法

《素问·至真要大论篇》云："热者寒之"，"热淫于内，治以咸寒，佐以甘苦，以酸收之，以苦发之；湿淫于内，治以苦热，佐以酸淡，以苦燥之，以淡泄之"，"湿淫所胜，平以苦热，佐以酸辛，以苦燥之，以淡泄之；湿上甚而热，治以苦温，佐以甘辛，以汗为故而止"，奠定了湿热治疗的原则。湿热证在治疗上，其总的原则是根据病邪之微甚、病位之浅深、正气之盛衰，以及湿与热之孰轻孰重等情况随证立法，依法定方。

1. 主病主证主方论治

清代徐灵胎《兰台轨范·序》云："欲治病者，必先识病之名……又当辨其所生之因各不同，而病状所由异，然后考其治之法，一病必有主方，一病必有主药。"首次对主病主方有较为贴切的界定，其曰："如一方而所治之病甚多者，则为通治之方，先立通治方一卷以俟随症拣用。"主证主方论治属于辨病论治模式之一，每种疾病有相应主方主药，才能抓住纲领，有的放矢。进言之，只有把握疾病规律才能在临床中自觉地、主动地而有预见性地治疗。

皮肤湿热证，湿热羁留，外不得出腠理，内不得入脏腑，故游于腠理之间冲击作痒，发为多种形态的皮疹。湿热初在气分，火者热之甚，郁久入血即成血热火毒；湿热瘀血阻滞经络，津液不行，似血燥之候，实"风从火化，湿与燥兼"，湿热化风、化燥、化热、化毒，湿甚则燥，如急性湿疹、过敏性皮炎、带状疱疹、痤疮、激素依赖性皮炎、脂溢性皮炎、银屑病、多形红斑、癣菌疹等，均为湿热内蕴，复感毒邪所致，治宜清利湿热、凉血解毒。杜锡贤教授认为湿热是贯穿整个炎症性皮肤病始终的主导病机，根据徐灵胎"主病主方主药"构想，将龙胆泻肝汤化裁，创立了清热利湿饮，根据病情、证候、体质的多样性加减应用。

清热利湿饮，清热利湿解毒，治疗湿热内蕴、湿热相关急慢性皮肤病有较好的临床疗效。适应证为：①急、慢性炎症性皮肤病，症见红斑、丘疹、水疱、糜烂及渗出等。②伴有湿热的症状，如口苦咽干、便干尿黄等。③舌边尖红，苔白或黄或腻，脉弦滑或滑数。④中医辨证为湿热蕴结者。

加减法：临证如热毒炽盛，有感染之象，合五味消毒饮；火毒及湿热不甚者，将汤剂易为丸剂，丸者缓也，减其苦寒直折之性，又防其损伤脾胃之弊；火热易清，湿邪难除，若火毒已清，仍有湿热留恋者，常合温胆汤、胃苓汤等从中焦论治；若气虚明显者，则可合东垣升阳益胃汤加减等；若湿热弥漫三焦者，则可选用甘露消毒丹、三仁汤化裁等；若患者舌苔由厚变薄，小便转利，由黄转清，丘疹、脓疱、风团等症均已经消失，表明湿热已清，依其证候酌用补法；若有脾虚之象，可合与四君子散、参苓白术散；肝郁余热者，可选用丹栀逍遥散；仍夹湿者，则可用当归芍药散；苦寒之剂，久服或多服易损伤肝肾之阴，故使用本方后，亦常使用一些培补肝肾之剂，如滋水清肝饮、六味地黄丸等。

湿性黏滞，病情迁延，由于诸邪相互转化，因果夹杂，复合为患，甚而形成湿热瘀毒互结复合病机。不同患者和不同阶段各个病理因素量的多少或有不同，但湿热内蕴贯穿于整个炎症性皮肤病病程始终。随着病程进展，邪毒久羁，不断耗伤正气，甚至邪毒嚣张，病情传变，正气更虚。因此，清热利湿在治疗过程中始终应占有重要位置。临证之际，只要把清利湿法作为基础治法，依据虚实多寡和病机兼夹主次，随证加减，灵活应用，就抓住了炎症性皮肤病治疗的关键。

2. 辨现代湿热病因论治

皮肤湿热病因复杂，由细菌、病毒、螺旋体、霉菌、寄生虫等导致的感染，理化刺激（如高温、紫外线、强酸、强碱等）及异常免疫反应（如各型变态反应和自身免疫作用）等均可形成湿热内盛的情况。病因治疗是湿热证治疗成功的关键，有决定湿热证走向的重大作用。如部分银屑病患者的发病与扁桃体发炎有关，西医以抗生素治疗可以缓解，中医参考咽喉痹，以清热利湿、凉血解毒治疗，效果显著。我们认为，对于可直接控制或清除病原的患者，应该直接清除或抑制病原，如手足口病、带状疱疹或癣菌疹等；对于体质尚好的患者，应将重点放在控制湿热的热证活跃程度上，用药应注重清化湿热；体质弱、湿重热轻的患者，应以渗湿健脾为法，既要避免温补生热，加重损害，也要避免苦寒燥湿，损伤阳气。

清热利湿法需根据不同类型加减用药。如变态反应性皮肤病常加地肤子、白鲜皮、苦参、蝉蜕、连翘、生石膏、徐长卿、牡丹皮、赤芍等；疣类皮肤病常加大青叶、板蓝根、紫草等；带状疱疹常加大青叶、板蓝根、紫草、白芍、延胡索、细辛、蝉蜕、全蝎等；细菌性皮肤病常合用五味消毒饮、黄连解毒汤；红斑鳞屑性皮肤病常加连翘、大青叶、板蓝根、紫草、丹参、牡丹皮、玄参、山豆根、白鲜皮等；血管性皮肤病常加用凉血活血药如牡丹皮、紫草、地榆、白茅根、茜草根、丹参、赤芍等；皮肤附属器疾病可加丹参、陈皮、苍术、猪苓、茵陈、白花蛇舌草、地肤子、白鲜皮、苦参等；大疱性皮肤病常加益气健脾药如党参、黄芪、茯苓、炒白术、苍术等；性病如淋病、非淋菌性尿道炎可合用八正散；生殖器疱疹可加大青叶、板蓝根、紫草、薏苡仁、马齿苋等；如肿胀明显，可重用车前子、泽泻；发热时重用柴胡加石膏；瘙痒明显加用地肤子、白鲜皮、苦参、蝉蜕等。

3. 辨体质论治

《灵枢·五变》曰："五脏皆柔弱者，善病消瘅"，"小骨弱肉者，善病寒热。"并总结指出："凡此五者，各有所伤，况于人乎！"感受同一邪气，因体质不同，则病证不同。唐慎微云："药性一物，兼主十余病者。取其偏长为本，复应观人之虚实补泻、男女老少、苦乐荣悴、乡壤风俗，并各不同。"充分体现了方为人所用、方为人所宜的以人为本的用方思想。

（1）湿热体质：《素问·生气通天论篇》云："膏粱之变，足生大疔。"随着现代生活条件的提高，饮食膏粱厚味、恣饮醇酒都是导致湿热体质形成的相关因素。调理湿热体质可治未病，又可治已病，通过改善偏颇体质来未病先防、欲病早治、既病防变、病愈防复。我们在具体临证时，辨体论治可"治病求本"，同时要考虑病势的缓急。病势急，以治病为主，先治病后调理体质；病势缓，治病与调理体质并行，标本兼顾。

根据王琦教授经验，湿热质主要表现：①形体特征，形体中等或偏瘦。②常见表现，面垢油光，易生痤疮，口苦口干，身重困倦，大便黏滞不畅或燥结，小便短黄，男性易阴囊潮湿，女性易带下增多，舌质偏红，苔黄腻，脉滑数。③心理特征，容易心烦急躁。④对夏末秋初湿热气候，湿重或气温偏高环境较难适应。

湿热体质因湿热弥漫表里上下，短期难以彻底清除，因此，调体质主药不可仅局限于龙胆草、黄芩、黄连等苦寒燥湿之品，尚需缓图之。湿邪之所以能够侵袭人体，根本原因在于脾虚，若脾胃运化得宜，不论外湿还是内湿，都不会停滞伤人，临证多选味甘寒淡渗、芳香苦辛药，如滑石、茵陈之属，人参、白术、黄芪等补益之剂，以使脾运健，湿热邪化。配伍药物要适当对应病位。如湿热蕴脾，常选用醒脾助运药，如藿香、泽兰等；肝胆湿热常选用清利肝胆、疏肝药，如茵陈、金钱草等；膀胱湿热，应因势利导，加用如木通、车前子、泽泻等。

（2）从化体质：与湿热体质从化的证候有痰浊中阻证、湿热证、阴虚证等。湿热蕴结日久，酿湿生痰，祛湿除热的同时也要注意化痰；阴虚证提示我们在调理湿热体质的同时，要注意湿热日久伤阴，形成阴虚湿热相互夹杂之证，在治疗时要防补阴易助湿，除湿易伤阴之弊；脾胃气虚证、脾阳虚证及肾阳虚证提示我们有时证候可不随体质从化，而呈现虚实夹杂的情况，我们就要运用"辨体—辨病—辨证"相结合的方法。

4. 皮肤湿热分期论治

中医证型与疾病分期相关，皮损常随年龄或病程不同而表现各异，如发热发疹性皮肤病、银屑病、接触性皮炎、湿疹等都体现了中医证候的基本演变过程。以特应性皮炎为例，婴儿期多兼以风邪，注重疏风清热利湿；儿童期多以湿邪为主，辨证属湿热蕴毒证或脾虚湿困证；成人期皮损呈苔藓样变、肥厚、干燥，辨证为血虚血瘀，湿热未清，治以活血利湿，养血润燥。纵观三期，虽治法偏重不同，然清热利湿须贯穿始终。

（1）风热蕴肤证

临床表现：多见于婴儿期、儿童期。急性期，症见发病急，病程短，身热口渴，心烦，皮肤潮红，瘙痒剧烈，皮疹为头面、四肢多见，以丘疹、斑疹和斑丘疹为主，呈散在性和集簇性分布，色鲜红，伴有渗出性分泌物，或有少量脱屑、结痂，大便干结，小便短赤，舌红，苔薄黄或薄白，脉浮数。

治法：祛风止痒，清热利湿。

方剂：清热利湿饮合消风散加减。

药用：荆芥、防风、炙麻黄、牛蒡子、蝉蜕、白蒺藜、连翘、黄芩、栀子、土茯苓、生地黄、地肤子、白鲜皮、生甘草。

（2）湿热浸淫证

临床表现：多见于婴儿期、儿童期。急性期或亚急性期，症见发病急，红斑、水疱，滋水淋漓，重者糜烂浸润，并有分泌物及脓液，瘙痒难忍，皮损以头面、上肢为多，或泛发全身。可伴有身热，心烦口渴，口苦黏腻，心烦不安，小便短赤，大便溏泄或秘结，舌质红，苔黄腻，脉滑数或濡滑。

治法：利湿清热，凉血解毒。

方剂：清热利湿饮合萆薢渗湿汤；或龙胆泻肝汤合五味消毒饮加减。

药用：萆薢、薏苡仁、黄芩、黄柏、苍术、牡丹皮、生地黄、玄参、地龙、地肤子、土茯苓、乌梢蛇、生甘草等。

（3）脾虚湿困证

临床表现：可见于儿童、中老年患者。亚急性期或慢性期，发病较缓，皮肤暗淡不红，瘙痒，抓后糜烂渗出，反复不愈，可见鳞屑，皮损多以丘疹为主，有少量丘疱疹、水疱。伴有纳少，神疲，腹胀便溏或泄泻，舌质淡胖，苔白或腻，脉弦缓。

治法：健脾除湿，润燥止痒。

方剂：清热利湿饮合补中益气汤；或除湿胃苓汤加减。

药用：党参、白术、茯苓、苦参、生枳壳、薏苡仁、白鲜皮、生地黄、牡丹皮、防风、甘草等。

（4）血虚风燥证

临床表现：多见于少年期、成人期。亚急性期或慢性期，症见皮损反复发作，色暗或色素沉着，或皮损粗糙肥厚、干燥、龟裂，瘙痒，有抓痕、血痂，水疱不明显。伴食后腹胀，便秘或溏，口干不欲饮。或有哮喘、过敏性鼻炎史，舌淡，苔少或光，脉细弦。

治法：养血润燥，除湿止痒。

方剂：清热利湿饮合当归饮子加减。

药用：当归、生地黄、赤芍药、白芍、川芎、地肤子、白鲜皮、苦参、白术、枳壳、薏苡仁等。

5. 五脏皮肤湿热相关辨治

《备急千金要方》曰："夫五脏六腑者，内应骨髓，外合皮毛肤肉。"《外科启玄》曰："凡疮疡，皆由于五脏不和，六腑壅滞，则令经脉不通而生焉。"湿热病证是由于湿热病邪导致的多个脏腑的功能失常。湿热内伤，中阻脾胃，可熏蒸肝胆，上扰心神，又可波及下焦，导致膀胱气化不利，或肠失泌别清浊之职，变生诸证。五脏的功能失调与皮肤疾病的发生发展密切相关，以五脏辨证为基础，根据皮肤病的临床特征，探索皮肤湿热发病与五脏证候传变规律，可为临床提供指导思路。

（1）从肺辨治：《素问·五脏生成篇》云："肺之合皮也，其荣毛也。"湿热治肺源于石寿棠《医原》，曰："治法总从轻开肺气为主，肺主气，气化则湿自化……湿热治肺，千古定论也。"吴鞠通亦云："肺主一身之气，气化则湿亦化。"

《纯懿庐集·疮疡》亦记载："湿疮，水泡也……皮者肺也，热客于皮……皮起则津液注之。"腠理不密，邪气内侵，肺卫不固，腠理不和，酿生肺热，出现红斑、丘疹、丘疱疹，瘙痒无度；或为肺胃积热上蒸，复感风邪，血瘀凝结而成；或嗜酒之人，酒气熏蒸，复感风邪，交阻肌肤所致。为饮食失节，过食辛辣厚味，脾失健运，湿热内生，复感风热之邪，肺失宣降，致风湿热浸淫肌肤。

肺气虚：症见丘疹、丘疱疹、风团，时轻时重，食少，易出汗，易感冒，舌暗红，苔薄白，脉细。儿童荨麻疹、湿疹等肺气虚型常与脾虚型兼夹，治以清热利湿饮合玉屏风散。或加黄芪、白术补益肺气。

肺热实：症见红色丘疹、脓疱，或丘疱疹，瘙痒，渗出，或伴有身热不扬，胸闷咳嗽，脘痞腹胀，尿赤便溏或便结，舌质红，苔黄腻，脉濡数或濡滑而数。治以泻肺、清肺、清热利湿为主，清热利湿饮合泻白散，常用桑白皮、枇杷叶、黄芩、金银花、陈皮、桔梗、茯苓、地肤子、白鲜皮等。

"水出高原"，开肺以达邪外出；宣肺气，畅水上之源；肃肺以通调水道；开腠理，使邪从微汗出；芳化湿浊，开湿热之郁闭。肺气开合肃降如常，气化则湿化。

（2）从心辨治：《素问·刺禁论篇》曰："心部于表。"《素问·至真要大论篇》云："诸痛痒疮，皆属于心。"《类经》注解曰："热甚则疮痛，热微则疮痒。"这是中医最早对疮疡病因、病机的认识。《诸病源候论》云："浸淫疮，是心家有风热，发于肌肤……先痒后痛而成疮"，指出心与湿疹的发病密切相关。《外科大成》亦载："疹属少阴君火。"《外科证治全书》曰："瘾疹红色小点……属心火伤血。"具有疼痛、瘙痒症状的皮肤病，取方用药应从"心"考虑。杜锡贤教授临床常运用养心重镇安神药如麦冬、知母、酸枣仁、夜交藤、龙骨、珍珠母等，收效良好。

心血不足：发疹色淡，或糜烂，常有头昏，多梦，记忆力差。舌边尖红，苔薄白，脉沉细数。治以益气和营，合归脾汤加减。若见体倦乏力，加党参、白术补益中气；若病情严重，自汗不止，可加煅牡蛎、乌梅、浮小麦以敛阴固表。

心火有余：口腔糜烂或疮面色红，心烦口渴，小便短赤。舌质红，苔黄，脉数。治以泻火解毒，合黄连解毒汤。若见鼻翼煽动，身起疔疮，加金银花、连翘以清热解毒；若大便干结，加大黄攻下热结，泻火通便。

（3）从脾辨治：《素问·至真要大论篇》曰："诸湿肿满，皆属于脾。"脾与湿热的发生密切相关。《诸病源候论》曰："脾主肌肉，气虚则肤腠开，为风湿所乘"，"湿热相搏，故头面身体皆生疮"。脾虚则湿热内生，外感湿邪与内生湿热相搏结导致疮疡发生。《外科正宗》曰："盖疮全赖脾土"，强调脾脏在疮疡治疗中的重要意义。

脾虚湿蕴：儿童多以脾虚、湿重于热为主，症见反复缠绵发作，皮损黯淡，继而水疱成片，渗出明显，结痂，轻度肥厚、瘙痒，纳差，便溏或完谷不化。舌质淡胖嫩有齿痕，苔白或白腻，脉缓。治以益气健脾，清热利湿。方用泻黄散加减。

湿热蕴结：湿热内生，蕴结于肌肤，多发于夏季。皮损为红斑、丘疹、风团，色鲜红，可有较多水疱，或口腔糜烂，外阴湿烂，自觉痒痛，可伴有发热、关节酸痛或身倦乏力、纳呆呕恶、溲赤便秘，舌红，苔黄腻，脉弦滑。治以清热泻脾，利湿解毒，方用清热利湿饮。若瘙痒甚，酌加白鲜皮、地肤子祛风除湿止痒。

（4）从肝辨治：清代黄元御在《四圣心源》提出："风木者，五脏之贼，百病之长。凡病之起，无不因于木气之郁。"魏之秀《续名医类案》云："肝为万病之贼，殆以生杀之柄不可操之人耳。"《医宗金鉴》记载："由肝经湿热，风邪外袭皮里而成"，"筋痿阴湿，热痒阴肿……乃肝经之为病也。"肝经湿热为湿疮之因。《丹溪心法》曰："气血冲和，万病不生，一有怫郁，诸病生焉，故人身诸病多生于郁。"肝主疏泄，主藏血，调畅全身气机，肝主风，在体合筋，其华在爪。肝脏的生理病理与皮肤病的发病关系最为密切。

肝火上炎：常见神经性皮炎、皮肤瘙痒症、湿疹、痒疹等，皮疹好发于颈部两侧、胁肋部、腰部、外阴等处，常伴面红、口苦、口干、急躁易怒、心烦失眠，舌质红，苔黄，脉弦滑或弦数。治疗宜清肝泻火，除湿止痒。常用方剂有栀子清肝汤、丹栀逍遥散等。

肝胆湿热：湿热引动肝风则瘙痒剧烈，湿热阻滞经络，气血瘀滞，不通则痛。湿性重浊下趋，肝经绕阴器，布胁肋，故皮损多发于四肢手足、外阴、胸胁和腰部。常见于带状疱疹、天疱疮、阴囊湿疹、下肢湿疹、丹毒、足癣继发感染、湿疹样皮炎、下肢丹毒等。皮损常见水疱、红斑、丘疹、糜烂、流滋、瘙痒等。治宜清肝胆利湿热，首选龙胆泻肝汤、当归芦荟丸。后期辅以健脾益气，固护中州，运化水湿而收功。

肝肾阴虚："肝肾同源"，肝肾相互滋生，肾阴亏虚，水不涵木，肝阳上亢，故肝阴亏损，肌肤、筋脉、爪甲失养的证候表现和阴虚内热证共见。此型多见于系统性红斑狼疮、硬皮病、皮肌炎、白塞综合征、慢性瘙痒性皮肤病、天疱疮后期、部分色素障碍性皮肤病、秃发、内分泌性皮肤病、干燥综合征等。症见脱发，色素异常，兼见眩晕失眠，腰膝酸软，耳鸣健忘，咽干口燥，胁痛，潮热盗汗，五心烦热，阳痿遗精，女子经少，舌红苔少，脉细数。治宜清利湿热，更兼滋补肝肾，方以六味地黄丸、左归丸为首选。

（5）从肾辨治："下焦如渎"，下焦生殖器疾病，以及性传播疾病，多与肾虚膀胱湿热有关。如《诸病源候论》云："诸淋者，由肾虚而膀胱热故也。"《丹溪心法》中亦认为："淋有五，皆属热，清浊相干，蓄于下焦。"可见其病位在肾与膀胱。《外科精义·论阴疮》中有云："盖湿疮由肾经虚弱，风湿相搏，邪气乘之，搔痒成疮。"素体亏虚，内有湿热，外染淫毒，造成毒搏结气血而发病，病程日久，邪毒深入肝肾，肝肾阴虚，阴虚火旺而见红斑灼痛。正虚邪恋，反复发作，转为慢性。症见口、眼、外阴部溃疡时轻时重，或小便频数、尿痛，腰膝酸软，疱疹反复发作，低热缠绵，手足心热，头昏目眩，口干咽燥，遗精盗汗，月经不调，腰膝酸软。舌红少津或裂纹舌、光面舌，脉细数。本病初期为实证，按湿热下注论治，如久治不愈，可致肝肾亏虚、正虚邪恋，兼清热利湿，健脾利湿，治以清热利湿饮合知母地黄丸。

6. 卫气营血与三焦辨证

叶天士首创"温邪上受，首先犯肺，逆传心包"的病机学说，提出"卫之后方言气，营之后方言血"，将温热之邪侵袭人体分为四个由浅入深的阶段，可以理解为从"横向"来分析病邪传入的路径；三焦辨证是吴鞠通以《内经》三焦部位概念为基础，将外感温热病邪侵袭人体的路径分为上焦、中焦、下焦三个层次，可以理解为从"纵向"分析病邪的发展过程。杜锡贤教授用以辨治红斑、发疹类皮肤病，取得了较好的疗效。

（1）卫气营血辨证："大凡看法，卫之后方言气，营之后方言血。在卫汗之可也，到气才可清气，入营犹可透热转气。"卫气营血辨证着眼疾病的层次递进和区分，许多炎症性皮肤病发病过程与温病的发展相似。

寻常型银屑病初期，皮疹多为淡红色丘疹或斑块，常伴发热、微恶风寒、脉浮等，属卫分证，治以清热利湿饮合银翘散加减。寻常型进行期，皮损潮红、微肿，常伴壮热、不恶寒、口渴、苔黄等，属气分证；脓疱型、关节型银屑病，皮疹多糜烂、流滋，可融合成片，伴胸闷，渴不欲饮，大便干结或溏薄，苔黄腻，属于温病气分湿热证，可用白虎汤、黄连解毒汤、清热利湿饮加减以清气湿热。若皮损色鲜，伴身热夜甚、心烦、谵语，舌红绛，脉细数，属营分证，当清营凉血、解毒化斑，可用清热利湿饮合清营汤加减。

脓疱较多则为湿热壅盛，用凉血化斑汤合黄连解毒汤加减。此阶段极易发展至血分证，但犹有透热转气之机，稍加清轻味薄之品以清解气分热邪，如金银花、连翘，或可冀透邪出气分之功。红皮病型皮疹暗红或紫红，鳞屑成片脱落，伴身热、神昏谵狂、衄证、舌深绛等，属血分证范畴，治当清热凉血解毒，同时注重养阴，方选犀角地黄汤或凉血消风散加减，脓疱多者加黄连解毒汤。此时余邪未尽，活血药过早应用可耗血动血，促使邪毒走散，需慎用之。

（2）三焦辨证：三焦理论源于《黄帝内经》，《灵枢·营卫生会》曰："上焦如雾，中焦如沤，下焦如渎"，指出了三焦各自的生理气化状态。三焦辨证是清代吴鞠通在《温病条辨》中创立的一种温热病的辨证方法，将证候分为上、中、下三焦范围，用以阐述三焦所属脏腑在温病过程中的特点，标明了湿热邪气所在的部位及其由上至下，纵向发展的一般规律。

过敏性紫癜属中医"葡萄疫""肌衄"范畴，湿毒内蕴是其重要病机。邪在上焦，感受湿热之邪，或热蓄日久，蓄结成毒，毒热迫血妄行，损伤脉络，血溢于脉外，渗于肌肤，而见皮肤瘀点、瘀斑；湿热凝结，内伤肠络，气滞血凝，则腹痛，便血，发为中焦；若湿热毒邪深入下焦，毒热循经下侵于肾，损伤脉络，而为尿血，《内经》谓："胞热移于膀胱，则癃，尿血。"湿热流注经络则关节肿痛。治疗原则为清热利湿，解毒化瘀，凉血消斑，以清热利湿饮为主方。

上焦血热妄行：症以紫癜颜色鲜红、舌红苔黄、脉数为主，或兼见外感症状为鉴别要点。治以清热利湿，凉血消斑，佐以甘寒之品，如金银花、菊花、蝉蜕、淡竹叶、滑石等，苦寒之品如牛蒡子、连翘、生地黄、栀子、黄芩等，淡渗之品如茯苓、泽泻等。

中焦阳明血热：症以紫癜极期出血鲜红、出血面积较大、面赤、舌红、苔黄腻，常有消化道出血的合并症为鉴别要点，以清热凉血利湿为主要治则，可佐加石膏、板蓝根、大青叶、知母、生地黄等清降阳明邪热药物。

湿热瘀滞下焦：主症为皮肤紫癜已消或色暗，皮疹干枯，眼睑及下肢轻度浮肿或不肿，尿血或尿检查有不同程度上的蛋白尿及管型，舌红或舌淡紫，苔薄，脉数。治以清热利湿，凉血益肾。常用女贞子、桑椹、何首乌、墨旱莲、大蓟、小蓟等滋补肾阴，益水之源。

总之，温病理论指导的皮肤病多伴有发热症状，有卫气营血或三焦传变规律，如麻疹、风疹、川崎病、传染性单核细胞增多症、猩红热等感染性皮肤病、药疹等变态反应性皮肤病、系统性红斑狼疮等结缔组织病和红皮病等，都可以用温病理论斑疹辨证进行治疗。临床表现有炎症性红斑的皮肤病，如过敏性紫癜、接触性皮炎、湿疹、特应性皮炎、脂溢性皮炎、多形红斑轻症型、银屑病、玫瑰糠疹、酒渣鼻红斑期等，阶段性病机症状对应，亦有指导意义。

7.三部病机辨证

心得派代表医家高锦庭首将温病学中的三焦辨证引入外科疮疡的辨证之中。

《疡科心得集》中提出："盖以疡科之证，在上部者，俱属风温风热，风性上行故也；在下部者，俱属湿火湿热，水性下趋故也；在中部者，多属气郁火郁，以气火之俱发于中也。"后世称之为"三部病机学说"。

头颈部疾病：上部者，头颈、颜面、咽喉、颈项等。《素问·太阴阳明论篇》曰："伤于风者，上先受之。"风为阳邪，性轻扬，易袭阳位，上部为阳位，且火性炎上，故头面部多易受风温风热侵袭致病，如痤疮、面部皮炎、头面部湿疹等疾病，症见发热重恶寒轻，面红目赤，口干思冷饮，皮疹红艳，舌红，苔薄黄，脉浮数等，病势较迅猛，病性属实。"上焦如雾"，头面、项颌疮疡及皮肤疾患，常治以疏风清热，凉血利湿，方用消风散或普济消毒饮加减治疗。

胸胁部疾病：中部者，包括胸、腹、腰、背，内含五脏六腑，为人体气化之所，气机升降出入枢纽所在。《素问·举痛论篇》云："余知百病皆生于气也。怒则气上，喜则气缓……惊则气乱，劳则气耗，思则气结。"《素问·生气通天论篇》言："营气不从，逆于肉理，乃生痈肿。"朱丹溪言："气有余便是火。"气郁火郁是中部疮疡病的常见病因。如带状疱疹、发于胸胁银屑病、湿疹等疾病，症见胸闷，胸胁不适，呕逆，腹满，皮损红艳，大便干结，小便黄赤，舌红或红绛，苔黄，脉弦数等，病势较迅猛，病性属实。"中焦如沤"，胸、腋、胁肋、脐腹之热毒疮疡、皮肤疾患等，治宜行气散火，解郁利湿，用柴胡清肝散加减治疗。

下肢部疾病：下部者，指臀、前后阴、腿、胫、足。《素问·太阴阳明论篇》曰："伤于湿者，下先受之。"湿为阴邪，易袭阴位。湿性趋下黏滞，易与热邪相合，故下部多湿火、湿热致患，症见身热不扬，脘腹痞闷，纳呆，肢体困重，患处肿胀、流滋，或漫肿如绵，或腐烂破溃，大便黏腻，小便黄或不利，口干不思饮，舌红，苔黄腻，脉弦滑或滑数等。"下焦如渎"，常见下肢丹毒、慢性溃疡、下肢静脉曲张、湿疹等，俱属湿火湿热，治宜清热利湿，用萆薢渗湿汤加减治疗。

8. 经络辨证

《灵枢·卫气》曰："能别阴阳十二经者，知病之所生。"经络辨证在中医临床中具有重要的指导价值。《外科大成·经络大略》云："人生之有经络，犹地理之有界分，治病不知经络，犹捕盗不知界分……惟经络一明，然后知症见何经，用何经之药以治之，了然无谬。"经络在皮肤各有所主的区域，《素问·皮部论篇》云："皮有分部……其所生病各异，别其分部，左右上下，阴阳所在，病之始终。"皮肤病发于体表，但不离于五脏六腑，经络辨证在皮肤病的辨证治疗中具有重要的指导意义。

皮肤不同部位所反映的病机不同，根据十二经脉在体表的循行部位，全身皮肤可被分为十二个区域。

头面部：手足阳明经行于面部、额部；手太阳经行于面颊部；足太阳经行于头顶和头后部；手足少阳经行于头侧部。

躯干部：手三阳经行于肩胛部；手三阴经均从腋下走出；足太阳经行于背面；足少阳经行于侧面；足三阴经与足阳明经行于胸腹部。其中，自胸腹正中线向外的顺序依次为足少阴、足阳明、足太阴、足厥阴。

四肢部：上肢内侧经脉分布为手太阴在前，手厥阴居中，手少阴在后；上肢外侧经脉分布为手阳明在前，手少阳居中，手太阳在后；下肢内侧经脉分布为内踝上8寸以下，足厥阴在前，足太阴居中，足少阴在后，内踝上8寸以上，足太阴在前，足厥阴在中，足少阴在后；下肢外侧经脉分布为足阳明在前，足少阳居中，足太阳在后。

以痤疮为例，东晋葛洪《肘后备急方》云："年少气充，面生疱疮。"医家对痤疮多从肺论治、从脾胃论治、从肝肾论治及从心论治，杜锡贤教授结合历代文献的总结及临证经验，认为寻常痤疮辨证重在湿热内蕴，重视本病在治疗中的经络对应关系，根据患者面部痤疮分布规律，分经论治。

《素问·刺热篇》云："肝热病者，左颊先赤；心热病者，颜先赤；脾热病者，鼻先赤；肺热病者，右颊先赤；肾热病者，颐先赤。"痤疮发于额部，患者素体阳热偏盛，气血充盈，每因上焦郁热，血热不得宣散而发痤疮。治疗时方以五味消毒饮加减，常用生地黄、淡竹叶、合欢皮、忍冬藤、野菊花、紫花地丁、蒲公英、连翘等。

若痤疮集中在鼻翼、面颊部，皮肤油腻光亮，多因喜食肥甘辛辣之品，脾胃蕴热而生，方多以三仁汤合平胃散加减，常用杏仁、白蔻仁、薏苡仁、生山楂、苍术、厚朴、陈皮、泽泻、茯苓、石膏等；若痤疮集中在颏部，多因肝失疏泄，气郁化火所致，兼见口干口渴，大便干燥，小便黄赤，故处方多以龙胆泻肝汤合泻白散加减，常用龙胆草、栀子、柴胡、黄芩、泽泻、牡丹皮、生地黄、桑白皮、地骨皮、牡丹皮等。

若痤疮发于下颏，多见于中青年女性，患者气亏血虚，冲任失养，则相火妄动，虚热内生，虚火循经上蒸于头面而致痤疮。其因气血不足，皮疹常色暗而不鲜，处方以知柏地黄汤加减，治以知母、黄柏、生地黄、制何首乌、女贞子、墨旱莲、丹参、夏枯草等。

9. 气血津液辨证

气、血、津液是皮肤生理、病理变化的重要物质基础，三者相互依赖、转化，保持动态平衡，保证了生命活动的正常进行。《素问·调经论篇》曰："五脏之道，皆出于经隧，以行血气，血气不和，百病乃变化而生。"若脏腑功能紊乱，血液代谢失常，则瘀血内阻，水湿停聚。张仲景《金匮要略·水气病脉证并治》提出："血不利则为水。"徐灵胎继承了仲景学说，将其扩展到气、血、水三方面，在《医碥·肿胀》中写到："气水血三者，病常相因，有先病气滞而后血结者，有先病血结而后气滞者，有先病水肿而血随败者，有先病血结而后水随蓄者。"气血津液变化是导致皮肤病湿热病机变化复杂性和多样性的重要原因，也是疾病缠绵难愈的关键所在。

气血津液辨证可分为气病辨证、血病辨证和津液病辨证。从病机认识角度看：皮损高于皮面，为气血津液的异常聚集，表现为风火热毒，痰饮水湿，血热血瘀；凹陷性、萎缩性皮损，表现为气血津液不足，是气虚、血燥、津亏。在皮肤病的病机之中，湿热占有极其重要的地位，湿热蕴积日久，化热伤津，致津液亏损；津血同源，两者相互影响，血不足则津少，津亏则血虚，津血不足则产生内燥，燥湿不调，疾病反复发作。如《素问病机气宜保命集·病机论》云："涩枯者，气衰血少，不荣于皮肉，气不通利，则皮肤皱揭而涩也。"

气血津液辨证在皮肤科应用应注重局部与整体的辨证关系，局部的证候表现与整体的证候有时会表现不一致，甚至恰恰相反，要仔细分析，找出症结所在，分析其内在联系，如因虚致实，或阻隔闭塞。有些疾病在短时间内要明确其前因后果，确有困难，但在治疗时应以某种治法为主，兼顾其他。如皮损为湿热，而整体为阴虚，应以祛湿清热为主，适当养阴，不可苦寒渗利太过。此外，不少皮肤病患者同时患有胃病、心悸、月经不调等内、妇科疾病，有时与皮肤病病机相同或相近，略加一二味针对性药物。

临床湿热相关皮科疾病主要为复合病机，皮损表现加内科辨证如下。

气虚证：皮肤症状加气短声低，少气懒言，精神疲惫，体倦乏力，脉虚，舌质淡嫩，或有头晕目眩，自汗，动则诸症加重。

血虚证：皮肤症状加面色淡白或萎黄，眼睑、口唇、舌质、爪甲颜色淡白，头晕眼花，两目干涩，心悸，失眠多梦，健忘或妇女月经量少，色淡，延期甚或经闭，脉细无力等。

热壅血瘀证：潮热，口渴，面赤，心烦失眠，或身体有固定部位疼痛，或包块质硬，推之不移，或为疮痈，舌绛，脉滑数。

津亏证：皮肤症状加各种口、鼻、咽、唇、皮肤津少失滋的干燥表现，无燥热象。

阴虚证：皮肤症状加各种干燥的症状，可见到阴虚内热引起的五心烦热、潮热盗汗、颧红骨蒸。

气虚、血虚湿热证：患者素体虚弱，脾失健运，湿邪内蕴；气虚不足以卫表，腠理开泄过度而易感风热之邪；气虚日久，气不生血，故血虚。亦有脾湿内蕴日久，脾气不健而致气虚。无论何种病机，治疗应以清热利湿、健脾益气为主。常用生地黄、防风、薏苡仁、菊花、蝉蜕、藿香、佩兰、淡竹叶、黄芩、赤芍、黄芪等。

阴亏、血虚湿热证：湿热缠绵，反复发作，祛风清热化湿的同时，兼顾养阴补血。常用生地黄、赤芍、防风、何首乌、当归、甘草、黄芪、玄参、牡丹皮、白鲜皮、金银花、紫花地丁、黄芩、土茯苓等。

湿热、气血瘀阻证：患者主要病理因素为脾虚、湿盛、血瘀。脾气亏虚，气不行血，或湿邪阻滞，气血运行不畅，致气血瘀阻。常用生地黄、赤芍、金银花、黄芩、当归、黄芪、蝉蜕、土茯苓、白蒺藜、玄参、牡丹皮、白鲜皮、薏苡仁、鸡血藤、忍冬藤等。

血热、湿热火毒证：湿热内蕴郁于皮肤为病，或因血热炽盛，邪毒蕴结而致。症见突然发病，皮疹遍布全身，斑片鲜红，紫癜，斑丘疹，风团，融合成片。常用黄芩、黄连、金银花、连翘、生地黄、赤芍、紫草、土茯苓、大青叶、生甘草、生石膏等。

10. 传统分型辨治

疾病分型论治是当前中医辨证论治最常用的一种认识和治疗疾病的方法。最早张仲景《金匮要略·消渴小便不利淋病脉证并治第十三》论治消渴分为肾气丸型、五苓散型和文蛤散型。分型论治的广泛应用始于20世纪50年代末期的中医学院教育及西学中教育的兴起与发展，分型论治探讨的证型是疾病及发展过程中表现出的多变的"机体状态"，杜锡贤教授注重主证主病专方论治，认为分型论治也有着很好的临床实效性，不可偏废。

（1）风寒外束证：症见风团、斑片、丘疹、抓痕，呈淡红、白色及肤色，遇寒加重，得暖则缓。多见于荨麻疹、痒疹。

药用：荆芥、防风、细辛、麻黄、桂枝、地肤子、黄芪、白芷、苏叶等。

（2）风热蕴肤证：症见红色丘疹、风团、红斑、鳞屑，灼热感，遇热加重。见于湿疹、荨麻疹、接触性皮炎、药疹、丘疹性荨麻疹等。

药用：金银花、连翘、桑叶、蒲公英、薄荷、菊花、黄芩、升麻、鱼腥草。

（3）风湿蕴肤证：症见皮损以疱疹、丘疱疹为主，渗出不多，可见红斑、丘疹、鳞屑，遍布全身，瘙痒不止，抓破后渗液。多见于湿疹、风疹、药疹。

药用：荆芥、防风、苦参、威灵仙、茵陈、野菊花、车前草、白鲜皮、黄柏。如疱液浑浊呈脓性或抓破糜烂，加蒲公英、败酱草、黄芩、黄柏。

（4）热毒壅阻证：症见斑片鲜红、紫癜、斑丘疹、风团，融合成片，灼热肿胀，或痒或痛。多见于湿疹、药疹、过敏性紫癜、皮肤变应性血管炎、多形红斑、荨麻疹、日光性皮炎等。

药用：黄芩、黄柏、黄连、金银花、蒲公英、野菊花、紫花地丁、紫草、牡丹皮、茜草、赤芍、大青叶、苦参。

（5）湿热互结证：症见红斑、肿胀、疱疹、糜烂、渗出，黄色痂皮，瘙痒剧烈。见于湿疹、药疹、接触性皮炎、日光性皮炎、颜面再发性皮炎、汗疱疹等。

药用：龙胆草、黄芩、土茯苓、生大黄、车前草、黄柏、野菊花、苦参、地榆、地肤子、白鲜皮、丹参、马齿苋。

（6）湿阻肌肤证：症见皮损色淡，疱疹，丘疱疹，肿胀，糜烂，渗出，渗液多而清稀，或见皮损肥厚。多见于湿疹、特应性皮炎。

药用：苍术、陈皮、厚朴、白术、茯苓、泽泻、薏苡仁、白鲜皮、地肤子、甘草等。

（7）痰瘀互结证：症见皮损肥厚、苔藓样变、质地坚硬、色素沉着，病灶处有潮湿感，剧烈瘙痒，顽固难愈。见于慢性湿疹、瘀积性皮炎、特应性皮炎、痒疹等。

药用：地肤子、白鲜皮、全蝎、生地黄、牡丹皮、赤芍、蒲公英、蚤休、夏枯草、昆布、海藻、炒三棱、炒莪术等。

（8）血虚风燥证：症见皮损干燥、皮肤粗糙、苔藓样变、皲裂、肥厚、红色丘疹及斑丘疹、鳞屑，瘙痒缠绵，日久不愈。多见于慢性湿疹、特应性皮炎、痒疹、药疹。

药用：当归、川芎、鸡血藤、何首乌、丹参、白鲜皮、夜交藤、地肤子、蛇床子、苦参、赤芍、白芍、紫草。

（9）湿滞阴虚证：症见皮损以皲裂、肥厚、鳞屑为主，皮肤潮红，或见反复口周、外阴疱疹，痒痛不适。临床多见于汗疱疹、皲裂性湿疹、复发性单纯疱疹等。

药用：当归、桃仁、红花、紫草、透骨草、白鲜皮、生地黄、黄精、白及、葛根、大青叶、紫草。

（九）用药原则及药效特点

我们认为，多数皮肤病的发生、发展以及最后的转归，都与湿热或湿热类型有关，清热利湿是治疗的基本原则。从湿热论治应该注意与脏腑、气血津液、三焦定位结合；湿热体质与湿热证结合；从湿热论治内服与外用疗法相结合；从湿热论治注重"伏邪"与"潜证"问题。以湿热体质为本，湿热证为标，"急则治其标，缓则治其本"，调理体质，透发"伏邪"，消除"潜证"，有效阻止湿热滋生，从源头上防止疾病的发生。此外，从湿热论治尚应与辨"症"论治相结合，以进一步提高疗效。

1. 随其所得而攻之

"当随其所得而攻之"出自《金匮要略》，是张仲景提出的一条重要治疗原则。尤在泾《金匮要略心典》云："无形之邪，入结于脏，必有所据，水、血、痰、食，皆邪薮也。"湿热病是湿与热两种性质不同的邪气合而为患，如《湿热病篇》中云："夫热为天之气，湿为地之气，热得湿而愈炽，湿得热而愈横"，而"湿去则热孤"，所以治疗重点在于祛湿。辨邪之所凑，明侵袭部位，在肺卫、脾胃抑或肝肾，于上、中、下三焦分三路顺势而祛邪，则毋忧邪患未去尽矣。若面部、耳后疹，多为邪热郁于上焦，多用蝉蜕、薄荷清宣透邪；若口黏腻、舌苔中厚浊，为中焦脾胃蕴湿，多用佩兰、苍术芳香化湿；若疹好发于下半身或伴下肢沉重感、舌苔厚腻，则用黄柏、怀牛膝引湿热从下焦去。

《金匮要略》云："谷气不消，胃中苦浊。"湿热内停，腑气不通，邪滞壅盛，应通腑以荡涤湿热之气。腑气通畅，使湿热之邪从下而走。药用槟榔、大黄、厚朴、枳实、芦荟等。素体脾虚湿胜者，伍以党参、白术以健脾除湿，以断邪入太阴湿化之源。因脾主运化，脾健则湿浊不生，气机调畅，脾胃复健，诸症自除，故健脾除湿亦为清热利湿的治本之法。临床运用以胃脘痞闷或胀满，食少纳呆，气短乏力，面色萎黄，大便溏泄为依据。多以参苓白术散、逍遥散等组方，常选用醋柴胡、香附、青皮、陈皮、广郁金、茯苓、法半夏、太子参、苍术、白术、鸡内金、焦山楂、焦神曲等药。

"治湿不利小便，非其治也"，湿热下注肾或膀胱，致气化失司，湿热内蕴，应以清热利湿为治，通过利尿，使体内浊毒之邪从小便排出。以小便不利，身体困重，舌苔白为使用依据。常用茯苓、猪苓、泽泻、冬瓜皮、车前子、薏苡仁等；如湿热蕴毒，症状显著者，则予清热解毒化湿；日久酿湿成毒，须以毒攻毒，借其性峻力猛以攻邪。但临证须注意，毒性药物多性峻力猛，应适可而止，常用全蝎、水蛭、蜈蚣、乌梢蛇、地龙等。

2. 其慓悍者，按而收之

《伤寒瘟疫条辨》云："凡见表证，皆里证郁结，浮越于外也，虽有表证，实无表邪，断无再发汗之理。"临床湿热重症、急症皮肤病患者并不少见，湿火中伏，阻遏气机，或夹热上冲，或横窜经络，或浸淫肌肉，诸症蜂起。外感湿热邪毒，临床可见发热、恶寒、面赤、口渴；病情严重者，可见神昏、谵语、肢厥、瘛疭。临床可见气血两燔证，毒盛肺胃证，热毒入营证，热毒炽盛证，湿浊内蕴、蒙蔽心包证等。

湿热急重症以炎症反应为主，有明确致病微生物存在（细菌、病毒、寄生虫），内毒是脏腑功能失常所产生的病理产物，包括西医学所说的免疫复合物和补体活化所产生的炎症趋化因子。临证必须结合现代诊断技术以明确病原诊断，选用经过实践验证对某种病原体确有疗效的方药；根据西医学理论，了解其病理机制及发展演变规律，针对不同的疾病病理变化特点辨证联合用药。

如系统性红斑狼疮的活动期，显著病理特点为湿热基础上热毒炽盛。病邪始在卫分，旋即进入气分、营分，甚则深入血分；如重型药疹，药食之毒，从内而发，初起即见气分热盛或气营两燔的临床表现，故应大剂量使用清热利湿解毒剂以清气分热毒，并且不论有无营分、血分证候，皆应透热凉营和凉血散血，以气营两清和气血两清，从而顿挫病势慓悍，力挽狂澜，转危为安。临床上常用龙胆草、射干、金银花、连翘、苦参、黄连、黄芩、黄柏、山栀子、蒲公英、大青叶、板蓝根、穿心莲、鱼腥草、紫花地丁、野菊花等。

3. 病久入深，徐图其效

慢性病的治疗原则以调养为根本，需要长期用药，徐图其效。《素问·五常政大论篇》云："复其不足，与众齐同，养之和之，静以待时，谨守其气，无使倾移，其形乃彰，生气以长。"久病邪积，正气渐伤，虚实相杂，气血阴阳俱亏，绝非朝夕可愈。如吴鞠通曰："治内伤如相，坐镇从容，神机默运，无功可言，无德可见。"说明在内伤杂病中，辨证用方，虽已详审，并确定无疑者，短期虽难奏效，然久必收功。

皮肤湿热证主要病因是湿热，湿热是"启动因子"。多数炎症性皮肤病为湿热之邪侵犯肌肤，或脾胃运化失司，肝胆疏泄不利，湿热内盛熏蒸泛溢肌肤。若湿热余邪残留未尽，脏腑阴阳气血虚损和失调，本虚标实，胶着难愈；湿热之邪又可深伏于血分，难以彻底清除，因此，湿热之邪存在于湿热病证的全过程，贯穿于疾病病程的始终。无论病情是否是以湿热表现为主，都要认识到皮肤湿热病证的这一病机特点，在治疗时始终坚持清热利湿不动摇，才能彻底清除湿热病邪，治愈疾病。

4. 标急从权，须察所兼伤

吴鞠通云："土为杂气，兼证甚多，最难分析，岂可泛论湿气而已哉。"湿热常见多种病机交错互呈，证候兼夹多变。王燕昌《王氏医存》云："恶药之人患六淫须察所兼伤。"针对主病主证治疗而未获预期疗效，往往是病情复杂而又忽略兼病兼证的治疗，如《吴鞠通医案》云："（湿热）实者单病躯壳易治，虚者兼病脏腑夹痰饮腹满等证，则难治矣。"相应处理兼证，可明显提高疗效。

湿热证病因有外感湿热邪气，也有内伤湿热。在湿热证的发展过程中，可出现复合病证：一为湿热证在发展过程中产生的其他证型，如湿热阴虚证、湿热气虚证、湿热气滞证、湿热血瘀证等；二为湿热夹杂其他邪气侵袭人体而成的病证，如风湿热证、暑湿热证等。不论何种复合病证，治疗湿热证方剂所治证型以湿热证为主证，他证为次证。分清其先后、症状轻重，就可以辨明亚病机的主次或标本关系，找出导致标本缓急的原因，有利于治疗的合理安排。再有重视对生化及影像学指标的严密观察，如长期用药患者肝肾功能问题，是否合并糖尿病或者应用激素、环孢素等免疫抑制剂问题，这些指标虽然不是临床辨证的主体，但可以作为判断病情程度及预后的依据。

5. 治顽湿勿忘痰浊

《灵枢·百病始生》曰："湿气不行，凝血蕴里而不散，津液涩渗，著而不去，而积皆成矣。"指出湿邪不散可凝集为积滞。湿痰同源，"湿者，散之如雾，聚之成痰"，李东垣《脾胃论》曰："过食膏粱厚味，每易酿湿生热，炼液为痰。"《医贯》曰："气郁而湿滞，湿滞而成热，热郁而成痰，痰滞而血不行。"《存存斋医话稿》云："痰属湿，乃津液所化，盖行则为液，聚则为痰。"津液不得输布，郁久化火，湿热内生，化为有形之痰则见急躁易怒，舌黄苔腻，脉弦滑数；化为无形之痰则外而皮肤，内而脏腑、关节，无处不到。

湿热邪毒深蕴营分，炼液成痰，外发肌肤，见结节性红斑、传染性软疣、孢子丝菌病、粟粒性狼疮等；"湿从浊化，酿成脂膏"，皮脂过盛，则毛窍闭塞，变生秃发、脂溢性皮炎等；久病入络，津液滞留为痰，痰瘀互结，见如扁平疣、汗管角化症、血管角化症、局限型硬皮病等。王孟英云："人身之气贵流行，百病皆由愆滞。"顽湿沉疴，清热利湿更需兼化痰浊。清化热痰方有清化丸、黄连化痰丸。软坚化痰，朱丹溪云："老痰用海石、半夏、瓜蒌、香附、五倍子，作丸服。"消瘀化痰适于痰瘀互结诸证，常用三棱、莪术、桃仁、红花、五灵脂、香附之类。

6. 直须凉血散血

叶天士云："入营犹可透热转气"，"入血就恐耗血动血，直须凉血散血，如生地、丹皮、阿胶、赤芍等物"。薛生白《湿热病篇》云："湿热证……毒邪深入营分，走窜欲泄。宜大剂犀角、生地、赤芍、丹皮、连翘、紫草、茜根、银花等味。"邪热入血，损伤血络，血溢脉外则成瘀；邪热煎熬阴血，血液浓缩而成瘀；阴血耗伤，脉络涸涩，血行不畅而成瘀；或妇女病中适逢月经来潮，热陷血室而致热瘀互结等。气虚日久，推动无力，阴虚火旺，煎熬津液，津亏液少则血液黏稠，血行不畅，湿热留滞，气阻而血流缓慢涩滞。病程日久，皆易成瘀血之变，瘀血又可阻滞气机，导致津液失于敷布，水湿代谢障碍，从而加重病情，故在清热利湿之余，当酌情佐以活血散瘀之品，如桃仁、红花、赤芍、丹参、当归尾、延胡索、山楂等，并注意根据瘀血的成因和部位采用不同治法，以达到活血化瘀的目的。

7. 治湿还须重佐理气

柳宝饴云："治湿热两感之病，必先通利气机，俾气水两畅，则湿从水化，热从气化，庶几湿热无所凝结。"湿为重浊黏滞之邪，湿热病邪无论侵袭人体体表、上焦肺卫、中焦脾胃、下焦肠道、膀胱或弥漫三焦，其共同的一个病理变化就是湿阻气机，单清湿热，气机不畅，湿阻则不能完全消除，故临证应佐以陈皮、枳实、香附行气消滞，气行则湿行，水湿不能停滞，气机得以恢复通畅，则湿热不可积聚，湿热之邪可以尽消。

《素问·举痛论篇》曰："百病皆生于气。"朱丹溪言："气血冲和，百病不生，一有怫郁，诸病生焉。"皮肤病的发生发展与情绪失调密切相关，同时湿邪所致皮肤疾病迁延不愈亦易引发情绪失调，宜选用郁金、香附、合欢皮、玫瑰花、月季花等疏肝解郁，理气活血。吴师机《理瀹骈文》云："情欲之感，非药能愈，七情之病，当以情治。"倾听患者病情疾苦，给予安慰、同情、支持和帮助，同时提高患者对疾病的认识，解除其精神紧张，减轻其焦虑情绪，并嘱咐患者保持良好的心境，树立战胜疾病的信心。

8. 各得其所宜

《素问·异法方宜论篇》曰："故圣人杂合以治，各得其所宜，故治所以异而病皆愈者，得病之情，知治之大体也。"并在《素问·示从容论篇》云："夫年长则求之于腑，年少则求之于经，年壮则求之于脏。"清热利湿多苦寒之剂，临证注意因年龄、性别制宜。对于儿童患者，小儿气血未充，脏腑娇嫩，易虚易实，易寒易热，多新病，忌投峻攻峻补之品，用药宜少，药量宜轻；对于幼儿，其剂量常不超过成人剂量三分之一，而儿童剂量常为成人剂量二分之一。女子以血为本，具有经、带、胎、产的生理特点，其血常有不足，同时易受七情影响，常为忧思所伤而致肝郁脾虚，其用药常合四物汤或逍遥散加减。对于老年患者的治疗首先着眼于脾肾二脏，用药常重用黄芪、熟地黄以健脾益肾，并予肉苁蓉、锁阳以温补肾阳。

二、皮肤病毒邪理论

中医毒邪理论源远流长，《淮南子·修务训》就有神农尝百草"一日而遇七十毒"的记载，《夏小正》中记载："此日蓄药，以蠲除毒气。"毒的本意，是指毒草。《说文解字》曰："毒，厚也。"《内经》中首先提出了寒毒、热毒、湿毒、燥毒、大风苛毒等概念。《金匮要略》有关于"阳毒""阴毒"为病的记载，至《诸病源候论》有关蛊毒、药毒、饮食中毒及蛇兽毒和杂毒病诸候的记载，丰富了致病毒邪的内涵。近代温病学中，温热疫毒理论已占据主导地位。杜锡贤教授结合毒邪理论的经典论述和多年实践，对毒邪学说进行了深入的实践与探讨，认为"毒"为邪气（包括六淫、七情、痰饮、瘀血等）蓄积不能疏散，郁久顽恶形成的一类重要的致病因素，与多种皮肤疾病的发生和演变密切相关。

（一）毒邪的含义、分类和特性

1. 毒邪的范畴

杜教授认为，"毒"的涵义是指对生物体有危害的各种致病邪气及物质，主要包含三层概念：其一，凡"物之能害人者皆谓之毒"，包括致病性质强烈的外感邪气和蕴结不解的内生邪气。五行标盛暴烈之气、六淫、五志过极都是毒邪，诸如"热毒""湿毒""火毒""毒气"等。其二，特异之气，如《备急千金要方》所指出"毒病之气"可致"时气瘟疫"。其三，过敏反应，如《诸病源候论·漆疮候》中对漆过敏的描述："人无问男女大小，有禀性不耐漆者，见漆及新漆器便着漆毒……亦有性自耐者，终日烧煮，竟不为害也。"

2. 毒邪的分类与特性

杜教授认为，毒邪有内、外之分。外毒由外而来，从《内经》之"大风苛毒""五疫之毒"至《诸病源候论》之中的蛊毒、药毒、虫兽毒以及近代环境毒邪（污染的空气、水质及辐射等）、六淫化的六毒等；内毒是指由内而生之毒，系因脏腑功能和气血运行失常，病理产物蕴积而成，如热（火）毒、湿毒、瘀毒、痰毒。虽然毒邪可由六淫化生，或与内生之邪并见，但因其多具备峻烈性、火热性、特异性、顽固性，与脏腑功能失调密切相关，在疾病的发生与发展中占有极其重要的位置。

（二）毒邪在皮肤病中的致病作用

杜教授认为，毒邪是皮肤病的主要致病因素之一。《仁斋直指方论》言："疥与癣，风毒客于肌肤所致也。风毒之浮浅者为疥，风毒之沉深者为癣。疥则多因风毒挟热得之，癣则多因风毒挟湿得之。"吴坤安《伤寒指掌》中载有："疹或者时毒袭入肺卫而发，或温暑时邪从肺吸受，由卫入营之证，此邪在上焦，非由失表失清之故。"认为疹乃由时毒侵袭肺卫，由卫入营而成。根据多年临床经验，许多感染性疾病、自身免疫性疾病，如系统性红斑狼疮、硬皮病、过敏性紫癜、皮肌炎、银屑病、慢性荨麻疹和瘙痒症等都与毒邪密切相关。

1. 特殊之毒

包括虫毒、蛇毒、疯犬毒、漆毒、药毒、食物毒和疫疠之毒。皮科疾病中，如毒蛇咬伤、疫疔等病，虫螯刺咬伤后可引起虫咬皮炎或毒虫咬伤病；或因禀性不耐而引起，如触漆而发漆疮；服用某种药物后的中毒，如无名肿毒；金刃竹木创伤或虫兽咬伤后所致的外伤染毒。由毒而致病发病急骤，或具有传染性，患部焮红灼热，疼痛剧烈或麻木不仁；有的很快侵及全身，常伴有发热、口渴、便秘、溲赤等全身症状。

2. 聚而成毒

《金匮要略心典》记载："毒，邪气蕴结不解之谓。"杜教授提出"聚而成毒"的观点，强调毒聚集不散是许多皮肤病久治不效的原因之一。《外科集验方》中论及："夫疔疮者，皆由脏腑积受热毒邪风，相搏于经络之间，以致气血凝滞，注于毛孔手足头面，各随五脏部分而发也。"疔疮乃由热毒积于脏腑，相搏于经络，热毒壅滞，败血腐肉所致；胎毒，婴幼儿所发生的疮、疖、痘疹等疾病多为妊娠期的母体遗热而发。风、湿、热邪这些皮肤科最常见的致病因素，侵及人体后若不能及时化解，与阳热体质相合，火热之邪郁积于肌肤，肌肤腐而成毒，是为热毒，夹湿为湿热毒。火性炎上，分布于上半身者以火旺为主；湿性趋下，分布于下半身者，多为湿热毒；分布于身体中段者，多因气郁化火；发为皮肤可见斑丘疹、风团、糜烂、溃烂、鳞屑。

3. 七情膏粱之变

清代喻嘉言指出："疮疡之起莫不有因。外因者，天行不正之时毒也，起居传染之秽毒也；内因者，醇酒厚味之热毒也，郁怒横决之火毒也。"五志过极或长期七情内伤、饮食不节及劳逸失度可为内毒产生的诱因。《素问·生气通天论篇》中说："高粱之变，足生大疔。"饮食不节可使脾胃功能失调，湿热火毒内生，复受六淫之邪，阻于肌肤，蕴结不散或体内蕴热偏盛，或外邪入里化热，或过食辛辣肥甘及荤腥发物，伤及脾胃，郁而化热，内外之邪相合，蕴于血分，血热郁久化毒而发红斑、丘疹之变。皮科痤疮、脂溢性皮炎等多与饮食膏粱厚味有关。

（三）从毒邪角度治疗皮肤病

1. 以毒攻毒法

早在周代《周礼·天官冢宰》中就有"凡疗疡，以五毒攻之"记载。杜教授临证常以性猛烈之毒药进行适当的炮制或配伍，用以治疗顽固性皮肤病，如治疗结节性痒疹，可重用虫类祛风解毒药，如全蝎、蜈蚣、乌梢蛇等；硬皮病、皮肌炎重用温经行痹、和营通络之有毒药物如川乌、草乌、附子、细辛，随证选用；带状疱疹外用二味拔毒散外涂水疱局部，水疱干缩消失快，止痛效果好；真菌性皮肤病外用解毒杀虫之中药，疗效肯定，不良反应少，常用药物有硫黄、枯矾、雄黄、花椒等。当然，根据药物毒性的大小，在治病过程中要把握一个"度"。《内经》所谓："大毒治病，十去其六，常毒治病，十去其七，小毒治病，十去其八。"使用毒性药物治病，要适可而止，以免耗伤正气，得不偿失。

2. 益气祛邪法

病毒性皮肤病的证治难点在于很难根治，反复发作。其治当以祛除毒邪为主，兼以扶正。根据舌脉辨证，分别补气、养血、滋阴、温阳顾其本。《类经》云："正气既虚，则邪气虽盛，亦不可攻，盖恐邪未去而正先脱。"如老年带状疱疹，气虚无力抗邪，热毒留滞，治以益气祛邪，清热解毒，选用党参、白术等扶正，再以金银花、大青叶、板蓝根、当归、赤芍清热解毒，活血化瘀。如毛囊炎、疖肿等感染性皮肤病伴有气短乏力、舌淡脉弱者，需合健脾利湿之治，常配炒薏苡仁、陈皮、苍术、赤小豆等；疣类疾患宜佐活血养血之法，常配紫草、牡丹皮、红花、皂角刺、三棱、莪术等。具体用药还要圆机活法，扶正之初虑其病愈邪恋之实，故扶正之时仍须少佐数味以清其余邪；扶正而久，意在巩固，则可择丸缓以图之。

3. 对性解毒法

其一，对毒邪之性。杜教授认为，毒邪与一般六淫之邪，在程度深浅、病机变化方面存在明显差异，但仍保留了原有病邪的特点。一味清热解毒药，是把毒的概念和内涵僵化、简单化，必须辨证解毒。对于"寒毒"的治疗，可选择药性峻猛的散寒药物，"湿毒"就可选择辛散芳香药物，其他依此类推。风甚加荆芥、蝉蜕；通络用红花、桃仁；瘀甚加蜈蚣、全蝎；渗出流滋，加白鲜皮、地肤子利湿止痒，重用土茯苓利湿解毒；血热用牡丹皮、紫草，兼顾寒、风、湿、热、火、毒、瘀、痰，随证加减用药。

其二，对病证之性。病毒性皮肤病若从病变形态上加以区分，则分别以疹、疣、痘的表现最为突出。从局部辨证的角度来看，疹之发病，病位浅，发病速，变化快，与风邪特点相近；痘类病变则以疱液为著，其液始清，继而化浊或脓，与水湿同类；而疣类病变则或坚，或韧，不外浊痰、瘀滞为患。及其治则，疹类病变当以祛风解毒为先，药用荆芥、防风、蝉蜕、金银花之属；痘类病变治以祛除水湿为要，或淡渗，或清利，药用茯苓、泽泻、白鲜皮、地肤子等；疣类病初宜清热解毒、软坚散结，久则须兼用化瘀之品，药用大青叶、板蓝根、三棱、莪术、红花等。

4. 病位解毒法

中医学认为毒邪的发生和发展与其脏腑功能活动有关，解毒药物的选用仍要考虑药物的特异性归经及升降之性。"在上部者，俱属风温风热，风性上行故也；在下部者，俱属湿火湿热，水性下趋故也；在中部者，多属气郁火郁，以气火俱发于中也，其间即有互变，十证中不过一二。"例如：对于发于上部的热疮（单纯疱疹）用轻清上浮的解毒之品，药用金银花、连翘、薄荷、牛蒡子等；发于中部的蛇串疮（带状疱疹）则当清肝疏解郁火，药用龙胆草、山栀子、夏枯草、黄芩等；而对于发于下部的瘙疣（尖锐湿疣）治宜清热利湿为先，药用土茯苓、生薏苡仁、车前子、苦参等。

5. 给邪出路

《温病条辨·中焦篇》云："凡逐邪者，随其所在，就近而逐之。"皮肤病更要给邪以出路。"其在皮者，汗而发之"，通过宣肺从肌表出，如用麻黄、桑白皮、桔梗宣肺疏风清热，透邪外出；"其下者引而竭之"，通过淡渗从小便出，可用车前子、泽泻、生薏苡仁，使湿热之毒从小便而解；"温病下不厌早"，通用制大黄、全瓜蒌。正如《医方考》云："风热之在皮肤者，得之由汗而泄……风热之在颠顶者，得之由鼻而泄……风热之在肠胃者，得之由后而泄……风热之在决渎者，得之由溺而泄。"协助人体正气将邪气从最便捷的途径排出体外以致"邪去正安"。

6. 解毒勿伤正

《素问·五常政大论篇》云："能毒者以厚药，不胜毒者以薄药"，"大毒治病，十去其六；常毒治病，十去其七；小毒治病，十去其八；无毒治病，十去其九。"祛邪药量大，久服常易伤正，故应中病即止，以防伤正，掌握三个原则：一是投药时避免攻伐太过之品，如法半夏、苍术之燥性，附片、肉桂之热性，龙胆草、苦参之寒性，虫类药之毒性；二是清热解毒的土茯苓、苦参、板蓝根、败酱草，凉血消斑、消痈散结的紫草、红藤、三棱、莪术，这些药物虽然有利于丘疹消退及溃疡面收敛，但清热解毒之品苦寒易伤胃，凉血化瘀之品易伤正气，应取效即止，不能久用长服；三是以和胃收功善后，方中常加炒白术、茯苓、陈皮等。

三、中西医结合学术思想

中西医结合是综合运用中医药学与西医学的理论与方法，以及在中西医结合研究中，不断创造的中西医结合理论与方法，用以研究人体结构与功能、人体与环境关系等，探索并解决人类健康、疾病及生命问题的一门医学。同时，中西医结合也是中西医工作者相互合作，中西医学术相互配合，以提高临床疗效为目的的实践过程。杜教授多年来力主"中西并蓄，取长补短"，提出在临床上"以西医为纲，中医为目"，辨病和辨证灵活结合的学术思想。

（一）建立中西医结合双重诊疗体系

对于疾病的诊断，中西医有各自的特点。中医依靠望、闻、问、切四诊方法，将所收集的临床资料，按照中医的辨证纲领进行综合分析，得出中医的证型。它注重患病机体当时所处的反应状态，强调的是证型而不是病名。由于观察角度的不同，以及疾病阶段的差异，中医对皮肤病名的诊断偏于形象化和直观化，缺乏统一规范的标准，因而出现不少一病多名，或一名多病的现象。

例如"银屑病"（西医病名），中医根据皮损的不同表现形式，有多种名称，如"白疕""松皮癣""干癣""蛇虱"等；再如"癣"（西医病名），中医根据皮损特点、发病原因及发病部位，称之为"鹅掌风""脚湿气""汗斑""阴癣""金钱癣"等不同名称。还有"脓疱疮"（西医病名），中医有"黄水疮""滴脓疮""浸淫疮""天疱疮"等多种病名。而同一中医病名常又包含不同的西医病名，例如前述"鹅掌风"不仅指"手癣"，而且还包括"手部神经性皮炎""手部慢性湿疹"等。还有一些皮肤病如系统性红斑狼疮，中医尚无确切的病名，给临床诊断造成杂乱无序、无章可循的困境。相反，西医对疾病的诊断比较规范，它从患者的临床表现入手，根据病史、体征及皮损特点，结合现代科学检测仪器进行各种定性、定量、定位检查，因而其诊断较客观地反映疾病的病因、病性和病位。

杜教授认为，建立起中西医结合的双重诊疗体系，就是要把两者的优势整合，既有西医病的诊断，又有中医证的分析，将西医规范的诊断标准融入中医皮肤病的诊断之中，使之成为比较规范统一的中西医结合诊断标准体系。尤其是一些不典型的皮肤病，更需要借助现代先进的检测技术来做出正确诊断。诊察疾病时既重视望闻问切，又重视做必要的实验室检查如组织病理切片、真菌检查、免疫学指标检测等，以便获取更全面的信息。既要判定患者现为何"证"，又要确定患者哪些部位、组织、细胞甚至分子、亚分子水平发生改变，既要运用中医学的理论进行逻辑推理，又要应用西医学知识进行分析，将中西医治疗优势互补，从而提高临床用药的准确性。

（二）灵活掌握辨病辨证

杜教授认为，中西医结合不能只重"辨病"，不重"辨证"，死搬硬套，刻舟求剑，不顾中医特色似是而非地只根据西医病名而盲目用药。因为人有异禀，病有殊变，临床上既要有高度的原则性，又要有灵活性。

1. 先辨病，后辨证

杜教授强调西医诊断非常重要，故在临床工作中，应先进行西医病名诊断，然后再进行辨证论治，即先辨病，后辨证。先辨病，后辨证，可使诊断清晰，不仅有利于扩大思路，选择最佳治疗方案，而且对疾病的转归及预后都能做出相应的判断。例如玫瑰糠疹与花斑癣，皮损形态及发病部位都非常相似，若按中医辨证不易鉴别，但先辨病做真菌镜检，其诊断便一目了然。再如银屑病与二期梅毒疹，皮损有时也易混淆，若先辨病做快速血浆反应素试验，则可轻而易举地将两者区别开来，避免了治疗的盲目性。

2. 舍病从证，舍证从病

在临床上，杜教授主张病证的取舍以实用为原则。当病情在某阶段表现以病为主时，应该舍证从病，重点解决病的问题。如临床药疹，一旦诊断确立，就应做到及时停用致敏药物，给予对症处理与支持疗法，对其预后做出较为准确的判断。某些感染性皮肤病如蜂窝织炎、皮肤结核、麻风、淋病、梅毒等，因此类皮肤病治疗的优势是西医，应舍证从病，给予西药抗感染治疗。病情在某阶段表现较以证为主时，应该舍病从证，重点解决证的问题。湿疹、银屑病、白癜风、黄褐斑等是中医的优势病种，可以舍病从证治疗。如天疱疮早期急性发作阶段，治疗应以病为主，舍证从病，及时应用足量的皮质类固醇激素是救治患者的关键，待病情稳定后，用药重点可以转向中医辨证治疗。

（三）宏观辨证与微观辨证有机结合

宏观辨证是经典传统的辨证方法，它以中医常规诊法为基础，运用中医基础理论进行综合整体分析；微观辨证以西医学检测技术为手段，将中医基础理论和西医学理论相结合，利用微观的检测手段及时发现病变，结合微观证据进行辨病和辨证，认真研究分析，充实和发展中医学辨证施治体系，促进中医诊病、证、治疗的针对性和准确性，有利于个体化治疗。临床实践也证实，中医辨证过程中，结合西医对疾病微观层次的认识及实验室定量检测亦非常必要，如红斑狼疮与光感性皮炎均可表现为暴露部位潮红、肿胀，如果不做实验室检查，特别是抗核抗体、抗 dsDNA 抗体、抗 Sm 抗体等检查，单凭证候进行一般清热解毒治疗就会延误病情，当皮肌炎、干燥综合征等皮疹消退或皮疹不明显时，若不做免疫球蛋白、补体、各种抗体复查，难以确定疾病的转归。辨病与辨证相结合实际上是宏观与微观、整体与局部、共性与个性相结合，从多个角度把握疾病的发生发展规律，使诊疗实践全面而又准确。

（四）中西医结合治疗原则

中西医在治疗皮肤病方面各有千秋。中医认为皮肤病虽然发生于体表，但与内在阴阳气血、脏腑经络紧密相连，所谓"有诸形于内，必形于外"，因此在治疗皮肤病时，从宏观整体出发，全身辨证，内外同治。西医则重视局部病变，根据病因、病理及发病机制，采取针对性的治疗。中西医结合治疗不是单纯中、西药的叠加，而是将两者的优势整合，达到提高疗效、缩短疗程、减少复发、减轻不良反应之目的。

1. 西医辨病诊断，中医辨证治疗

这是中西医结合普遍采用的手段与方法，也是中西医结合的重要结合点。这种方法先以西医辨病诊断为主，以辨别疾病的发病原因、病理生理改变、疾病的治疗与预后，再结合中医辨证，将一种皮肤病分为若干型，每型按一个主方论治，此即"以病统证""同病异治"。例如湿疹，根据其临床表现西医分为急性、亚急性和慢性湿疹三种类型。中医辨证论治，分为三种证候类型。①湿热浸淫证：治以清热利湿，方用清热利湿饮。②脾虚湿蕴证：治以健脾除湿，方用除湿胃苓汤。③血虚风燥证：治以养血祛风，方用当归饮子。

2. 中医辨证为基础，结合西医辨病加以论治

这种方法是在中医辨证分型论治的基础上，结合西医的发病因素、病理变化及发病机制加以针对性的药物治疗。例如热毒型痤疮，西医认为与皮脂分泌旺盛、痤疮棒状杆菌寄生有关，我们在组方用药时，针对病因及发病机制，选择既能清热解毒，又具祛脂、抑菌中西医双重效应的药物配方，比如丹参、茵陈等，可谓一箭双雕，常能获得较好疗效。再如脂溢性脱发，西医认为与雄性激素及微循环障碍相关，在辨证的前提下，选择具有拮抗雄性激素及改善微循环的中药治疗，如丹参等。

（五）中西药结合治疗原则

中药与西药联合应用有的可以增强疗效，有的可以降低疗效，甚至可以造成严重的不良反应，在联合用药时一定要坚持在中西医基础理论及中西药的药理机制共同指导下进行临床诊断与治疗，发挥相须、相使的协同作用，避免相恶、相畏与相杀的不良反应，从而发挥中西医结合优良的效果。

1. 能中不西，能西不中

中西药联合应用是体现中西医结合优势的重要方法，不同疾病和同一疾病的不同阶段，中西医各有其优势病种及优势阶段。杜教授主张在确定治疗方案时，依据中西医学各自的优势，或仅中药治疗，或仅西药治疗，或中西药联合，一切以临床疗效好、不良反应小、费用低廉为最终目的。一般来说，有明确病原菌的急性皮肤病或皮肤危急重症适宜于西药治疗，如脓疱疮、淋病、真菌及皮肤肿瘤等是西医的优势病种；以湿痰瘀及气血冲任失调为主要致病因素的慢性皮肤病，如湿疹、银屑病、白癜风、黄褐斑、慢性荨麻疹等适宜中药治疗。而诸如重症药疹、系统性红斑狼疮、天疱疮等急性发病期是西医的优势阶段；多数皮肤病的慢性期是中医治疗的优势阶段。

2. 中西结合，先西后中

中西医结合，对病对证同时治疗，可以提高疗效。如湿疹治以清热除湿，若伴剧烈瘙痒可加用抗组胺药，以有效地阻断对疾病向愈不利的搔抓行为。如重症药疹、系统性红斑狼疮、天疱疮的急性发病阶段，病情危重，早期足量的糖皮质激素以控制病情，待病情稳定后给予中医辨证调理，中药特色和西医优势有机相结合，既可以减少激素和免疫抑制剂的用量和不良反应，使病情稳定，又可减少复发率，提高患者的生活质量。

总之，杜教授认为中西医结合，主要是吸收中医和西医治疗中的特色和优势，把两者有机地结合起来，融会贯通，各取所长，从而达到提高疗效的目的，可以取得优于单一西医或中医的更好的临床疗效。中西医结合既是现代治疗学观念的创新性和先进性思想的体现，也是对传统治疗观念的转变和革新。中西医结合既是我国皮肤性病学发展的特色和方向，也是提高我国皮肤性病学治疗水平的必然选择。

四、皮肤病临床外治法思想

中医外治法历史悠久，虽其渊源已难稽考，但从文献记载、出土文物及社会发展规律等方面探索，可追溯到远古时代。马王堆汉墓出土的《五十二病方》中就有熏、浴、熨、贴、按摩等外治法。《内经》即有"桂心渍酒以熨寒痹"以及"白酒和桂以涂风中血脉"的记载。《备急千金要方》所用外治技术，共有27种之多，变汤药为外治，开后人无限法门。外治法是中医皮科临床重要内容，不但可直接治疗局部皮肤损害，还可经皮肤吸收达到治疗整体的目的。杜教授对于中医外治法在皮肤科的应用尤为关注，温习古籍和现代期刊相关资料，结合多年实践，对中医外治的渊源、作用机制、临床应用及发展深入研究，不断挖掘和传承中医外治精髓，不遗余力地弘扬，以使之逐步发扬光大，体现其学术思想与科学精神。

（一）强调整体观念

《理瀹骈文》开卷便提出："外治必如内治者，先求其本。本者何？明阴阳，识脏腑也。"杜教授强调，由于外治和内治同样以中医基础理论为指导，所以要想真正掌握外治法，使其充分发挥疗效，必须如同内治一般"先求其本"。什么是外治之本呢？即"明阴阳，识脏腑"。"腠者，是三焦通会元真之处"，他特别强调中医对皮肤病的认识，不局限于局部，而是从整体上来认识的，认为阴阳失衡、气血失和、经络脏腑失调皆可引起皮肤病，既要从病因上整体认识，又要在辨证的时候做到局部皮损辨证与全身辨证相结合，治疗上亦着重于从整体上调整。"外治之理即内治之理，外治之药即内治之药，所异者，法耳。"外治法和内治法的区别仅仅表现在给药途径和给药方法有所不同，其治疗疾病的机制并无二致。段馥亭《中医外科证治经验》指出："外治法与内治法相同，亦须按八法立方用药……不外以热治寒，以寒治热，有风散风，有湿除湿。"如实证为邪气侵淫，毛窍壅塞，虚证为邪恋正伤，肌肤失养；实证大多发病急起，乃邪郁窍闭，血脉壅滞为病，根据"实则泻之"原则，治以清散、透开，选用涤洗法，虚证大多发病缓慢，乃邪气久遏，暗耗营阴，肌肤失养为病，依"虚则补之"治则，治宜养阴、润肤，选用湿敷温洗法为妥。外治和内治之于患者有"殊途同归"之妙。

（二）强调辨病

1. 辨中医之病

张景岳所言："凡诊诸病，必先宜正名。"清代徐灵胎在《医学源流论》中早就指出："欲治病者，必先识病之名……一病必在主方，一病必有主药。"杜教授强调，历代医家对皮肤病从名称、病因、病势、病性、病位等到治疗无不有深入细致的讨论，并对多种相类似的疾病加以鉴别诊断，中医病名有丰富的内涵与外延，重视中医辨病有利于皮肤病诊断的准确性和临床疗效的提高。《外科启玄》曰："夫疮疡者，乃疮之总名也……疮之一字，所包者广矣，虽有痈疽、疔疖、瘰疬、疥癣、痱毒、痘疹等分，其名亦大概而言也。"狭义的疮，即疮之皮外也，包括疥、癣、疮、风、丹等。疡，广义的疡指一切外科、伤科疾患，狭义的系指肿疡和溃疡。肿疡即未溃破的肿块；溃疡为溃破的疮面，如《外科发挥》原注说："溃疡，谓疮疡已出脓者。"主要包括痈、疽、发、疔、疖、瘰、岩之类。临床实践证明，以辨病为主要依据，从症状入手，进行病、证双重诊断，并针对疾病、证候、主症进行治疗，建立病证相结合的诊疗体系，有利于对疾病本质的全面认识，提高临床诊疗水平。

2. 辨西医之病

杜教授还重视参照西医病名，把现代中药药理效应、临床检测指标及疾病的病理变化综合起来分析，正确选用药物。根据病因、病理变化和自觉症状等选择药物：如与人体蠕形螨、真菌感染有关的皮肤病应用川楝子、蜂房；乳头瘤病毒所致疣病宜选用大青叶、板蓝根治疗。把相关的疾病归类梳理，合理选择外用方法。

（1）浅部感染性皮肤病：脓疱疮、毛囊性脓疱疮、深脓疱疮、毛囊炎、糠秕孢子菌毛囊炎、轻度痤疮、痱子感染等皮肤病。较重的感染性皮肤病如丹毒、大头瘟、蜂窝组织炎、足癣继发感染、中重度痤疮、其他皮肤病继发感染。

（2）一般过敏性皮肤病：湿疹、皮炎等。较重的过敏性及红斑性皮肤病如剥脱性皮炎、药物性皮炎、泛发性湿疹、玫瑰糠疹、脓疱性银屑病、关节型及红皮病型银屑病、多形性红斑等。

（3）结节肿块性皮肤病：疖、痈、皮下脓肿、淋巴结炎、结节性痒疹、乳腺炎等。

（4）血管炎性皮肤病：结节性红斑、变应性血管炎、过敏性紫癜、结节性多动脉炎、结节性脂膜炎等。

（5）大疱类皮肤病：寻常型天疱疮、落叶型天疱疮、大疱类天疱疮等。

（6）其他皮肤病：白癜风、黄褐斑、日光性皮肤病。

（三）重视局部辨证

《疡科心得集·疡证总论》中说："凡治痈肿，先辨虚实阴阳（辨证）。经曰，诸痛为实，诸痒为虚，诸痈为阳，诸疽为阴。又当辨其是疖、是痈、是疽、是发、是疔等证（辨病）。"外科疾患最显著的特征就在于局部病灶的存在，一般都有着比较明显的外在表现。杜教授特别强调要注意辨析皮损类型、皮损形态、皮损分布特点、皮损部位、皮损色泽，根据患者皮损的部位、范围、性质及皮肤的耐受情况选择用药。

1. 色泽、形态辨证

皮肤局部皮疹形态、色泽的改变。斑疹者：红斑者多为血热，红斑稀疏则为热轻，色深密集则为热重；紫斑多为血分热盛，迫血外溢；白斑者多为血虚、气滞或气血不调；色素沉着斑多为气血不和、肾虚或肝郁气滞。丘疹者：色红细密属风热，色红较大属血热。水疱者：疱周有红晕者为湿热或热毒，无红晕者多属脾虚湿蕴。脓疱多由湿热或热毒炽盛所致。风团：色白属风寒或血虚，色红多属风热；红色风团或条状隆起者，多为血热生风。鳞屑常为血虚或血燥，鳞屑油腻多为湿热，干性常为血虚风燥。皮肤糜烂有脓痂者属湿毒；皮肤溃疡，溃面有肉芽水肿及色淡者为脾虚湿盛，溃疡红肿疼痛为热毒，溃面灰暗无泽、平塌不起为血虚。皮肤浆痂属湿热，血痂为血热，脓痂为热毒互结。皮肤苔藓样变，多属血虚风燥，也可因气血瘀滞、肌肤失养而成。边界规则多为风湿热邪，边界不规则多属虫淫。皮损隆起正气充盛，皮损平塌则正气不足。

2. 部位辨证

根据脏象学说的理论及病机变化的规律，鼻周皮疹，先责之于肺（如单纯疱疹、酒渣鼻等），口周先责之于脾胃（如单纯疱疹、须疮、口周湿疹等）。经络循行、十二皮部、脏腑各有所主部位：发于人体上部者，为三阳经受病，多为风邪所致；病发生在人体中部（即腰背、胁肋部），为肝胆经受病，多由气郁、火郁或肝胆湿热引起，因湿性趋下；发于阴部者，与肝肾二经有关。偏于肢体伸侧属阳多热，偏于肢体屈侧属阴多湿，局限于一处多为湿、毒、痰、瘀，泛发于周身多为风、火、热邪。

（四）治则治法

吴尚先在《理瀹骈文》中指出："外治之理即内治之理，外治之药即内治之药，所异者法耳。"中医内治和外治虽方法不同，但理、方、药则相同，治疗原则多参照内治原则，杜教授归纳为八法。

（1）疏风止痒法：见于湿疹、荨麻疹、接触性皮炎、颜面再发性皮炎、药疹、丘疹性荨麻疹等，常用苦参、白鲜皮、白矾、川椒、地肤子、蛇床子等祛风燥湿止痒类药物。治疗慢性皮肤病，如异位性皮炎、瘙痒病、痒疹、慢性湿疹、银屑病等，务必要审症求因、审因论治，治疗以养血活血，通络，适宜用洗浴法。

（2）清热解毒法：见于湿疹、药疹、过敏性紫癜、皮肤变应性血管炎、多形红斑、荨麻疹、日光性皮炎等。可选用黄芩、黄柏、黄连、蒲公英、野菊花、鱼腥草、紫草、牡丹皮、赤芍、大青叶、苦参。如红肿甚，有少量渗液加芒硝、硼砂。

（3）清热利湿法：用于湿疹、药疹、接触性皮炎、自身敏感性皮炎、日光性皮炎、汗疱疹等。可选用生大黄、黄柏、苦参、龙胆草、黄芩、土茯苓、地榆、地肤子、白鲜皮等。

（4）散结消疣法：用于治疗扁平疣、寻常疣、跖疣、尖锐湿疣等。常用药物如香附、木贼、生薏苡仁、大青叶、板蓝根等，搓擦频洗、热浴久泡方有良效。

（5）软坚散结法：临床用于治疗皮肤发炎、痤疮、外伤后形成的硬结，皮损为肥厚、苔藓样改变，质地坚硬的结节，色素沉着，顽固难愈者。可选用丹参、白蒺藜、三棱、莪术、全蝎、当归、红花等。

（6）养血润燥法：皮损见干燥、皮肤粗糙、苔藓样变、皲裂、肥厚、红色丘疹及斑丘疹、鳞屑，瘙痒缠绵，日久不愈。多见于慢性湿疹、特应性皮炎、痒疹、银屑病、鱼鳞病等。可选用黑豆、当归、川芎、鸡血藤、何首乌、丹参、白鲜皮、夜交藤、地肤子、蛇床子、苦参、大风子，皲裂重者加白及、黑芝麻、明矾，皮肤干燥、鳞屑重者加生地黄、熟地黄、黄精。

（7）活血化瘀法：斑秃患者皮损中存在瘀滞，故活血化瘀法可作为斑秃治疗的常用方法。中药外擦、针灸治疗斑秃多以活血化瘀、行气通络为主，补益肝肾为辅，可起到扩张局部微循环的作用，保障毛乳头血液供应，促进毛发生长，收到较好疗效。常用何首乌、丹参、侧柏叶、白鲜皮、干姜等。

（8）解毒杀虫法：用于治疗真菌感染性皮肤病、蠕形螨病、毛囊虫皮炎、痤疮、酒渣鼻、颜面粟粒性狼疮等。常用药物或方剂有苦参、白鲜皮、黄柏、蜂房、三黄洗剂、颠倒散。治疗手足癣病，宜用枯矾、土槿皮之属，以热药汁浸泡，软化角质，直达病所。

（五）治法规律

1. 分期选药

根据皮肤专科特点，常用于皮肤病的外用药物主要包括止痒药、清热药、收湿药、杀虫药、润肤药等。外用药物的起效除了用药准确外，还应正确选用外用药物的剂型，应该根据皮肤病的皮损特点进行选择，分期论治。

（1）急性期：炎症表现有红、肿、丘疹、丘疱疹、水疱而无渗液者，用粉剂或洗剂为宜，因这类剂型有安抚、冷却、止痒及蒸发作用，可改善皮肤的血液循环，消除患处的肿胀与炎症。急性期皮损不用刺激性药物，涂药时动作要轻柔，减少刺激。急性开放性皮炎，则宜用湿敷，如大片糜烂渗液则选用适当的水溶液湿敷，促其炎症消退。

（2）亚急性期：炎症表现为小片糜烂，伴有少量渗出，也有为分散的丘疹或出现鳞片和痂皮，一般用糊剂，如无糜烂渗液，可用洗剂、霜剂等，有痂皮时先涂以软膏或麻油，软化后拭去，再用外用药物，易于药物吸收。

（3）慢性期：表现为干燥、增厚、粗糙、苔藓样变或角化过度，此期应选用软膏或霜剂、硬膏等。苔藓样变适宜使用油膏或加用角质剥脱剂，也可用酊剂，能保护滋润皮肤，软化附着物，使其渗透到病损深部而起作用。

2. 三因治宜

（1）因人制宜：清代徐大椿《医学源流论》说："天下有同此一病，而治此则效，治彼则不效，且不惟无效，而反有大害者，何也？则以病同而人异也。"不仅不同的个体对药物的敏感性不同，即使同一个体的不同部位，对药物的敏感性亦不同，用药时应加以注意，谨慎对待。如婴幼儿及成人的面颈及生殖器等部位，因皮肤较薄，对刺激的敏感性较强，因此应避免使用刺激性强的药物，药物的浓度相应的也应较低。孕妇用药应更加注意，因药物经皮吸收，可影响胎儿的发育，应禁用对胎儿有毒害作用的药物。此外，尤应注意的是，患者有急性皮肤病变时，不要应用刺激性强的药物，以免使病情加重。

（2）因时制宜：这里所说的"时"，主要是指"天时"，春温、夏热、秋凉、冬寒，对人体的生理活动和病理变化都有较大影响，故而在治疗疾病时，必须"顺天之时"，才能"而病可与期"。夏季炎热，人体皮肤松弛，血管舒张，气血津液多流向于体表，容于出汗，痱子、脓疱疮和股癣、足癣等浅部真菌病多发或加重，用药多以洗剂、霜剂清透之品。反之，寒冬季节，人体皮肤致密，血管收缩，气血津液趋向于内，冻疮、鱼鳞病及银屑多有反复，多外用温阳通腠之品。此外，暑多夹湿，秋多兼燥，在治疗时也要审慎考虑。

（3）因地制宜：《素问·五常政大论篇》说："地有高下，气有温凉，高者气寒，下者气热。西北之气，散而寒之；东南之气，收而温之。所谓同病异治也。"东南之地气候炎热，阳气多疏泄于外，兼之乘凉饮冷，寒盛于中，中焦阳气也易于损伤，治疗时要注意收敛其气，温暖其中；西北高寒之地，阳气多收敛于内，兼之厚衣重被，多食辛热厚味，内热之疾亦复多见，治疗时亦要注意表散外寒，清其内热。根据不同地域环境特点灵活掌握。

3. 内外兼治

《素问·至真要大论篇》说："从内之外者，调其内；从外之内者，治其外。从内之外而盛于外者，先调其内而后治其外；从外之内而盛于内者，先治其外而后调其内。"中医治疗皮肤病，立方处药应首辨阴阳，注重调节脏腑功能，内外兼治，通过辨证内服中药，调和阴阳，调整脏腑、气血等各方面与机体功能，使其各负其责；外用中药熏洗、贴敷等消炎、止痛、止痒，若只着眼于局部皮肤，而忽略内调脏腑气血，即使皮损暂时好转或消失，也易复发。通过辨证施治，局部治疗和全身治疗相结合，全面考虑，灵活掌握，从而提高临床疗效。

五、治未病

（一）治未病的渊源与涵义

中医学治未病理论源远流长，敦煌石窟中便保存有"殷人熏火防疫图"，《诗经·豳风·鸱鸮》即有"迨天之未阴雨，彻彼桑土，绸缪牖户"未雨绸缪、防微杜渐的思想。《周易》明确提出："君子以思患而豫（豫，通"预"）防之。"《素问·八正神明论篇》谓："上工救其萌芽，必先见三部九候之气，尽调不败而救之，故曰上工。下工救其已成，救其已败。"《难经》补《灵枢》《素问》之未备，《伤寒论》《金匮要略》以降，至《温病条辨》经历了历代医家的实践与发挥。杜教授临证尤为重视，治未病思想贯穿于皮肤病治疗始终，形成了完整而严密的体系。

（二）治未病的概念

杜教授的治未病思想主要包括以下几个方面：①"未病先防"，在疾病发生之前，对可能致病的各种原因，采取针对性措施，预防其发生。②"见微知著"，对某些疾病出现的前兆，早发现、早诊断、早治疗，及时把疾病消灭在萌芽状态。③"已病防变"，把握疾病的传变规律，及时阻止疾病的蔓延、传变和恶化。④"病后防复"，在疾病尚未发作的稳定期或间歇期即提前采取巩固性治疗或预防性措施，防止疾病的复发。

（三）皮肤病治未病

1.未病先防，内养正气

（1）辨识体质：早在两千多年前的《内经》中就有关于体质辨证的理论记载。杜教授认为过敏体质具有先天禀赋差异特点。《诸病源候论·漆疮候》述曰："漆有毒，人有禀性畏漆，但见漆便中其毒……若火烧漆，其毒气则厉，著人急重，亦有性自耐者，终日烧煮，竟不为害也。""禀性畏漆"说明了是过敏性体质，也是发病的前提。《医宗金鉴》对荨麻疹病机论述云："此证俗名鬼饭疙瘩，由汗出受风，或露卧乘凉，风邪多中表虚之人。初起皮肤作痒，次发扁疙瘩，形如豆瓣，堆累成片。"是对荨麻疹病因病机的论述，其中"风邪多中表虚之人"说的也是荨麻疹发病的体质条件。规范问诊、查体，了解患者的体质禀赋，必要时结合西医学手段，如过敏源检测等，针对性地回避过敏源或进行脱敏治疗，可以使疾病得到更有效的预防和治疗。

（2）舒情畅志：《素问·上古天真论篇》云："恬淡虚无，真气从之，精神内守，病安从来。"心情舒畅，精神愉快，则有利于气机调畅，阴阳和调，正气充足，有了正气的顾护，人体也就不易受外邪侵袭。《疡科心得集》认为："发于脏者为内因，不问寒热虚实，皆由气郁而成。"临床上很多皮肤病都与情志因素有关，情志因素在神经性皮炎、瘙痒症、银屑病、黄褐斑等这类心身性疾病的发生、发展、转归中起着重要作用。杜教授对于这类疾病的治疗，常常顾及患者的情志因素，临床上往往可以达到事半功倍的效果。

（3）食饮有节：朱丹溪在《格致余论》中谈到："夫痈疽疮疖者，皆由气血不和，喜怒不时，饮食不节。""高粱之变，足生大疔"，过食肥甘厚味可使脾胃功能失调，湿热火毒内生，易发生痈、有头疽、疔疮等疾病。

（4）避之有时：对于感染性皮肤病，如性传播疾病、麻风、疥疮、真菌病、皮肤细菌感染等，应特别强调预防为主的原则，切断传播途径，避之有时；变态反应性皮肤病避免接触或吸入花粉、粉尘易致敏物质。

2. 见微知著，先时而治

许多皮肤疾病的发生也是一个渐变的过程，将起必有先兆，杜教授认为先时而治，可收到良好的效果。正如《素问·阴阳应象大论篇》所说："善治者治皮毛，其次治肌肤，其次治筋脉，其次治六腑，其次治五脏。治五脏者，半死半生也。"夏季阳气盛长，暑热湿气当令，应当避暑纳凉以防止痱子以及疖肿、毛囊炎的发生；梅毒的早期，出现硬下疳和梅毒性横痃，如积极有效治疗就可避免发展到二三期，从而避免了严重并发症的发生。中医学强调治未病，提前用药也是预防复发的重要手段，如对于易在冬春季节复发的银屑病，可在季节来前1个月，服1~2周中药，有助于防止或延缓病情的复发。对于皮肤肿瘤，要避免过度日光曝晒，戒烟限酒，避免使用致癌的化学物质，定期检查身体，早期发现，早期治疗。

3. 既病防变，截断扭转

《难经·七十七难》曰："所谓治未病者，见肝之病，则知肝当传之于脾，故先实其脾气，无令得受肝之邪，故曰治未病焉。"疾病的发展和传变是有规律的，如糖尿病患者易患瘙痒症，局部感染可引起传染性湿疹样皮炎，循环障碍可致紫绀、象皮肿等。中医"蝴蝶丹"（红斑狼疮）变证百端，临证辨证颇费筹酌，如脏气不平，阴阳失调引发神明受扰，心脉受戕；水泛三焦，引发胸腔积液，腹水，全身水肿，乃至感邪化热、毒伤胃络等多脏器累积，临床多死于脏器损害和感染。杜教授认为，在治疗时，可根据疾病的传变规律，"先安未受邪之地"，联系脏腑之间存在的生克乘侮关系，先治或先安未病脏腑，以阻断疾病的传变途径，防止疾病的蔓延，以使疾病朝着痊愈的方向发展。

4. 病后调摄，防其复发

《伤寒论》在六经病篇后，设有"辨阴阳易瘥后劳复病脉证并治"，而示人疾病初愈，应慎起居、节饮食、勿作劳，做好疾病后期的善后治疗与调理，方能巩固疗效，防止疾病复发，以收全功。一些顽固性皮肤病的反复发作，是困扰皮肤病患者和医生的难题。中医学认为"正气存内，邪不可干"，无论是中医的扶正方药，还是西医提高免疫力的药物，均有一定的防止皮肤病复发的作用。皮肤病容易复发，固然和人体正气不足有关，但与残留之病邪也密切相关，祛邪务必求其尽，对慢性疑难病，要守方徐图，王道无近功，多服自有益。

总之，杜教授认为中医治未病的学术思想源远流长，以治未病的思想指导皮肤病中医防治工作，具有重要的价值。治未病突出了"天人合一"思想，强调"以人为本"的整体观念，且具有个体化的辨证优势，通过扶正祛邪防病治病，具体到每一位患者，还要根据其皮疹情况、体质特点综合辨证施治。

第二节　学术特色

一、湿热潜证论

皮科疾患，顽症居多，常缠绵反复，屡治不愈，给患者带来极大的身心痛苦。皮肤病中某些炎症性皮肤病，在临床常辨证为湿热证、血热证、风热证，对应分别施以清热利湿、清热凉血、疏散风热等传统常规辨治方法。杜锡贤教授在《内经》治未病思想指导下，结合多年临床实践，围绕炎症性皮肤病提出了以湿热潜证为中心的诊疗思路，有别于传统常规辨治方法，提高了诊断的预见性和临床疗效。

（一）皮肤湿热潜证的概念

传统湿热证局部表现以红肿、水疱、糜烂、浸渍、流滋结痂为主要特征，或伴见胸闷纳呆，腹胀便溏，舌红，苔黄腻，脉弦滑，湿热征象特别明显。而许多临床辨证为血热证或风热证的皮肤病中隐伏的湿热病理倾向，由于没有典型的外在湿热征象，症征表现不完全或症征与病机分离，受传统四诊方法的局限，在没有达到诊断阈值时，往往无证可辨，无法进行更加有效的施治。

我们通过对目前已有的潜证研究，从病史、体质、皮肤生理功能以及湿热致病的基本特点，结合皮肤病病机演变趋势，试将这种常规辨证体系之外（临床因缺乏典型湿热征象而多辨证为血热、风热者）、贯穿病机始末，并对发病、病情进展以及转归有转化倾向的深层湿热病理状态拟称为皮肤病湿热潜证。

（二）湿热潜证见于多种皮肤病

在临床实践中，我们观察到多种皮肤病发病过程中可能存在着湿热的共性，或者病情发展到一定阶段出现湿热倾向性改变，比如，银屑病，尤其是急性进展期皮损广泛者，临床常辨证为血热证，常规治法为清热凉血，但长期临床实践证明，运用清热利湿法同样取得显著效果，甚至其疗效优于清热凉血法。又如湿疹证属风热者，采用疏风散热的消风散加减疗效欠佳或加重时，改用具有清热利湿功效的龙胆泻肝汤加减后则迅速收效。我们通过复习文献，推求病理，发现前人虽有零星记载，但在认识方面不够具体深入，缺乏系统全面的论述，且没有一个辨识湿热潜证的客观依据，没有系统的治法方药，通过深入研究必将揭示湿热在皮肤科领域的重要性，为皮肤病湿热潜证辨治提供科学理论依据。

（三）湿热潜证的发病基础

湿热潜证的形成也有其生理病理基础，是多种病理因素共同参与的结果。

皮肤的生理特点为其基础之一。皮肤是机体保持体内水液代谢动态平衡的重要器官。肺主宣发，外合皮毛，《灵枢·决气》曰："上焦开发，宣五谷味，熏肤、充身、泽毛。若雾露之溉，是谓气。"玄府是皮肤的重要功能部分，《素问·水热穴论篇》曰："所谓玄府者，汗空也。"玄府启闭，腠理开合对于促进和调节机体正常的水液代谢具有重要作用，正如《灵枢·五癃津液别》所述："天暑衣厚则腠理开，故汗出……天寒则腠理闭，气湿不行，水下留于膀胱，则为溺与气。"皮肤是肺—水液代谢体系肺通调水道功能的延伸。

皮肤又是机体抗御外邪的第一道门户，《灵枢·刺节真邪》曰："阴阳者，寒暑也，热则……皮肤缓，腠理开，血气减，汗大泄，皮淖泽。寒则……皮肤致，腠理闭，汗不出，血气强，肉坚涩。"正常生理状态下依靠玄府的自动调节功能与自然四时和谐相应。病理状态下，皮肤首当其冲，《素问·调经论篇》曰："风雨之伤人也，先客于皮肤。"《素问·皮部论篇》曰："是故百病之始生也，必先于皮毛，邪中之则腠理开，开则入客于脉络，留而不去。"外邪内扰，影响皮肤的正常气化功能，水液代谢紊乱，聚而成湿。所以不论风、寒、暑、湿、燥、火，外邪发病往往兼夹水湿同病。

"脾胃为水谷之海"，皮肤（包括肤、革、分肉、肌等）各部无不依赖脾主运化的水谷精微来保证其正常生理功能。脾气健运，气血充足，水湿化为津液，正常输布，是保证皮韧肌坚肌肤润泽的重要方面。反之，若脾失健运，水湿停聚，也必然泛溢肌肤，郁久化热，潜于体内，伺机而发，成为银屑病等皮肤病湿化趋向和病机湿热从化的病理基础。

湿邪的病理特征为基础之二。六淫皆具潜伏的条件，但湿邪更有其特殊性。《素问·五运行大论篇》描述："其性静兼，其德为濡。"湿邪致病，徐而不骤，若隐若现，似是而非，迹象难察，证莫难辨。石寿棠在《医原》里描述："湿生于土，本气属阴，阴为寒湿，后乃渐化为湿热。""风寒伤人显而急，湿伤人隐而缓，隐而莫见，而受之也深，缓则不觉，而发之也迟。""湿之化气，为阴中之阳，氤氲浊腻，故兼证最多，变迁最幻，愈期最缓。"湿热之邪郁于肌肤，血行不畅，肌肤失养，或蕴结化火，灼伤血分，以及肌肤失荣而成为银屑病等皮肤病病程缠绵、迁延不愈的主要因素。

（四）湿热潜证的形成过程

由于皮肤特殊的生理病理特点，各种导致皮肤水液代谢紊乱的病因都可以成为湿热形成的始动因素，其形成的主要因素有禀赋与体质。《幼幼新书》记载："其禀赋也，体有刚柔，脉有强弱，气有多寡，血有盛衰，皆一定而不易也。"薛生白《湿热病篇》中亦有"太阴内伤，湿饮停聚，客邪再至，内外相引，故病湿热"的观点。银屑病文献报道有家族史的占 4.4%~90.9%，其发病常因素体湿热内蕴，渐而伏聚，逾时多因感邪而发，足以说明禀赋与体质的重要性。外感主要有两方面：其一，外感湿邪，朱丹溪《格致余论》提出："六气之中，湿热为病十居八九。"湿邪侵入人体，郁而化火，壅遏血分，若久羁而不去则致病。其二，风湿热火毒之邪侵袭肌肤，致营卫不和，气血失调，湿邪内生，郁于肌腠，如刘河间所述："湿病本不自生，因于火热怫郁，水液不能宣行，即停滞而生水湿。"湿热一旦形成，进一步致气血壅郁，血流不畅最终致湿热壅滞血分，相互搏结，胶结难分而成湿热潜证。内伤病机如下：素体脾虚或嗜食肥甘，致水湿留滞，或饮食不节，食积肠胃，气机不畅，湿热内蕴，郁结皮肤，或长期情志不遂，忧思郁怒不解，或骤然遭遇剧烈情志刺激，气机郁阻，郁而化火，肝失疏泄，气机失畅，木失条达，克伤脾土，脾失健运，湿热内生，内不得导利，外不得宣泄，阻于肌表而成。

湿热潜证是多种皮肤病发病过程中可能存在的共有机制或发病基础，在各期病证的治疗中，把握湿热潜证的病理机转，异病同治，异证同治，扩大了清热利湿法的应用范围，使其适应证更广，提高了临床疗效。潜证的预见性诊断，可以在病情发展的较早期或恢复期（潜证阶段）进行前瞻性治疗，截断病情的发展和复发倾向，这也深刻体现了《内经》治未病思想。

二、辨病与辨证并重

杜教授在临床诊治疾病中，非常重视辨病与辨证相结合，并强调先辨病，后辨证。

（1）病、证和症：病即疾病，是致病邪气作用于人体，人体正气与之抗争而引起的机体阴阳失调、脏腑组织损伤、生理功能失常或心理活动障碍的一个完整的过程。

证即证候，是疾病过程中某一阶段或某一类型的病理概括，一般由一组相对固定的、有内在联系的、能揭示某一阶段或某一类型病变本质的症状和体征构成。

症即症状和体征的总称，是疾病过程中表现出的个别、孤立的现象，可以是患者异常的主观感觉或行为表现，如恶寒发热、恶心呕吐、烦躁易怒、瘙痒等（称症状），也可以是医生检查患者时发现的异常征象，如皮疹、舌苔、脉象等（称体征）。

（2）辨证溯源：中医学是以辨证论治为诊疗特点的，强调"证"的辨析和确立，然后根据"证"处方遣药，施以治疗。

一般认为，中医学的辨证思维起于张机的《伤寒杂病论》（即现在所见的《伤寒论》和《金匮要略》）。其云："观其脉证，知犯何逆，随证治之"，确立了辨证论治的思维方法，并以六经辨证辨析外感热病，以脏腑辨证辨析内伤杂病，构筑了辨证论治的理论体系。但张机所说的"证"，是与"脉"相对而言的。"证"即是"证据"，与"脉"都是疾病的临床表现，是辨证或辨病的材料和依据，而非现在《中医基础理论》教科书上所说的辨证结果的"证候"。自张机之后，辨证之"证"基本上都是指"症"而言，中医学所说的"症"，包括症状和体征。

我们现在所用的《中医基础理论》（国家级规划教材）中的"证"，是指"证候"而言，即疾病过程中某一阶段或某一类型的病理概括，由一组反映疾病阶段性本质的症状和体征所组成的"证"。但在中医临床的一些课程的教科书中，"证"仍然是指"症状"和"体征"而言，辨证论治仍然是辨析症状，随证加减也仍然是根据"症状"权衡药物的应用。

"证"由"症状"转为"证候"，其内涵已经发生了改变，这实际上是近几十年的事，可能得益于一些医学家，主要是一些西学中的专家，进行中医学理论与临床的现代研究之需要。为了研究某个病的中医学的辨证治疗，研究某种病的不同证的内涵，或多种病的相同证的内涵，就必须对疾病某一阶段或某一类型的病变本质做一客观认定，从形态和机能两方面的改变做出评价，因而证作为疾病过程中某一阶段或某一类型的病理本质的概念便产生了。毫无疑问，证的这一概念的应用，对中医学基础理论和临床疾病的研究，都有重要的意义。

（3）辨病溯源：所谓辨病就是诊断疾病。中医学临床上从来就少不了辨病论治的方法。特别是在中医学理论体系构建之初，证的概念尚未从病中分化出来，当时就是以"病"作为辨析目的的，治疗也就依据"病"来进行。

据河南殷商遗址出土的甲骨文记载，我国早在三千年前的殷商时期，就已有关于疾病的记载。胡厚宣在《甲骨文商史论述·殷人疾病考》中指出："殷人之病，凡有头、眼、耳、口、牙、舌、喉、鼻、腹、足、趾、尿、产、妇、小儿、传染等16种。"到了西周至战国时期，对疾病则有了进一步的认识，如《山海经》曾载有38种疾病，其中专有病名有疽、痹、风、瘕、癃、疥、疯、疫等23种之多。

在1973年长沙马王堆三号汉墓出土的战国时期的著作《五十二病方》中，除载有52种病证外，文中提到的病名则有103个。在《周易》《尚书》《诗经》等十三经中，据不完全统计，其病名已达180余种。

到了《内经》时代，病名已增加到200种以上，并记载有针对具体疾病的方药。此时，才有了证的雏形，具有代表性的是《素问·至真要大论篇》病机十九条对证的认识。

时至东汉张仲景《伤寒杂病论》创立六经辨证、脏腑辨证体系，为中医辨证论治的理论奠定了基础，使中医的诊疗技术产生了划时代的飞跃。

至晋唐时期，所载病名已达1000种以上，而且疾病命名更加合理科学化，此举又丰富和发展了辨证论治的理论体系，确立了八纲、脏腑经络、卫气营血、三焦等辨证体系。迄今有史可查，病名已达3500种以上。由此可以看出，中医治病始于辨病。

在近代，中医学在注重辨证论治的同时，也仍在运用辨病思维。如中医学对肺痨、肺痈、肠痈、湿疹、疟疾、麻疹、水痘、天花、蛔虫病等病的防治，也是基于辨病的思维。

因此，中医学的辨病思维与辨证思维是同时存在的，交织在一起的。但由于中医学对病的认识仍停留在宏观水平上，缺乏对其的细微机制的研究，没有从细胞和分子水平上认识疾病的病理机制，也不可能从细微结构的病理改变去认识其相应功能的失常，因而在西学东渐之后，中医学的辨病思维受到很大的冲击，与原来的与辨证思维同时应用，并驾齐驱，变成基本上被淘汰的地位，而辨证思维因是中医学所特有的，反映了中医学诊治疾病的特色，故得以迅猛发展，成为中医学诊治疾病思维方法的"主流"。

随着现代中医学的发展，临床医生在诊断疾病时一般不再用中医学的宏观辨证思维，而用西医学的微观分析方法，也就是通过望、触、叩、听来采集有关病变的资料，并做相应的物理和生化方面的检查，然后综合分析所有的有关疾病的材料，依据患者的典型症状，参以各种检查，最后做出有关疾病的诊断。如果就收集的资料还做不出确切的诊断，就要再做进一步的检查，乃至运用治疗性诊断等方法，以确定诊断为诊病之目的。疾病的诊断确定后，就要根据"病"来采用不同的方法进行治疗。适合用药治疗的则用药，适合手术治疗的则用手术治疗，适合支持疗法的则采用支持疗法。

近年来，随着加大对中医病名的研究，以及中医病名的统一化，临床辨病逐渐成为许多有识之士之共识。

（4）辨病与辨证互为补充

①辨病为先的重要性在于减少了辨证论治的盲目性。任何一种疾病都有其自身的临床表现、病因病理、发展过程、转归预后及针对性的治法方药，通过辨病掌握疾病的发病机制、证候特征、病机演变规律及治疗原则，也就掌握了疾病的概况，因此，对临床诊疗有整体性的指导意义。例如，银屑病和玫瑰糠疹临床都有血热证候表现，但这两种疾病的病程与转归不同，前者病程长、容易复发，而后者病程相对短、不易复发。因此，尽管二者均有血热证之表现，但其病机演变不完全相同。掌握了二者的异同，在辨证论治中，则可使治疗更具有针对性，减少治疗的盲目性，提高临床疗效。

②掌握病情发展规律，判定预后，减少误诊。疾病的预后取决于疾病的性质、病因、病位、病机发展规律和治疗优劣等因素。任何一种疾病都有其自身的发生发展规律、邪正的消长盛衰，因而预后不同。临床上不同疾病过程中出现相同的证候是屡见不鲜的，但这种相同的证候必然受到不同疾病的影响，而使证候转归、预后有所不同。例如皮肤深部真菌病和基底细胞癌等均可出现溃疡之阴证的表现，这些疾病的预后、转归完全不同，一旦误诊，则给患者造成极大伤害，甚至引起医疗纠纷等。

③辨病与辨证相结合。在中医学的辨证思维过程中，以证作为目标点是对的，但只考虑证的异同，即只考虑疾病的阶段性和类型性，不考虑病的全过程，确实是有失偏颇的，在临床操作中也是较难施行的。原因很清楚，疾病的整个过程，包括发病原因、病变规律、转归预后等都没有搞清楚，对疾病还没有一

个总体的认识，要想认识疾病的每一阶段或某一类型的病变本质，必定是困难的，辨证的确切率也必定不会高。

要发扬中医学辨证论治诊治特色，提高中医临床诊治水平，提高辨证确切率，必须走辨病与辨证相结合的诊治思路。通过辨病思维来确诊疾病，对某一病的病因、病变规律和转归预后有一个总体的认识，再通过辨证思维，根据该病当时的临床表现和检查结果来辨析该病目前处于病变的哪一阶段或是哪一类型，从而确立当时该病的证候，然后根据证候来确定治则治法和处方遣药。

三、清热解毒法在细菌感染性皮肤病中的应用

清热解毒法是临床常用于治疗热毒证的治法。临床上有许多感染性皮肤病如丹毒、毛囊炎、痤疮等常辨证为热毒证，因此清热解毒法在临床应用十分广泛。清热解毒法配合其他治法治疗疔、疖、痈、疮、肿毒等感染性疾病历史悠久，经验丰富，疗效显著。目前，在抗生素耐药日趋严重的情况下，重视中医中药在治疗感染性皮肤病中的应用十分必要。现就清热解毒法在细菌感染性皮肤病中的应用简述如下。

（一）应用范围

清热解毒法主要应用于细菌感染性皮肤病，如脓疱疮、疖与疖病、痈、毛囊炎（包括秃发性毛囊炎、项部瘢痕疙瘩性毛囊炎、头部穿凿性毛囊周围炎、糠秕孢子菌毛囊炎）、丹毒、甲沟炎、痤疮、颜面粟粒性狼疮等。这类皮肤病大都归属于中医"疮疡"范畴（疮疡：一切痈疽、疔疖、疥癣、痘疹、外伤等之总称）。痈疽泛指体表化脓感染性疾病。其中的痈有外痈、内痈两大类。外痈是指生于皮肉之间的急性化脓性炎症，局部具有红、肿、热、痛的特征，一般范围在6~9cm者称痈，大多相当于现代西医学的体表脓肿、急性淋巴结炎等。疽指病位深、范围大、病情重的化脓感染性疾病。有脓头者称有头疽。有头疽，初起即有粟粒状脓头，红肿热痛，易向深部及周围扩散，溃破后状如蜂窝，其范围常超过9cm，相当于西医学的痈。无头疽是一种骨与关节间的急性化脓性疾病，相当于西医学的化脓性骨髓炎、化脓性关节炎。疔是一类形小、毒大、根深、痛剧、发病迅速、多发于手足及面部的化脓性炎症，如面部疔、手部感染及急性淋巴管炎等。疖泛指一切形小、毒浅、易脓、易溃、出脓即愈的急性化脓性炎症。红肿热痛，肿势局限，范围多在3cm左右，相当于西医学的毛囊炎或疖。

（二）常用清热解毒方剂

1. 五味消毒饮（《医宗金鉴》）

【组成】金银花、蒲公英、紫花地丁各15~30g，野菊花12g，紫背天葵子9g。

【功效】清热解毒，消散疔疮。

【主治】各种疔疮、痈疡疮疖，症见红肿热痛，发热恶寒。

2. 仙方活命饮（《校注妇人良方》）

【组成】金银花15~30g，天花粉12g，当归、赤芍、贝母、白芷、皂角刺各9g，制乳香、制没药、炮山甲、防风、陈皮、生甘草各6g。

【功效】清热解毒，消肿溃坚，活血止痛。

【主治】疮疡肿毒初起，局部红肿热痛，或已成脓而未溃，或身热微恶寒，苔薄白或微黄，脉数有力，属于阳证者。

《医宗金鉴》记载："此方治一切痈疽，不论阴阳疮毒，未成者即消，已成者即溃，化脓生肌，散瘀消肿，乃疮痈之圣药，诚外科之首方也，故名之曰仙方活命饮。"

3. 黄连解毒汤（《外台秘要》引崔氏方）

【组成】黄连3g，黄芩、栀子各9g，黄柏6g。

【功效】泻火解毒。

【主治】疔疮及一切火毒热毒，症见发热、汗出、口渴等实证。

4. 普济消毒饮（《东垣试效方》）

【组成】酒炒黄芩、玄参、牛蒡子各9g，连翘、板蓝根各12g，酒炒黄连、桔梗、柴胡、甘草各6g，陈皮、马勃、僵蚕、薄荷（后下）各5g，升麻3g。

【功效】清热解毒，疏风消肿。

【主治】流行性热病，症见恶寒发热，头面红肿，触之即痛，目不能开，口渴烦躁，咽喉肿痛，脉浮数有力。本方原为用治大头瘟的要方。大头瘟多属头面部丹毒，本方可用于治疗颜面丹毒、急性腮腺炎、急性扁桃体炎以及头面痈疮肿毒。

（三）自拟方消毒饮的应用

【组成】金银花15~30g，蒲公英15~30g，紫花地丁15~30g，黄芩9g，栀子9g，黄柏9g，生地黄15g，牡丹皮15g，丹参15~30g，紫草9~15g，皂角刺9g，白芷9g，甘草6~9g。

【功效】清热解毒，凉血活血，溃坚排脓。

【主治】皮肤病热毒证。主治痤疮，临床也常用于治疗毛囊炎（包括秃发性毛囊炎、项部瘢痕疙瘩性毛囊炎、须疮、头部穿凿性毛囊周围炎、糠秕孢子菌毛囊炎）、疖与疖病、颜面粟粒性狼疮、玫瑰痤疮等。

【随症加减】

痤疮：大便干者加生大黄（后入）6~9g；大便溏者加炒白术9~15g、车前子（包煎）9~15g；粉刺多者加浙贝母9g、半夏9g；油脂多者加陈皮15g、茵陈15~30g、苍术15g；有结节、脓肿者可选加穿山甲6~9g、陈皮9g、浙贝母9g、连翘15g、夏枯草15g；女性迟发性痤疮与情志有关者可加柴胡9g、郁金9g；经期腹痛者加香附9g、红花9g；月经提前量多者可加地榆炭12g、白茅根30g、仙鹤草15~30g。

毛囊炎：须疮加龙胆草10g；坐板疮加萆薢；头部者加川芎；夏季发病或苔腻者加茵陈15g或藿香10g；反复发作、素体虚弱者加黄芪15g、党参10g、当归10g、白花蛇舌草30g；窦道脓出不畅者加穿山甲9g、青皮9g；皮损坚硬或形成瘢痕者可选加穿山甲9g、三棱15g、玄参15g、天花粉12g、土贝母15g、连翘15g、夏枯草15g等。

疖：面部疖可加牛蒡子9g、桔梗9g、薄荷9g；胸背部疖可加柴胡9g、郁金9g、青皮9g等；上肢疖可加桑枝9g、川芎9g；下肢疖可加川牛膝9g；暑湿、热毒较著者可加藿香9g、佩兰9g；肿痛甚者可加乳香6g、没药6g。

脓疱疮：脾虚湿盛，皮疹反复发作者加参苓白术散；纳呆加焦三仙；高热烦渴者加柴胡、生石膏等；便溏加山药、黄连等。

丹毒：肿胀明显者加车前子、泽泻；头面部加薄荷、菊花；下肢加牛膝、黄柏、萆薢；胸胁部加柴胡、龙胆草；高热加生石膏。

四、谈中西医结合

中西医结合治疗皮肤病有一定的优势。

（1）诊断方面的结合：对于疾病的诊断，中西医有各自的特点。中医依靠望闻问切四诊方法，将所收集的临床资料，按照中医的辨证纲领进行综合分析，得出中医的证型。它注重患病机体当时所处的反应状态，强调的是证型而不是病名。由于观察角度的不同，以及疾病阶段的差异，中医对皮肤病名的诊断偏于形象化和直观化，缺乏统一规范的标准，因而出现不少一病多名，或一名多病的现象。

例如"银屑病"（西医病名），中医根据皮损的不同表现形式，有多种名称，如"白疕""松皮癣""干癣""蛇虱"等；再如"癣"（西医病名），中医根据皮损特点、发病原因及发病部位，称之为"鹅掌风""脚湿气""汗斑""阴癣""金钱癣"等不同名称。还有"脓疱疮"（西医病名），中医有"黄水疮""滴脓疮""浸淫疮""天疱疮"等多种病名。而同一中医病名常又包含不同的西医病名，例如前述"鹅掌风"，不仅指手癣，而且还包括手部神经性皮炎、手部慢性湿疹等。

还有一些皮肤病，如系统性红斑狼疮，中医尚无确切的病名，给临床诊断造成杂乱无序、无章可循的困境。相反，西医对疾病的诊断比较规范，它从患者的临床表现入手，根据病史、体征及皮损特点，结合现代科学检测仪器进行各种定性、定量、定位检查，因而其诊断较客观地反映疾病的病因、病性和病位。

中西医诊断相结合，就是要把两者的优势整合，将西医规范的诊断标准融入中医皮肤病的诊断之中，使之成为比较规范统一的中西医结合诊断标准体系。尤其是一些不典型的皮肤病，更需要借助现代先进的检测技术来做出正确诊断。

杜教授强调西医诊断非常重要，认为在临床工作中，应先进行西医病名诊断，然后再进行辨证论治，即先辨病，后辨证。

先辨病，后辨证，可使诊断清晰，不仅有利于扩大思路，选择最佳治疗方案，而且对疾病的转归及预后都能做出相应的判断。例如玫瑰糠疹与花斑癣，皮损形态及发病部位都非常相似，若按中医辨证不易鉴别，但先辨病做真菌镜检，其诊断便一目了然。再如银屑病与二期梅毒疹，皮损有时也易混淆，若先辨病做快速血浆反应素试验，则可轻而易举地将两者区别开来，避免了治疗的盲目性。

另外，杜教授也主张宏观辨证与微观辨证相结合。辨病与辨证相结合是中西医结合的初级阶段，而要使中西医结合向纵深发展，就必须把西医学的实验室微观检测指标纳入中医的宏观辨证中去，使两者有机结合，才能做出比较客观、科学、准确的辨证。因为传统的四诊方法，靠人的感官直觉来认知病情，往往带有主观片面性，束缚医学的发展。随着科学技术的不断进步，不少学者已将西医学的先进检测手段引入到中医的研究中，用以弥补望、闻、问、切诊察疾病之不足，使中医学由宏观向微观渗透，从更深层次上认识疾病。例如，银屑病的组织病理显示真皮乳头水肿，据此杜教授提出了常用清热利湿法治疗银屑病，而且经临床观察，疗效显著。

（2）治疗方面的结合：中西医在治疗皮肤病方面各有千秋。中医认为皮肤病虽然发生于体表，但与内在阴阳气血、脏腑经络紧密相连，所谓"有诸形于内，必形于外"。因此在治疗皮肤病时，从宏观整体出发，全身辨证，内外同治。西医则重视局部病变，根据病因、病理及发病机制，采取针对性的治疗。中西医结合治疗不是单纯中、西药的叠加，而是将两者的优势整合，达到提高疗效、缩短疗程、减少复发、减轻不良反应之目的。

西医辨病诊断、中医辨证治疗，是中西医结合普遍采用的手段与方法，也是中西医结合的重要结合点。这种方法先以西医辨病诊断为主，以辨别疾病的发病原因、病理生理改变、疾病的治疗与预后，再结合中医辨证，将一种皮肤病分为若干型，每型按一个主方论治，此即"以病统证""同病异治"。例如湿疹，根据其临床表现分为急性、亚急性和慢性湿疹共3种类型。中医辨证论治，分为3种证候类型：①湿热浸淫证，治以清热利湿，方用清热利湿饮。②脾虚湿蕴证，治以健脾除湿，方用除湿胃苓汤。③血虚风燥证，治以养血祛风，方用当归饮子。

中医辨证为基础，结合西医辨病加以论治。这种方法是在中医辨证分型论治的基础上，结合西医的发病因素、病理变化及发病机制加以针对性的药物治疗。例如热毒型痤疮，西医认为与皮脂分泌旺盛、痤疮棒状杆菌寄生有关，我们在组方用药时，针对病因及发病机制，选择既能清热解毒，又具祛脂、抑菌中西医双重效应的药物配方，比如丹参、茵陈等，可谓一箭双雕，常能获得较好疗效。再如脂溢性脱发，西医认为与雄性激素及微循环障碍相关，在辨证的前提下，选择具有拮抗雄性激素及改善微循环的中药治疗，如丹参酮等。

总之，杜教授在多年的临床、教学和科研工作中，除了强调中医特色外，也非常重视中西医结合，并在此方面积累了丰富经验。

五、重视专病专方

专病专方理论始于《内经》，如《素问·病能论篇》云："有病怒狂者……使之服以生铁落饮。"《灵枢·邪客》云："目不瞑……饮以半夏汤一剂，阴阳已通，其卧立至。"《五十二病方》记载了包括内、外、妇、儿、五官等52类疾病，基本上以病论治，张仲景《金匮要略》则以专病成篇，其所指"辨某某病脉证治"乃体现专病专方思想。杜教授临证尤重临床的实效性，对专病专方的应用积累了大量的经验，兹举一二如下。

1.抓主症，纲举目张

《伤寒论》中"但见一证便是"就揭示了辨主症对临床施治的重要意义。它既简化了辨证过程，指导组方配伍，同时又提高了临床疗效。杜教授常说："究其一点，不计其他。"每一种疾病都有自己的主要矛盾，并且该矛盾几乎总是贯穿疾病发展的始终，治疗疾病，应首先考虑并以此确立主证、主方，再在辨证论治的基础上处理兼夹证候。清代徐大椿在《兰台轨范·序》中道其要义："欲治病者，必先识病之名，能识病之名而后求其病之所由生，知其所由生，又当辨其生之因各不同而病状所由异，然后考其治之之法，一病必有主方，一病必有主药。"

如龙胆泻肝汤为清肝胆实火、泻下焦湿热的经典方，用于治疗急性、亚急性湿疹大都效果显著。湿疹急性期、亚急性期均可见不同程度的红斑、丘疹、糜烂，瘙痒剧烈，只是程度不同，即使是慢性湿疹证属血虚风燥者也有湿邪的存在，因此认为湿邪贯穿于湿疹病程的始终。临证时可酌情采用具有清热利湿、清热燥湿、健脾利湿、淡渗利湿功效的药物，疗效显著。

2. 明加减，有的放矢

杜教授体会，专病专方更重要的意义还在于对临床组方配伍的指导作用。专方又如棋谱、兵书战策，有的放矢，针对性强，而且便于理解把握，格外适用于初学者。当疾病急骤或突显，病势进展比较迅速时，此时疾病的主要矛盾远重于证候表现或体质状态，应当纲举目张，既以主病主方为纲，也可结合辨证和辨体加减。杜教授认为痤疮的发生与血热体质关系密切，常用自拟中药方剂痤疮饮加减。皮肤油腻者，加茵陈、陈皮；大便秘结者，加生大黄；脓疱较多者，重用蒲公英、紫花地丁，加用白花蛇舌草、野菊花；经前加重者，加香附、益母草；腹胀者，加生山楂、枳实；囊肿成脓者，加浙贝母、穿山甲；结节、囊肿难消者，加三棱、莪术、夏枯草。常能取得良好的临床效果。

3. 依病机，有方有守

专病专方还可解决临床常见的无证可辨问题。根据实验室指标异常立方，即首先针对实验室检查的异常指标择用有效中药作为君药，再根据体质、舌苔、脉象等征象确定其寒热虚实属性，进而选择佐药。如银屑病是一种反复发作性的慢性疾病，因其具有多环节参与的复杂发病机制，使根治显得尤为困难。"湿热难缠，病难速已"，病证治疗后期，热势渐清，而湿气未却，脾气未复，往往表现为余邪缠绵，脾虚不运，湿热久伏，暗耗气津，更易"久病入络"。湿瘀互结更加克伐正气，考虑到这种复杂性、长期性，疗程一定要长，一般 3 个月或更长为宜，而大量临床实践也证实，凡能坚持在缓解期接受干预者，一般可得到长期缓解。

4. 勤补拙，博采众方

专病专方，要注重积累，遍览群书，博采众方，勤于验证。无论经方还是时方，杂书所载方或民间流传的单方验方，杜教授都细心研究。如治疗湿疹、银屑病等最为广泛的湿热清、治疗痤疮的消毒饮等，都是杜教授从万千方剂中精选出来又经验证的有效方剂。熟悉药物功效，而且掌握遣方规律，从而达到专方专药与辨证论治相结合的目的。

5.谈守方

守方不更，仲景在《伤寒论》中早有垂训，如第57条："伤寒发汗已解，半日许复烦，脉浮数者，可更发汗，宜桂枝汤。"太阳伤寒，服桂枝汤发汗后，证已解，约有半天时间又见心烦、脉浮数等症，为表邪未尽，或调护不周，复感外邪，宜用桂枝汤原方，调和营卫，微发汗即可告愈。临床上，许多皮肤疾病皆非一二日可愈，治疗周期往往较长。因此，杜教授常嘱守方常服，每每数日、数十日，甚或数月不变，即叶桂所云："王道无近功，多服自有益。"

佛家修为观止，曰"戒、定、慧"，不妨借用。皮科临证也须有方有守，融化机变，印之在心，慧心于目，自无差谬。其一，辨识证候准确，如《医学源流论》曰："为医者，无一病不穷究其因，无一方不洞悉其理，无一药不精通其性，庶几可以自信。"其二，药后虽症状或增或减，但病因未除，证候未变，更需守方徐图。如银屑病、白癜风、黄褐斑等慢性疾病，病势相对稳定，病理变化、证候演变一般较慢，在守方过程中，不可病情稍有变化，即行改方，当谨守病机，细审其证，定方选药，坚持应用，甚者累至数月、数年。若求效心切，朝方夕改，杂药乱投，必贻患无穷。

（1）祛邪务必求其尽：《素问·热论篇》曰："病已衰而热有所藏。"热病后热邪易藏匿变为伏邪伺机而发。如银屑病等反复发作性的慢性疾病，因其具有多环节参与的复杂发病机制，使根治显得尤为困难。"湿热难缠，病难速已"，病证治疗后期热势渐清，而湿气未却，脾气未复，往往表现为余邪缠绵，脾虚不运，湿热久伏，暗耗气津，更易"久病入络"。湿瘀互结更加勃伐正气，考虑到这种复杂性、长期性，疗程一定要长，一般3个月或更长为宜，而大量临床实践也证实，凡能坚持在缓解期接受干预者，一般可得到长期缓解。

（2）灵活化裁：杜教授主张守方，并不是呆板死守，一般药后症减者，往往次要症状消失和减轻，主要病理变化轻微，临证结合成药相互配伍，或配合汤剂临时送服，或施以食疗、药引及时调整。药后平平者，若病重药轻，则遵守原方，重其剂而用之；病势缠绵者，若药力生效，可守方继进，以待佳效。为了便于守方，杜教授积极开展系列中成药及其剂型的开发研究，如对药物进行提取、浓缩，制成免煎颗粒、膏方、水丸，将有效的经验方如痤疮饮、龙胆合剂制成常规院内制剂，此既便于患者守方，长期服用，又保持了药效的稳定性，颇受患者欢迎。

（3）扶正缓图：久病正衰，当以"王道方"为主，多服自有益，不可操之过急，着眼于急功近利，而行霸道。过去银屑病患者因长期服用含砷、汞等重金属药物，导致损肝伤肾；或应用抗肿瘤药物和糖皮质激素治疗银屑病，虽短期疗效较好，但易复发，且复发后更重，形成恶性循环，少数引起白血病等恶性肿瘤，如带状疱疹后遗神经痛是治疗中最棘手的难题，常经久不愈，疼痛难忍。杜教授认为此证虽有余毒未清，气滞血瘀，但究其根本为年老体衰，气虚不能祛邪外出，故必须益气扶正补虚为主，重用黄芪、党参以培中气，缓则治本，常有良效。

（4）顾护胃气：杜教授在临证中时时注重顾护胃气，他认为对慢性病患者，多是因虚致瘀，因虚而致病，所以在治疗中要扶正达邪。脾胃为后天之本，"胃气一败，百药难施"，临床立法当以顾护脾胃为主，或先调脾胃，或在祛邪时不忘顾护脾胃。遣方用药更须考究药物性味，补气补阳不能过于温燥而伤胃津，滋腻勿过而妨碍脾胃，祛邪药不能过于损伤脾胃而伤正。

苏轼在《答谢民师书》中说："行于所当行，止于所不可不止。"诚然，如荨麻疹、接触性皮炎等等急性病，发病急，传变快，所以守方相对少些。慢性病如银屑病、鱼鳞病、红斑狼疮等，则需医者在识病认证准确的前提下，特别要注意坚持守方。虽尚有仁智之见，笔者体会准此而验之临床，日积月累，必深有所得。

六、治湿十法

杜教授素以清热利湿法治疗皮肤疾患著称，临证佳案，屡见迭出，数十年的临床实践中形成了自己独特的学术风格，现将其治湿十法之经验归纳总结如下。

1. 独辟蹊径，从肝治湿

杜教授临证善以龙胆泻肝汤灵活化裁，从肝论治各类皮肤疾患。肝为风木之脏，性善祛湿，木土为邻，生理相助，病则违和，肝脾无论从生理病理都密切相关。《金匮要略·脏腑经络先后病脉证》曰："见肝之病，知肝传脾，当先实脾"，为防肝木乘土而设。同样湿热之变，土壅则木郁，治疗上泻肝邪，顺肝性，借肝木之疏导之力，则湿祛更易。湿性缠绵，久病不愈，愁虑忧郁，情怀不畅，也必扰及于肝，王旭高言："情志郁勃，心肝受病"，"肝欲散，急食辛以散之"，临证每从舒肝、疏肝两方面入手，习以柴胡、芍药疏肝理气，遂肝木条达之性，更参以牡丹皮、当归、丹参诸凉血活血之品，疏凿开通，辛以散之，伸达肝气，气化则湿亦同化，体用同治，药微而效著。

2. 师法叶桂，湿宜透转

杜教授认为，湿热为患，许多医者往往不注重湿热证的病机演化，芩连知柏，滔滔而来，虽有近效，但弊病亦复不少。过用苦寒之品，一则寒凝郁遏，冰伏热邪；一则过剂化燥伤阴助火，愈清愈炽。杜教授深谙叶桂"入营犹可透热转气"之法，临证习用药对——金银花、连翘，即取法于此。此二药性寒善清，乃疮家妙品，又兼芳香化浊，性灵轻清，与理气化湿之品相协，则气机疏通，腠理微微开泄，深伏之湿热之邪缓缓透发而出，湿祛热退，而无寒凉之弊。无论湿疹、银屑病、荨麻疹都应手取效。

3. 表散当忌，内消为贵

仲景言："风湿相搏，一身尽疼痛，法当汗出而解……发其汗，汗大出者，但风气去，湿气在，是故不愈也。"虽有风邪，不当发汗。程应旄注曰："湿家不惟不可误下，即汗亦不可误汗。"因其"风在外而湿在内，且大汗出而渍衣被，汗转为湿，风气虽去，而湿气仍隐伏而留存，是故不愈也"，朱丹溪："湿热为病，十居八九……以无形之热，蒸动有形之湿，素有湿热之人，易患湿温，误发其汗，则湿热混合为一，而成死证，名曰中暍。"皮肤末疾，虽不至成死证，但理一也。有鉴于此，王孟英提出："虽挟湿邪久不愈，而从热化，且汗渴脉数，似非荆防之可再表……宜滑石、苇茎、通草……斯合凉解之法矣。"故此证可径取清利其湿热，风为阳邪，其性开泄，能自开表而去，如无湿邪助其猖，无所依附，必不致留连，自遁于无形。另在杜教授方中，不独过汗，即便虫类搜剔之品，因其过悍而又耗阴竭液，有开门揖盗之嫌，如无确凿血瘀之征，不宜选用。

4. 湿热当清，凉血为先

"有诸形于内，必形于外。"无论内伤、外感，发病即同内伤，或红斑累累，或渗水淋漓，皆是脏腑气化失常而致。津血同源，血热乃湿热之本。渗水淋漓者，皆血中蕴热，蒸津外泄。以物比之，则血为釜中沸腾之水，湿为屉中氤氲上腾之气，舍釜中之水无此沸腾之势，则断无湿热之虞。且肝体阴而用阳，为血脏，凉其血，则肝火无由以发。又"诸痛痒疮，皆属于心"，湿病日久，病家无不心绪烦扰，则酿生心火，心火盛，必延及血热，故凉血之法又寓治本之意，临证直须凉血散血，亦不失为顿挫湿热内燔之捷径。

5. 热湿相搏，首重渗利

湿热为患，多内外交感，薛生白曰："太阴内伤，湿饮停聚，客邪再至，内外相引，故病湿热。""盖太饱则脾困，过逸则脾滞，脾气困滞而少健运，则饮停湿聚矣。"王孟英曰："又有酒客，里湿素盛，外邪入里，里湿为合，在阳旺之躯，胃湿恒多；在阴盛之体，脾湿亦不少，然其化热则一。"素体阳盛者，湿邪多从热化，病归阳明胃，其病机多呈热重于湿；素体阴盛者，多在太阴脾，留连迁延，病机多呈湿重于热。湿热之患，以湿为本，邪火入湿，如油入面，更至缠绵。如薛生白归纳："热得湿而愈炽，湿得热而愈横，湿热两分，其病轻而缓，湿热两合，其病重而速。"湿热交阻，湿热熏蒸的病理变化下，热与湿合，则更难以清解，愈加炽烈，湿得热助则湿更难化，且病势更甚。从治疗上看，如单清其热，则有凉遏之弊，且湿为阴邪，不宜过寒。"湿盛则阳微也"，更应时时固护阳气。

叶天士云："挟湿加芦根、滑石之流，或透风于热外，或渗湿于热下，不与热相搏，势必孤矣。"刘河间曰："治湿之法，不利小便非其治也。"临证选药，多取白鲜皮、泽泻、车前子等清热而利湿之辈，引利湿从小便而去。湿去热孤，无所附则"湿去不与热相搏，则易解也"。

6. 湿热多瘀，当先活血

湿性黏腻，缠绵难愈，易致血热互结，瘀阻脉络，诸症杂见。首先，从病邪病理来看，湿为地之气，为阴邪，其性重浊黏腻，易阻碍气机，气机不畅，气滞则血凝，凝之既久则成瘀；瘀久酿热，邪热深入血分，煎熬阴血，亦成瘀阻；又伤阴耗血后，脉络涸涩，血行不畅，亦成瘀阻。而从其病程来看，湿热为病，缠绵难愈，"久病入络"而每每成瘀。瘀血作为一种病理变化，其产生即与湿热互结，"主客浑受"而热瘀固结，病更缠绵。吴又可所言"客邪胶固于血脉，主客交浑，最难得解，久而愈固"主者，指人体气血阴阳脏腑血脉，同时也包含了由于体质或宿疾而致，或精血亏耗，或血瘀，或气滞，或津停的内在病理基础。所谓客者，乃湿热之邪气。主客浑受，即是邪气与瘀滞之气血胶固难解，形成脉络瘀阻之疾。鉴于此，凉血活血诸品，如牡丹皮、生地黄、丹参、赤芍等用之得当，事半功倍。

7. 治湿之余，毋忘解毒

《医宗金鉴·外科心法要诀》提出："痈疽原是火毒生，经络阻隔气血凝。"不独感染性疾患，许多皮科疾患也与毒邪相关。《重订通俗伤寒论》言："火盛者，必有毒。"五志过极，宣泄不得，蕴毒生热，外邪入里与阳热体质相合，也易化火，蕴而成毒，临证往往见湿热瘀毒相兼，或湿热久蕴，化火成毒，或湿热之体复感毒热之邪，而见红斑、脓疱、糜烂、汁水津流、脓痂污秽、烦热便秘、舌质绛红、苔黄腻、脉滑数，如带状疱疹、银屑病、脓疱疮、自体敏感性皮炎等等。杜教授习在龙胆泻肝汤的基础上伍以大剂量清热解毒之金银花、连翘、白花蛇舌草等以清热解毒，祛湿排脓。

8. 从血运脾，标中求本

湿邪伤人，必累及脾胃。王孟英曰："胃为戊土，属阳，脾为己土，属阴。湿土之气，同类相召，故湿热之邪，始虽外受，终归脾胃也。"往往外邪入里，里湿为合。薛生白曰："太阴内伤，湿饮停聚，客邪再至，内外相引，故病湿热。盖太饱则脾困，过逸则脾滞，脾气困滞而少健运，则饮停湿聚矣。"脾为湿之本脏，治湿不治脾，非其治也。但补脾之药，参芪术附，若燥则助火伤阴，若补则恋邪助湿，投鼠忌器。杜教授认为，脾升胃降贵在气血宣通，其理脾之法有二，其中之一以疏肝，借肝之条达之性开郁以理脾。脾裹血，脾与肝皆为血脏，主升清而统血，贵运不在补，活血之药，代脾之役，活血即功同运脾。曹颖甫先生尝以小建中而调和肝脾，为脾家虚寒而设，今脾家湿热，异曲同工。

9. 治湿之要，更须保津

临床所见，诸湿热之患，急性期多渗水淋漓，但急性发作一过，亚急性期或慢性病期，则皮屑纷纷，龟裂干涸，一派燥象。津伤，一则渗水淋漓直接伤津，二来湿热之邪耗津竭液，更有治湿之药，芳香渗利，皆伤津之品。薛生白曰："其始也，邪入阳明，早已先伤其胃液，其继也邪盛三焦，更欲取资于胃液，司命者，可不为阳明顾虑哉？"亡羊补牢，不若未雨先绸。杜教授在用药中，体现在为遣方用药，轻灵为贵，忌过表散、渗利、泻下，多取利湿而不伤津之品，更要"先安未受邪之地"，方中独取生地黄一味重用，济肾之水，泉源而不竭。

10. 酌古参今，中西会通

古法不可废，西医学进展也需重视，药理研究、临床基础研究进展，皆需广泛涉猎，转益多师是汝师，为大医者当不可存中西门户之见，自缚手脚。中医四诊，拘于历史条件所限，习惯于感官的直觉观察，传统辨病、辨证比较笼统粗泛，有很大的局限性。譬如硬皮病初期或皮疹不明显时，若没有做免疫球蛋白、补体、各种抗体检查，尤其是抗 ANA 抗体、抗 Scl-70 抗体检测时，单凭皮疹难以确定疾病类型及转归。随着中西医结合研究的深入，以及西医学对中医"证"本质的研究，越来越明确地显示病—证结合的必要性。因此重视传统理论的探索与创新，引入多学科技术与方法，中西医互补，病证结合，从细胞间相互作用及其分子基础上对中医学做更深入的探讨，无疑会给中西医结合皮肤病研究带来新的契机。

七、皮肤病饮食制宜

俗称"民以食为天"，饮食是维持人体生命和活动的重要物质基础。《灵枢·平人绝谷》称:"平人不食饮七日而死者,水谷精气津液皆尽故也。"饮食失宜是导致皮肤病发生的重要原因之一,杜教授主张"善治病者,不如善慎疾;善治药者,不如善治食",注重饮食调护在临床实践中的运用,今整理如下。

1. 饮食所伤病机

(1) 饥饱不调:《素问·生气通天论篇》云:"高粱之变,足生大疔,受如持虚。"长期进食高热量饮食,会使阳热内盛,久则可多发疔疮,或"以酒为浆"而"务快其心",都能使脾胃伤损而有伐正气,以致遗患无穷。油腻壅聚,限制其脾胃运化,以致形体日渐消瘦而疾病丛生。

(2) 冷热失宜:《灵枢·师传》云:"食饮者,热无灼灼,寒无沧沧,寒温中适,故气将持,乃不致邪僻也。"摄取饮食物时,应"寒温中适"。若为贪凉心切,迭进冷饮,或冷食冷物,致使中焦脾胃阳气被遏,气不能运,水饮痰浊中阻,气血生化乏源,正气自然受损。

(3) 五味偏嗜:《素问·生气通天论篇》论述:"是故味过于酸,肝气以津,脾气乃绝;味过于咸,大骨气劳,短肌,心气抑;味过于甘,心气喘满,色黑,肾气不衡;味过于苦,脾气不濡,胃气乃厚;味过于辛,筋脉沮弛,精神乃央。"这里说明饮食五味太过,也是损伤五脏精气的重要原因。若酸、苦、甘、辛、咸不能合理调配,致使五味中任何一味偏盛偏衰,都能造成脏腑五行之气的盛衰变化,机体的和谐状态便会遭到破坏,"气增而久,夭之由也"。

2. 饮食与皮肤病的关系

《金匮要略》述:"所食之味,有与疾相宜,有与疾为害,若得宜则宜体,害则成疾。"饮食与皮肤病的发生、发展、治愈等均有密切关系,如明代《外科正宗》中说:"鸡、鹅、羊肉、蚌蛤、河豚、虾、蟹……海腥之属,并能动风发痒。"实践证明,适当忌口确有预防和治疗价值。随着人们生活水平的提高,皮肤病患者也逐渐增多,如果日常注意饮食习惯,可减少皮肤病发生。

(1) 不良饮食会加重或引发皮肤疾病:《灵枢·胀论》说:"阴阳相随,乃得天和,五脏更始,四时循序,五谷乃化。"如果饮食不当,则会引发或加重许多皮肤疾患。如过食生冷,易伤脾生湿而生湿疹;过食辛辣,易生胃火而生痤疮;过食肥甘厚腻,易发生痈疮;酒后进食鱼虾等海鲜可以引发荨麻疹。某些瘙痒性皮肤病如银屑病、瘙痒症等,摄入刺激性食物后,引起反应性血管扩张充血,皮肤潮红,瘙痒加重;光感性皮肤病应避免食泥螺、苋菜、油菜等;疱疹样皮炎患者则要忌食海带、紫菜等含碘丰富的食物。

(2) 适宜饮食可促进疾病恢复:《古今医鉴·病机赋》云:"调理脾胃,为医中之王道,节戒饮食,乃却病之良方。"过敏性紫癜应多吃富含维生素C、维生素 E 的食物，含钙量高的食物如大骨头汤，能改善血管的通透性；白癜风患者多食含有叶酸、微量元素的食物，主要多食含有铜、铁的食物，如芝麻、花生、无花果、桑椹、黑豆等；黄褐斑患者多食富含谷胱甘肽和维生素 C 的食物，如番茄、山楂、橘子、黄瓜等可以帮助病情康复。

3. 饮食调护

（1）辨证饮食：《金匮要略》中所说："所食之味，有与病相宜，有与身为害，若得宜则益体，害则成疾。"食物也和药物一样，有寒凉温热等不同属性，用之不当不但起不到补益的作用，反而会加重病情，因此饮食调养也需要因人而异，辨证择食。正确把握各类营养物质的性味及其在各个不同分型患者的合理运用，做到饮食符合"虚者补之，实者泻之，寒者热之，热者寒之"的调养原则，合理搭配，不偏食，使患者的饮食能够纠正患者的病机异常。

（2）辨病饮食：婴儿湿疹，一般是因为婴儿对鸡蛋蛋白、鱼和牛奶过敏所致，母乳暂时可少吃或不吃鸡蛋、牛奶、海味、辣椒等食品。脂溢性皮炎表现为头皮刺痒，鳞屑多，面颊、耳后及背后等处常有油性皮屑，其发病与皮脂分泌过多、消化不良和维生素缺乏有密切关系，因此，患者应该禁食肥肉、奶油等高脂肪食物，少喝酒，少吃辣椒和糖果，多吃新鲜蔬菜。寒冷性多形红斑、冻疮、脉管炎、雷诺病患者应忌食生冷瓜果，多食牛羊肉、葱、蒜、辣椒等一些温热性食物。患有痤疮、酒渣鼻及感染性皮肤病的患者，不宜食入过多的糖和脂肪。白癜风患者宜进食富含酪氨酸及矿物质的肉、动物肝脏、蛋、奶、黑豆、黑芝麻等食物。

（3）辨体质饮食：人体有虚实、寒热之分，致病因素也有风、寒、暑、湿之别，所食之物也有寒凉温热、酸甜苦辛、清浊补泻之不同。个体体质不同，饮食也要区别对待。如阳虚体质者，表现为阳气不足，应食用温性食物，以温阳散寒；阴虚体质者，表现为阴精偏衰，应食用清补食物，以滋补阴精；气虚体质者，表现为元气不足，应食用平补食物，以补气健脾；血虚体质者，表现为营血亏虚，应食用阴润食物，以补养阴血。

4. 三因制宜

三因制宜的原则，具体体现了中医学的整体观念和辨证论治的原则性和灵活性，既是治疗用药的原则，同样也用来指导膳食的选择。饮食要顺应季节气候变化、地理区域，还要根据人的年龄、性别、体质等不同特点，制订适宜的膳食计划。《饮膳正要》说："春气温，宜食麦以凉之；夏气热，宜食菽以寒之；秋气燥，宜食麻以润其燥；冬气寒，宜食黍以热性治其寒。"指出用寒凉的药物和食物要远离寒凉的季节，用温热的药物和食物要远离温热的季节，反之就会引起疾病。

小儿为稚阴稚阳之体，形质未充，脏腑娇嫩，脾胃功能尤为薄弱，易伤食为患，所以饮食选用具有健脾消食功效的食物。老年人脏腑功能衰弱，气血不足，饮食选用具有补益气血功效的食物。女子以血为用，有经、带、胎、产的生理特点，如经期前后，饮食宜温，以适应血气喜温恶寒的特性；产后气血虚弱，且血液上行化乳，所以要用血肉有情之品，补益气血。

5. 饮食忌口

忌口是中医一大特色，早在《灵枢·五味论》中就有肝病禁辛、心病忌咸、脾病忌酸、肺病忌苦、肾病忌甘苦的理论记载。忌口是治疗调护重要的一环，正如张仲景所说："所食之味，有与病相宜，有与身为害，若得宜则宜体，害则成疾，以此致危。"

杜教授认为忌口应根据疾病过程区别对待，具体而言可分为病前忌口、病中忌口和病后忌口三个过程。所谓病前忌口，也叫防病忌口，主要是依据患者的年龄、体质、特殊生理期、好发病史等综合分析患者情况，整体调整日常饮食及禁忌。根据病史忌口，如有胃病史应进食容易消化的食物，忌食厚味滋补的食物，高血压患者应低盐饮食。

杜教授认为，病中多脾胃运化减弱，因此，应忌难以消化的生冷硬食。不同的疾病有不同的忌口要求。例如，伤风感冒或小儿出疹未透时，不宜食用生冷、酸涩、油腻的食物；治疗因气滞而引起的胸闷、腹胀时，不宜食豆类或白薯，因为这些食物容易引起胀气；水肿患者宜少食食盐；哮喘、过敏性皮炎患者应少吃鸡、羊、鱼、虾、蟹等；又如患痹、疮、肿、疥、痔疮的患者，忌食用温热性的易诱发疾病的食物，如羊肉、虾、辣椒、带鱼。

中药与食物虽同出一源，但所含成分不同，其性味与药理作用也各异，若配合不当，则会降低疗效或失去疗效，甚至会增加中药的不良反应。

患者服用药物时，必须忌食对所服之药产生不良影响的某些食物，许多药物在服用时有共同的和特殊的忌口要求，具体禁忌因药而异。如禁忌辛辣、生冷、油腻或有特殊刺激性的食物是服用中药治疗时的个体要求，但不同的药物也有不同的忌口。古代文献中就有相关记载，如：薄荷忌鳖肉；甘草、黄连、乌梅忌猪肉；茯苓忌醋；蜂蜜忌生葱；鸡肉忌黄鳝；鳖鱼忌苋菜；天冬忌鲤鱼；荆芥忌鱼、蟹、河豚、驴肉；白术忌大蒜、李、桃等。另外在服用清热的中药时，不宜食用葱、蒜、胡椒、羊肉、狗肉等热性的食物。

服药后亦应忌口。某些食物会增强某些药物的药气，服用中药时，食性凉滑肠之类食物，就起不到健脾温中、益气和胃的功效；服含荆芥的中药汤剂后应忌鱼、蟹；用含白术的汤剂治疗疾病时，忌食桃、李、大蒜；服用人参应忌萝卜；服用茯苓汤剂忌食蜂蜜等。

病后邪去正气不足，需要靠饮食调补，使正气渐渐恢复。一般说来，病后饮食宜清淡，易消化，又富于营养，忌食大鱼大肉等肥甘油腻的食物。杜教授认为，甘厚肥腻之物，令人生热，滋生痰浊，影响脾胃及脏腑的功能，导致疾病。而患病之人，脾胃及各脏腑的功能都因疾病受到影响，甘厚肥腻更应禁忌。清淡、易消化的食物才有利于胃气的恢复，有利于疾病的康复。比如，病后常用米粥食养，米粥清淡，易消化，益胃气，适宜于各种疾病的调养，对于胃肠道疾病尤为有益。若用粳米微炒煮粥食，还有暖中健脾、化湿止泻之效，对于老年人及小儿腹泻日久不愈，甚有裨益。清淡饮食与富于营养，实际上并不矛盾。营养有多方面，蛋白质、脂肪、糖类是营养，维生素、无机盐也是营养。动物肉类食物的营养成分固然重要，谷豆类、蔬菜类食物的营养成分也是不可少的，应当互相搭配。

杜教授强调，烟、酒、辛辣、刺激性强的食物，一般来说应当避免。因为烟酒为辛热食物，有助热生痰之害，对热性病及痰湿较盛的病证，尤其当忌。然而，辛辣食物有发表散寒作用，可用于风寒感冒，酒有舒筋活血功效，可用于痹痛麻木之证，但均不可过量。

患者存在着个体差异，针对不同的疾病个体应做到因人而异。对于体质偏实者，饮食应注意全面合理，但兼夹痰、湿、瘀者不宜再补充过度的营养，可以多进食膳食纤维丰富的食物，并注意补充维生素和微量元素，加强锻炼，防止代谢性疾病的发生。

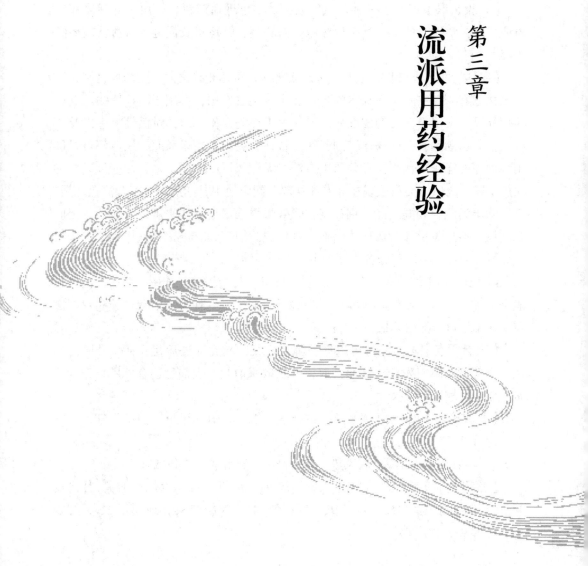

第三章

流派用药经验

第一节 疏风解表药

荆芥

【一般认识】荆芥系一种疏风解表药，并可理血解毒，常用于外感风邪之表证。西医学研究证实，其有使汗腺分泌旺盛、解痉挛及促进皮肤血液循环的作用。

【皮科特能】皮科临床取其疏风解表之功，可达止痒之效，配防风常用于治疗急性荨麻疹、皮肤瘙痒症等疾患。炒炭有止血作用，可用于治疗紫癜。荆芥治疗外风，常用于新发的皮肤病，治疗由于环境变化引起的过敏性疾患以及与冷热变化、潮湿有关的瘙痒。荆芥寒温特性不突出，所以风寒、风热都可以选用。荆芥发汗作用也很温和，所以有汗、无汗都可以使用。荆芥治疗外风，善祛皮里膜外之风，突出表现在经常和祛邪药配伍使用，如荆防方配合清热之品，疏风除湿汤配合利湿之品。荆芥穗祛风效果更强。荆芥炒炭可以入血分，搜血中之风，治疗过敏性紫癜尿中潜血、红细胞。荆芥具有透达外散作用，与金银花炒炭并用甚至可以部分替代犀角用于穷苦百姓。

【配伍应用】配防风、羌活，治风寒表证；配金银花、连翘、薄荷，治风热表证；配生石膏，治风热头痛；配牛蒡子、桔梗、生甘草，治咽喉肿痛；配槐花炭，治便血；配白茅根，治鼻衄。

【剂量要点】本品小量可以升提脾胃之气，起到促进运化、补气升阳的作用。中等剂量可以发汗，开通玄府，解表散寒消肿。大剂量适合外用，作为洗剂可以止痒散风。

【各家论述】《神农本草经》："主寒热，鼠瘘，瘰疬生疮，破结聚气，下瘀血，除湿痹。"

《外科证治全生集》："散风热，清头目风，利咽喉，疮肿贼风。"

【常用方剂】消风饮：荆芥9g，防风9g，牛蒡子9g，生地黄15g，牡丹皮15g，当归9g，连翘15g，苦参9g，生石膏21g，大胡麻9g，地肤子21g，蝉蜕9g，苍术9g，甘草6g。

柴胡

【一般认识】柴胡系一种发散风热解表药，并可疏肝解郁、升阳举陷，常用于外感风热之表证，尤善于疏散少阳半表半里之邪。现代药理研究证实，柴胡具有解热、抗炎、镇痛、镇咳、促进免疫功能等。柴胡及其有效成分柴胡皂苷有抗炎作用，其抗炎作用与促进肾上腺皮质系统功能等有关。动物实验表明，柴胡有较好的抗脂肪肝、抗肝损伤、利胆、降转氨酶、兴奋肠平滑肌、抑制胃酸分泌、抗溃疡、抑制胰蛋白酶等作用。并且柴胡有缓解肝损伤的作用，治疗药物性肝损伤，配合五味子、茵陈、灵芝等。

【皮科特能】皮科临床取其疏风解表、和解少阳之功，常用于治疗皮肤病邪气游走于半表半里之间。柴胡治疗外感伴发的皮肤病，比如急性荨麻疹、多形红斑等，伴发热、口苦、便秘等症状。柴胡主症有往来寒热，皮肤科可以引申为发作有时或者时发时止的皮肤病，比如荨麻疹、带状疱疹神经痛等。对于与肝气郁结、情志不遂相关的皮肤病，柴胡可以疏肝解郁，比如黄褐斑、酒渣鼻等，配伍香附、川芎行气解郁。柴胡可作为引经药，用于面部皮肤病，比如痤疮、面部过敏性皮炎等。发病在少阳胆经、厥阴肝经部位的皮疹，比如乳头湿疹、阴囊湿疹，可配伍清热利湿之药，柴胡作为引经药。

【配伍应用】配伍黄芩，和解少阳邪热；配伍大黄，外解少阳，内泄邪热；配伍葛根，增强解表退热之力；配伍黄芪，升举阳气；配伍川芎，疏肝行气，活血止痛；配伍白芍，疏肝和血止痛；配伍当归，疏达肝气，滋养肝血。

【剂量要点】不同剂量下的柴胡有不同作用，解表退热时用量比较大，解表要用到10g，退热时用到15~30g。疏肝解郁或者升举阳气用量比较小，3~6g就可以。疏肝、升阳多用醋或酒来伴炒，有利于入肝经。解表宜生用。

【各家论述】《药品化义》："柴胡性轻清，主升散，味微苦，主疏泄，若用二三钱，能祛散肌表……若少用三四分，能升提下陷。"

《本草正义》："柴胡升举，亦非所宜，惟必审知其为脾阳不振，中气下陷，则东垣之补中益气之方，乃堪采用。然升、柴升清，特其少少之辅佐品耳。"

【常用方剂】湿热清：龙胆草9g，黄芩9g，栀子9g，柴胡9g，生地黄15g，牡丹皮15g，当归9g，金银花30g，土茯苓30g，泽泻9g，车前子（包煎）15g，甘草6g。

化斑饮：柴胡15g，当归9g，川芎9g，赤芍15g，桃仁9g，红花9g，益母草9g，姜黄9g，白术9g，茯苓9g，香附9g，僵蚕9g，桑叶15g。

白芷

【一般认识】白芷系一种发散风寒解表药，并可通窍止痛，消肿排脓，常用于外感风寒之表证，尤其善于治疗阳明头痛、眉棱骨疼痛及牙龈痛。西医学研究证实，白芷能对抗蛇毒所致的中枢神经抑制，并对细菌、真菌有抑制作用。

白芷燥湿止带，用于治疗寒湿带下，常配伍白术、山药等使用。

【皮科特能】白芷辛香温燥，能消肿止痛，治疗痈疽肿毒，内服、外用均可。疮疡初起，红肿热痛，可配伍金银花、连翘、蒲公英、天花粉、皂角刺等清热解毒，消痈散结；在痈疽溃破出脓的阶段，配伍金银花、玄参、当归、天花粉、甘草等消痈排脓，促进脓液排出。西医学发现白芷所含呋喃香豆精类化合物有光敏作用。白芷含有挥发油，改善局部血液循环，故是治疗白癜风的常用药，内服、外用皆可。白芷善于祛风解表，治疗风邪所致的皮肤病，如湿疹、荨麻疹，可配伍防风、蒺藜、白鲜皮加强祛风止痒效果。

【外用特能】白芷所含呋喃香豆精类化合物有光敏作用。白芷含有挥发油，能够改善局部血液循环，与补骨脂、乌梅、马齿苋等组方，用75%乙醇浸泡涂擦可治疗白癜风。白芷行气散结，消肿止痛，用于治疗痈疽疮疡及跌打损伤，与赤芍配伍，白芷散气分之节，赤芍散血分之瘀，回阳玉龙膏、冲和膏均应用了白芷。痈疽溃脓之时白芷可以促进伤口愈合，含有白芷的生肌玉红膏，用于治疗创面溃疡及湿疹溃破等。

【配伍应用】配伍金银花，消肿排脓；配伍羌活，解表散寒，除湿止痛；配伍川芎，祛风止痛；配伍苍耳子、辛夷，宣通鼻窍；配伍白术，健脾燥湿止带；配伍黄柏，清热燥湿止带；配伍细辛，通窍止痛。

【剂量要点】内服3~10g，或入丸散；外用研末撒或调敷。

【各家论述】《本草纲目》："为阳明主药，故又能治血病胎病，而排脓生肌止痛。""长肌肉，润泽颜色，可作面脂。"

《名医别录》："可作膏药，面脂，润颜色。"

【常用方剂】白癜饮：熟地黄15g，何首乌15g，沙苑子15g，补骨脂9g，墨旱莲9g，枸杞子9g，白蒺藜15g，浮萍9g，苍耳子9g，当归9g，川芎9g，白芷9g，甘草6g，豨莶草15g。

侧柏酊：侧柏叶，骨碎补，桑白皮，蛇床子，五倍子，花椒，附子，干姜，肉桂，白芷，菊花。加入适量75%乙醇浸泡2周后，过滤药渣，装瓶备用。

白癜酊：白芷30g，乌梅30g，马齿苋30g，补骨脂30g，干姜30g，白芥子15g，甘草15g。

菊花

【一般认识】菊花系发散风热药，并可清肝明目、清热解毒，用于风热外感表证和卫分证。西医学研究证实，菊花制剂有扩张冠状动脉、增加冠脉血流量、降血压功效，并能抑制毛细血管通透性而抗炎。菊花有抗菌作用，对金黄色葡萄球菌、乙型链球菌、真菌等有抑制作用。

【皮科特能】内科常用白菊花，而临床皮肤科常用野菊花。野菊花和白菊花相比，白菊偏于清肝明目，而野菊花善于清热解毒，治疗疮肿毒、痤疮、丹毒、疖肿等，配伍金银花、连翘、蒲公英等清热解毒之品应用。菊花也常作为头面部皮肤病的引经药，面部过敏性皮炎、接触性皮炎、湿疹等，用菊花配伍龙胆草、金银花等，可以疏散风热，同时引药上行。

【配伍应用】配伍川芎，活血祛风止痛；配伍枸杞子，滋肝肾，清头目；配伍蝉蜕，清肝明目退翳；配伍甘草，清热解毒；配伍金银花，清热解毒，治疗疗疮肿毒。

【剂量要点】水煎服，5~10g。疏风散热宜用黄菊花，平肝、清肝明目宜用白菊花。

【各家论述】《本草汇言》："破血疏肝，解疗散毒。主妇人腹内宿血，解天行火毒丹疗。洗疥疮，又能祛风杀虫。"

《神农本草经》："主诸风头眩，肿痛，目欲脱，泪出。"

【常用方剂】消毒饮：金银花30g，蒲公英30g，紫花地丁15g，黄芩9g，黄柏9g，栀子9g，生地黄15g，牡丹皮15g，丹参15g，紫草15g，皂角刺9g，白芷9g。

侧柏酊：侧柏叶，骨碎补，桑白皮，蛇床子，五倍子，花椒，附子，干姜，肉桂，白芷，菊花。加入适量75%乙醇浸泡2周后，过滤药渣，装瓶备用。

浮萍

【一般认识】浮萍系一种发散风热解表药，并可透疹止痒，利水消肿，常用于外感风热之表证。据西医学研究证实，有强心、利尿、解热的作用。

【皮科特能】皮科临床取其疏风解表、透疹止痒之功，常用于治疗麻疹不透、急性荨麻疹、皮肤瘙痒症等疾患。

浮萍有质轻上浮的特性，可疏散风热，对于风热、湿热引起的皮肤病，能疏风清热，祛散皮里膜外之风邪，从而起到疏风止痒的作用。同时浮萍又可引湿热下行，使从小便而走，治疗风疹瘙痒性疾病，配伍车前子等使用。浮萍是治疗白癜风的常用药，因其除疏风作用外，还能清热凉血，调和气血，单味药或者是配伍应用治疗白癜风。

浮萍外用有淡斑的作用，治疗汗斑、雀斑、黄褐斑。时珍玉容散即将皂角、浮萍、青梅等共研细末，在手心内水调浓稠擦面上，早晚各1次，良久以温水洗面。

【配伍应用】配伍蝉蜕、薄荷、牛蒡子，疏风清热，解表透疹；配伍荆芥、防风、地肤子，祛风止痒；配伍车前子、茯苓皮，利水消肿；配伍白蒺藜、白芷，解表祛风。

【剂量要点】水煎服，干品15~30g，鲜品可达100~200g。外用适量。

【各家论述】《本草纲目》："主风湿麻痹，脚气，打扑损伤，目赤翳膜，口舌生疮，吐血，衄血，瘫风，丹毒。"

《滇南本草》："发汗，解毒。治疔癫，疥癣，祛皮肤瘙痒之风。"

【常用方剂】白癜饮：熟地黄15g，何首乌15g，沙苑子15g，补骨脂9g，墨旱莲9g，枸杞子9g，白蒺藜15g，浮萍9g，苍耳子9g，当归9g，川芎9g，白芷9g，甘草6g，豨莶草15g。

苍耳子

【一般认识】苍耳子系一种发散风寒药，并可通窍止痛，常用于外感风寒之表证，尤其伴有打喷嚏、流鼻涕的症状。西医学研究证实，有降压、抗过敏、镇咳、减缓心率作用，并有抗真菌作用。

【皮科特能】过敏性皮肤病伴有过敏性鼻炎，有打喷嚏、鼻塞流涕等症状者，配伍应用可宣通鼻窍。苍耳子是治疗白癜风常用药，白癜风因风邪袭表所致，气血瘀滞，血不荣肤，苍耳子散风，可配合活血和补益肝肾之品。《石室秘录》曾记载用苍耳子、防风、黄芪为末打成丸，米汤送服治疗白癜风。苍耳子外用搜风解毒，杀虫止痒，收敛止痒，配伍地肤子、艾叶等水煎外洗，治疗掌跖脓疱病、渗出性湿疹；配伍苦参、王不留行、明矾水煎洗，治疗头皮脂溢性皮炎；配伍地肤子、白鲜皮常用于急性荨麻疹、皮肤瘙痒症等疾患。

【配伍应用】配伍辛夷、白芷，通窍止痛；配伍羌活、防风，发表散寒；配伍地肤子、白鲜皮，祛风止痒；配伍苍耳子、威灵仙，祛风胜湿止痛。

【剂量要点】水煎服，15~30g。外用适量。

【各家论述】《日华子本草》："治一切风气，填髓，暖腰脚。治瘰疬，疥癣及瘙痒。"

《本草备要》："善发汗，散风湿，上通脑顶，下行足膝，外达皮肤。"

【常用方剂】白癜饮：熟地黄15g，制何首乌15g，沙苑子15g，补骨脂9g，墨旱莲9g，枸杞子9g，白蒺藜15g，浮萍9g，苍耳子9g，当归9g，川芎9g，白芷9g，豨莶草15g，甘草6g。

蒺藜

【一般认识】蒺藜有小毒，为平肝息风之药，亦有祛风止痒之功，西医学研究证实，蒺藜有强壮、抗衰老及提高免疫力的作用。

【皮科特能】蒺藜常用于治疗风邪偏胜所致的皮肤病，如白癜风、瘙痒症、疖痈、神经性皮炎等。不论风邪夹湿、血热夹风、血虚风盛等证，皆可用蒺藜配伍祛湿、凉血、养血等中药。如皮肤科临床搭配其他祛风止痒药治疗风疹瘙痒，搭配养血祛风之药治疗血虚风胜之白癜风、神经性皮炎、慢性荨麻疹等。

【外用特能】治疗白癜风可配伍何首乌、沙苑子、补骨脂、墨旱莲、枸杞子等药制酊剂外用；治疗银屑病可配金银花、青黛等药熬膏外用。

【配伍应用】凡风疹瘙痒属风邪偏盛者，多与荆芥、防风、羌活等配伍，以祛风止痒，如《圣济总录》蒺藜子散；若属血热夹风者，宜与白鲜皮、赤芍药、黄芩、大黄等同用，以凉血祛风，如《太平圣惠方》白蒺藜散；若属风邪夹湿者，可与蛇床子、苦参、苍术等配用，以祛风除湿止痒；若属病久兼血虚者，需与当归、白芍、制何首乌等相配，以养血祛风止痒；凡白癜风者，可配紫草、生何首乌、土茯苓等，以凉血祛风利湿；凡瘰疬结核者，可配连翘、玄参、猫爪草等，以解毒散结消瘰；凡恶疮肿痛者，可配金银花、蒲公英、赤芍等，以清热解毒消肿。

【剂量要点】内服：煎汤，6~15g；或入丸、散。外用：适量，煎水洗，或研末调敷。

【各家论述】《神农本草经》："主恶血，破症结积聚，喉痹，乳难。久服长肌肉，明目轻身。"

《方龙潭家秘》记载本品："治身体风痒，燥涩顽痹。"

《名医别录》载其："主身体风痒，头痛，咳逆伤肺，肺痿，止烦，下气；小儿头疮，痈肿阴㿉，可作摩粉。"

《会约医镜》云："泻肺气而散肝风，除目赤翳膜，肺痈，乳岩，湿疮。"

《本草再新》云："镇肝风，泻肝火，益气化痰，散湿破血，消痈疽，散疮毒。"

【常用方剂】祛风饮：荆芥9g，防风9g，当归15g，白芍15g，生地黄15g，川芎15g，刺蒺藜9g，黄芪15g，制何首乌21g，蝉蜕9g，僵蚕9g，地肤子21g。

白癜饮：熟地黄15g，制何首乌15g，沙苑子15g，补骨脂9g，墨旱莲9g，枸杞子9g，白蒺藜15g，浮萍9g，苍耳子9g，当归9g，川芎9g，白芷9g，甘草6g，豨莶草15g。

第二节 清热药

紫草

【一般认识】紫草为清热凉血药物，具有凉血活血、清热解毒透疹之功效，现代药理研究显示其具有抗炎、抑制血管通透性及对创伤愈合有促进作用，对热刺激所致的局部皮肤水肿也有抑制作用。

【皮科特能】紫草味苦性寒，功能凉血透疹，善清血分热毒，故常用于热入血分的皮肤病，如皮肤细菌感染、银屑病、痤疮、湿疹、过敏性紫癜及水火烫伤等。既可内服，也可外用，与金银花、连翘、蒲公英等配伍，可增强解毒消痈之效；与附子、人参、当归等同用可有托里消毒之效。皮肤科常用治热毒所伤而致的烧烫伤、湿疹、丹毒等病。

【外用特能】治疗痈疽疮，溃烂流脓者，可与白芷、轻粉、血竭、当归等相伍，用麻油、白蜡制成膏剂外敷，以化腐生肌，如《外科正宗》生肌玉红膏，现常用此膏治疗压疮、臁疮、冻疮等疮面未见感染者。又本品与当归、麻油等熬膏，可治唇蚕茧燥痒、头面白屑及烫火伤等，如《外科证治全书》紫归油、《医宗金鉴》润肌膏、《幼科金针》紫草润肌膏等。

【配伍应用】治疗痈肿、疔、疖、痤疮等皮肤病多配伍金银花、连翘、蒲公英等药；温病斑疹紫黑可配伍赤芍、蝉蜕、甘草等药；麻疹不透，兼咽喉肿痛者可配牛蒡子、山豆根、连翘等，麻疹气虚，疹出不畅可配伍黄芪、升麻、荆芥等药；治疗血热证的银屑病及红皮病与金银花、槐米、土茯苓、黄芩等配伍；治疗疮疡久溃不敛，可配伍当归、白芷、血竭等药熬膏外用；治疗湿疹可配黄连、黄柏、漏芦等药熬膏外用；治疗水火烫伤则与黄柏、牡丹皮、大黄等药用麻油熬膏外用。

【剂量要点】煎服，5~10g，外用适量，熬膏或用植物油浸泡涂搽。

【各家论述】《神农本草经》："主心腹邪气，五疸，补中益气，利九窍，通水道。"

《本草纲目》记载："紫草，其功长于凉血活血，利大小肠。故痘疹欲出未出，血热毒盛，大便闭涩者宜用之，已出而紫黑便闭者亦可用。若已出而红活，及白陷大便利者，切宜忌之。"

《本草求原》："紫草，痘疹隐隐，欲出未出，色赤干枯，及已出而便闭、色紫黑者宜之，痘夹黑疔亦宜。若痘已齐布红活，二便通调，则改用紫草茸，于血热未清，用以活血而寓升发之义也。"

【常用方剂】消毒饮：金银花 30g，蒲公英 30g，紫花地丁 15g，黄芩 9g，黄柏 9g，栀子 9g，生地黄 15g，牡丹皮 15g，丹参 15g，紫草 15g，皂角刺 9g，白芷 9g。

双土饮：金银花 30g，土茯苓 30g，炒槐米 15g，生地黄 21g，牡丹皮 15g，赤芍 21g，紫草 15g，连翘 15g，板蓝根 21g，白花蛇舌草 20g，黄芩 15g。

退疣饮：麻黄 6g，薏苡仁 30g，大青叶 15g，板蓝根 15g，紫草 15g，马齿苋 30g，白花蛇舌草 20g，黄芪 21g，荆芥穗 9g，红花 15g，香附 15g，三棱 9g，连翘 15g，金银花 15g，甘草 6g。

地骨皮

【一般认识】地骨皮为枸杞的干燥根皮。其为清虚热之药，治疗血热妄行出血证。具有免疫调节作用，地骨皮水煎剂对正常小鼠脾细胞产生 IL-2 及对硫唑嘌呤所致的 IL-2 产生超常抑制作用，地骨皮还能抑制 IgE 的产生。

【皮科特能】地骨皮入血分，治疗阴虚血热之皮肤病，可配伍滋阴养血之品，治疗慢性肥厚性湿疹、慢性荨麻疹等；配伍白茅根、金银花等清热之品可治疗过敏性紫癜、接触性皮炎等。治臁疮将地骨皮去粗皮，以竹刀刮粉，焙干，为细末，贴之（《普济方》）。治鸡眼，地骨皮、红花同研细，于鸡眼痛处敷之，或成脓亦敷，次日结痂好（《仁术便览》金莲稳步膏）。治烫火伤，地骨皮、刘寄奴各等份，为末，有水干上，无水香油调敷上（《心医集》）。治风热客于皮肤，血脉凝滞，身体头面瘾疹生疮，地骨皮三两半，生干地黄二两，上为细末，每服二钱，食后温酒调下（《杨氏家藏方》地骨皮散）。

【外用特能】地骨皮外用常配伍白鲜皮、苦参等中药，水煎后取药液湿敷患处或外洗以治疗湿疹、手足癣等。

【配伍应用】配伍知母、鳖甲、银柴胡，治疗阴虚发热；配伍秦艽、鳖甲，治疗盗汗骨蒸、肌瘦潮热；配伍桑白皮、甘草等，治疗肺热咳嗽。单用本品加酒煎药服，或与白茅根、侧柏叶等凉血止血药配伍，治疗血热出血证，如吐血、衄血、尿血等。治疗湿疹、手足癣可与白鲜皮、地肤子、苦参、黄精等配伍，水煎外洗或湿敷患处。

【剂量要点】煎服，9~15g，量大可用至 60g，治疗肝肾阴虚之高血压。

【各家论述】《得配本草》："得生地、甘菊，益肝肾阴血；配青蒿，退虚热；得麦冬、小麦，治骨节虚燔；配红花研末，敷足趾鸡眼，作痛作疮；君生地，治带下。"

《本草求原》："同柴胡，治膀胱移热于小肠，口舌糜烂。"

《本草别说》："治金疮。"

【常用方剂】黑豆洗方：黑豆 60g，大风子 27g，白及 30g，大胡麻 15g，桃仁 15g，地骨皮 15g，红花 15g，马齿苋 30g，黄柏 30g，甘草 15g，硼砂 15g，白鲜皮 30g。

侧柏叶

【一般认识】侧柏叶性寒味苦、涩，擅凉血泄热止血，又有生发乌发的功效，现代药理研究显示其有止血及抗病原微生物的作用。

【皮科特能】皮肤科临床常取其凉血止血之效用来治疗血热引起的出血证，如过敏性紫癜，炒炭后收敛止血作用增强。此外，本品有消肿散毒之功，用于丹毒、痄腮、烫伤等外科疾患，可单味捣烂外敷。侧柏叶入肺经，还可治疗肺经风热所致的面部痤疮、酒渣鼻、脂溢性皮炎等，取其清泻肺火、凉血之功；治疗脱发常搭配清热利湿之药以除脂生发，搭配滋补肝肾之药可治疗肝肾不足型脱发。

【外用特能】侧柏叶外用多以生发乌发、凉血为主，可做酊剂使用。亦可单味药捣烂外用，治疗丹毒、烫伤等。

【配伍应用】配伍荷叶、地黄、艾叶，以清热凉血，止上部出血，治血热妄行之吐血、衄血，如四生丸；配蒲黄、小蓟、白茅根以清下焦之热，治尿血、血淋；配槐花、地榆则清肠利湿止血，治疗肠风、痔血或血痢；配伍芍药，则活血止血，治崩漏下血；配伍干姜、艾叶等，则温中益气止血，治疗中气虚寒吐血不止，如《金匮要略》中柏叶汤；配伍贝母、制半夏则清肺热，化痰，止咳，适用于治疗肺热咳喘，痰稠难咯者；配伍黄芩以清肺泻火、凉血消斑，常用来治疗头面部的酒渣鼻、肺风粉刺等。

【剂量要点】水煎服，10~15g，止血多炒炭用，化咳止痰宜生用；外用适量，捣敷或研末调敷。

【各家论述】《孙真人食忌》记载以本品（侧柏叶）为末，和麻油涂之，治头发不生。

《备急千金要方》以生柏叶、附子研末，猪脂为丸，入汤中洗头治疗脱发。

《日华子本草》："炙，罨冻疮。烧取汁涂头，黑润鬓发。"

《本草正》："善清血凉血，去湿热湿痹，骨节疼痛。捣烂可敷火丹，散痄腮肿痛热毒。"

《生草药性备要》："散血敷疮，同片糖捶敷。亦治跌打。"

《医林纂要》:"泄肺逆,泻心火,平肝热,清血分之热。"

《本草求真》:"侧柏叶,〈别录〉称为补益,似属未是,但涂汤火伤损,生肌杀虫,炙罨冻疮,汁染须发,最佳。"

【常用方剂】侧柏酊:侧柏叶,骨碎补,桑白皮,蛇床子,五倍子,花椒,附子,干姜,肉桂,白芷,菊花。加入适量75%乙醇浸泡2周后,过滤药渣,装瓶备用。

补发饮:熟地黄21g,何首乌21g,山茱萸15g,茯苓15g,泽泻9g,当归9g,川芎9g,丹参21g,菟丝子15g,女贞子15g,墨旱莲9g,枸杞子9g,侧柏叶9g。

黄芩

【一般认识】黄芩系一种清热燥湿药,并可泻火解毒,常用于湿热病证,尤其是湿温病、温热病气分热证伴有发热等症状。西医学研究显示,黄芩水煎剂在体外有较广的抗菌谱,对多种细菌、病毒均有抑制作用。黄芩能降低毛细血管通透性,有抗过敏作用。皮科临床取其清热燥湿、泻火解毒之功,可达清热利湿解毒之效,配黄连常用于热毒疮痈肿毒等。炒焦有清热凉血止血作用,可用于治疗因热邪侵扰而血不归经等血热妄行之证,如紫癜。

【皮科特能】黄芩善清上焦湿热,主要作用于肺,用于肺经风热、湿热的皮肤病,比如痤疮、银屑病进展期、多形红斑、面部过敏性皮炎、荨麻疹等,配伍黄连、栀子、柴胡清热利湿泻火。黄芩清热解毒,治疗感染性皮肤病,如疖肿、痤疮、蜂窝织炎等多配伍栀子、金银花、蒲公英等清热解毒,消痈散结。对于感染性皮肤病引起的发热、咽喉肿痛,黄芩善清气分热,有较好的退热作用。黄芩有安胎的作用,对于妊娠期皮肤病、湿疹、带状疱疹等属湿热证者均可以应用。黄芩炒焦可以清热凉血,用于治疗因热邪侵扰而血不归经等血热妄行之证,治疗过敏性紫癜。

【配伍应用】配伍黄连,清热燥湿解毒;配伍柴胡,和解少阳邪热;配伍桑白皮、地骨皮,清肺泄热;配伍白术、当归,除热安胎;配伍白芍,燥湿止痢;配伍青蒿,清热燥湿,利胆;配伍葛根,清热燥湿,解表,升发脾胃阳气;配伍知母,清肺止咳,治疗肺热咳嗽。

【剂量要点】水煎服3~10g。清热燥湿泻火一般生用,止血炒用或者炒焦。大剂量适合外用,作为洗剂可以止痒散风。

【各家论述】《本草正》:"枯者清上焦之火,消痰利气,定喘嗽……疗肺痿肺痈,乳痈发背,尤祛肌表之热,故治斑疹、鼠瘘、疮疡、赤眼。"

《本草经解》:"所以主之，恶疮疽蚀者，疮疽败坏溃腐而不收口也。"

《医学衷中参西录》:"为其中空兼能调气，无论何脏腑，其气郁而作热者，皆能宣通之。为其中空又善清躯壳之热，凡热之伏藏于经络，散漫于腠理者，皆能消除之。"

【常用方剂】消毒饮：金银花30g，蒲公英30g，紫花地丁15g，黄芩9g，黄柏9g，栀子9g，生地黄15g，牡丹皮15g，丹参15g，紫草15g，皂角刺9g，白芷9g。

湿热清：龙胆草9g，黄芩9g，栀子9g，柴胡9g，生地黄15g，牡丹皮15g，当归9g，金银花30g，土茯苓30g，泽泻9g，车前子（包煎）15g，甘草6g。

苦参

【一般认识】苦参系一种清热燥湿药，并可清热泻火解毒，常用于治疗湿热病证。西医学研究发现苦参含有苦参碱等多种生物碱，有抗过敏作用，并且苦参提取物对阴道滴虫、细菌、浅部真菌等均有抑制作用。皮科临床取其清热燥湿，杀虫利尿，可达止痒解毒之效，配白鲜皮常用于银屑病、妇女带下病及外阴湿疹等疾患。临床因其口感较苦，主要作为外用药。

【皮科特能】苦参擅长清热利湿，治疗湿热性皮肤病，内服外用皆可。对于辨证为湿热的皮肤病，比如湿疹、神经性皮炎、荨麻疹、银屑病伴有明显瘙痒的，苦参有祛湿止痒作用，但用量不易过大，6g足以。儿童因其口感比较苦，外用较多，很少内服。治疗湿热下注所致皮肤病，比如结节性红斑、外阴湿疹，苦参配伍黄柏、车前子清热利湿。

中医认为瘙痒性皮肤病与风和虫有关，苦参有祛风杀虫作用，荨麻疹、丘疹性荨麻疹、痒疹等皮肤病瘙痒剧烈，且善行数变，符合中医风邪的致病特点，并且部分疾病如阴道滴虫、细菌感染性皮肤病、真菌感染，属于西医学的微生物感染，也属于中医"虫"的范畴，配伍应用苦参可杀虫止痒。

【外用特能】苦参外用经典方——苦参汤（《疡科心得集》）：苦参60g，蛇床子30g，白芷15g，金银花30g，菊花60g，黄柏15g，菖蒲9g。本方祛风除湿，杀虫止痒，是湿热瘙痒性皮肤病的常用外用方。

（1）治疗真菌性皮肤病，比如头癣、体癣、手足癣，配伍蛇床子、黄柏、地肤子等清热除湿，解毒杀虫，祛风止痒。

（2）治疗下焦湿热证，比如性病、尖锐湿疣、滴虫性阴道炎，配伍蛇床子、黄柏、百部、白鲜皮等，水煎熏洗患处，以清热燥湿，解毒杀虫。

（3）治疗湿热疮疹，苦参配伍蛇床子、黄柏水煎外洗患处。

（4）治疗腋下及手足多汗症，苦参、葛根、明矾，干燥收湿，水煎洗湿敷患处。

（5）治疗疥疮，苦参、枯矾、硫黄制成软膏外用，杀虫止痒。

【配伍应用】配伍白鲜皮，清热利湿，祛风止痒；配伍防风、蝉蜕、荆芥，清热利湿，祛风止痒；配伍黄柏、地肤子，清热利湿，杀虫止痒。

【剂量要点】水煎服，3~6g，或入丸散。外用适量，可用到50g，对于虮病、阴道滴虫、疥虫等治疗，可用到200g，煎水熏洗，或研末敷，或浸酒擦。

【各家论述】《药性赋》："治热毒风，皮肌烦躁生疮，赤癞眉脱。"

《本草汇言》曰："姚斐成云，苦参，祛风泻火，燥湿去虫之药也。前人谓苦参补肾补阴，其论甚谬。盖此药味苦气腥，阴燥之物，秽恶难服，惟肾气实而湿火胜者宜之。"

【常用方剂】消风饮：荆芥9g，防风9g，牛蒡子9g，生地黄15g，牡丹皮15g，当归9g，连翘15g，苦参9g，生石膏21g，大胡麻9g，地肤子21g，蝉蜕9g，苍术9g，甘草6。

栀子

【一般认识】栀子系一种清热泻火药，并可凉血解毒，消肿止痛。入心、肝、肺、胃、三焦经，常用于温病气分热证和清脏腑热。西医学研究证实，有解热镇痛、止血的作用。栀子含有酮类栀子素，对于溶血性链球菌、真菌等有抑制作用。

【皮科特能】栀子治疗湿热证，面部过敏性皮炎、痤疮、湿疹、银屑病等辨证为湿热证的均可应用，可配伍金银花、黄芩等清热之品，苦参、白鲜皮等祛湿之剂。在清热的同时，栀子有利湿的作用，可将湿热从小便排出，如配伍车前子、茵陈清热利湿。栀子还有清热解毒作用，治疗热毒证，主要用于疮痈肿毒，内服、外用皆可，内服可配伍金银花、连翘、蒲公英等。另外，栀子凉血解毒，止血，皮肤病血热证、出血证，如银屑病、玫瑰糠疹、过敏性紫癜、血管炎等，可配伍赤芍、牡丹皮、紫草等应用。炒焦后对热象不明显的出血证也有止血作用。

除内服外，栀子还经常外用，用凡士林调匀后，可以消肿止痛，外抹治疗痈疽肿毒初起。治疗扭伤或者跌打损伤，可以用栀子研细调成糊状外敷患处以消肿止痛。治疗烧伤烫伤，以栀子、蓖麻子、白芷、甘草、柳白皮研末，以猪脂熬化入上药，煎枯去渣，外涂患处。

【配伍应用】配伍淡豆豉，清热除烦；配伍黄连，清热泻火解毒，清热燥湿；配伍茵陈，清热利湿，利胆退黄；配伍白茅根，清热利尿，凉血止血；配伍牡丹皮，清热凉血，疏肝泄热。

【剂量要点】水煎服，3~10g，或入丸散；外用研末调敷。

【各家论述】《神农本草经》："主五内邪气，胃中热气，面赤，酒皶皴鼻，白癜赤癞，疮疡。"

《食疗本草》："治紫癜风。"

【常用方剂】湿热清：龙胆草 9g，黄芩 9g，栀子 9g，柴胡 9g，生地黄 15g，牡丹皮 15g，当归 9g，金银花 30g，土茯苓 30g，泽泻 9g，车前子（包煎）15g，甘草 6g。

青黛

【一般认识】青出于蓝而胜于蓝，本品采大青叶鲜药以水浸烂，加石灰搅动之则有紫碧色之泡沫浮起，刮取晒干即为青黛，有清热解毒、凉血消斑、清肝泻火、定惊功效。善清脏腑热，尤其善于清肝热和肺热，用于小儿惊风或者肺热咳嗽。西医学研究显示，青黛含有靛蓝，有保肝作用，并对金黄色葡萄球菌有抑制作用。

【皮科特能】青黛清热解毒，常用于治疗火毒疮疡，配伍蒲公英、紫花地丁、金银花等。本品凉血消斑，治疗温热病热入营血的血热发斑，如过敏性紫癜，配伍紫草、牡丹皮、赤芍等。但青黛是不溶于水的，所以临床不做汤剂，可做散剂冲服或做丸剂。

青黛有较强的收湿敛疮止痒功效，能吸附分泌物，保护创面，可以外用治疗湿疹溃疡，特别对皮肤黏膜红、肿、热、痒或者糜烂创面等有效。青黛、雄黄、冰片醋调外敷，清热解毒，治疗带状疱疹。

青黛、冰片，收湿敛疮，用生理盐水调成糊状，治疗口腔溃疡。青黛、黄柏、寒水石，直接扑撒或用植物油调成糊状，清热解毒，收湿敛疮，治疗湿疹糜烂、脓疱病等。

【配伍应用】配伍蒲公英、金银花，清热解毒；配伍生地黄、牡丹皮，清热解毒，凉血消斑；配伍黄芩、板蓝根，清热解毒，凉血消肿。

【剂量要点】不溶于水，所以不能做汤剂。多做丸、散服。外用适量。

【各家论述】《本草拾遗》："解诸毒，敷热疮，小儿秃疮热肿。"

《本草正》："善解百虫百药毒……风热斑疹，痈疡肿痛……杀疳蚀，金疮，剑毒。凡以热兼毒者，皆宜捣汁用之。"

《开宝本草》："主解诸药毒，小儿诸热……亦摩敷热疮、恶肿、金疮、下血、蛇犬等毒。"

【常用方剂】湿疹散：黄连，黄柏，青黛，硼砂，薄荷，冰片，枯矾，儿茶。

马齿苋

【一般认识】马齿苋系一种清热解毒药，并可凉血止痢，常用于热毒证及湿热下痢，如痢疾、肠炎等。西医学研究发现马齿苋能促进上皮细胞修复，促进溃疡愈合，有增加肠蠕动和利尿的作用。

【皮科特能】马齿苋清热解毒，皮肤科常用于治疗病毒性疣，传染性软疣、寻常疣、扁平疣等辨证为风热毒邪所致者，配伍大青叶、板蓝根、夏枯草等。治疗疔疮肿毒，配伍蒲公英、黄芩等治疗皮肤痈、疖、丹毒等。配伍大青叶、薏苡仁等治疗扁平疣、传染性软疣等。

【外用特能】马齿苋外用治疗多种皮肤病。治疗感染性皮肤病，如疔、痈、疖、丹毒、脓疱疮、淋巴管炎、痄腮、肛周脓肿等红肿热痛者，用鲜马齿苋捣烂如泥，外敷患处，或者水煎剂溻洗患处可达清热解毒、凉血散血之功；治疗皮肤病伴有渗出、糜烂者，马齿苋水煎液冷敷治疗急性渗出性皮肤病，如湿疹、手足癣、接触性皮炎、过敏性皮炎等，马齿苋湿敷外洗还可达干燥收敛、除湿止痒、清热解毒之效；治疗病毒性皮肤病，如单纯疱疹、带状疱疹、病毒性疣等，鲜马齿苋洗净捣烂为泥或者配伍蜂房、苦参、白芷水煎洗，可清热凉血解毒，促进疣体消退。在野外用鲜马齿苋洗净捣烂为泥，外敷治疗虫咬皮炎。

【配伍应用】配伍大青叶，清热解毒；配伍白鲜皮、浮萍，清热解毒祛风。

【剂量要点】水煎服9~15g，鲜品30~60g。外用适量。

【各家论述】《唐本草》："主诸肿瘘疣目，捣揩之；饮汁主反胃，诸淋，金疮血流，破血癥瘕癖，小儿尤良；用汁洗紧唇、面疱、马汗、射工毒涂之瘥。"

《本草纲目》："散血消肿，利肠滑胎，解毒通淋，治产后虚汗。"

《本草正义》："马齿苋，最善解痈肿热毒，亦可作敷药。"

【常用方剂】退疣饮：麻黄6g，薏苡仁30g，大青叶15g，板蓝根15g，紫草15g，马齿苋30g，白花蛇舌草20g，黄芪21g，荆芥穗9g，红花15g，香附15g，三棱9g，连翘15g，金银花15g，甘草6。

黑豆洗方：黑豆60g，大风子27g，白及30g，大胡麻15g，桃仁15g，地骨皮15g，红花15g，马齿苋30g，黄柏30g，硼砂15g，白鲜皮30g，甘草15。

白花蛇舌草

【一般认识】白花蛇舌草系一种清热解毒药，可利尿通淋，常用于痈肿疮毒和咽喉肿痛。西医学研究发现有抗肿瘤作用，所以癌症患者有热毒症状时可配伍应用。

【皮科特能】本品鲜品或者水煎剂外用清热解毒，消肿止痛。鲜品捣烂研末调敷患处，治疗毒蛇、虫咬伤等。

水煎剂外洗清热解毒，用于蚊虫叮咬。皮肤科主要应用白花蛇舌草清热解毒作用，治疗痈肿疮毒和痤疮，配伍连翘、蒲公英等。掌跖脓疱病，病证为湿热热毒，配伍蒲公英、紫花地丁清热利湿解毒。湿热证皮肤病，如银屑病、玫瑰糠疹，配伍金银花、连翘等。

【配伍应用】配伍金银花，清热解毒，疗疮消痈；配伍红藤，清热解毒，活血止痛；配伍半枝莲，清热解毒，消肿散结，利尿通淋。

【剂量要点】水煎服，15~60g。或捣烂研末调敷患处。

【各家论述】《闽南民间草药》："清热解毒，消炎止痛。"

《泉州本草》："清热散瘀，消痈解毒。治痈疽疮疡，瘰疬。又能清肺火，泻肺热。治肺热喘促，嗽逆胸闷。"

【常用方剂】退疣饮：麻黄 6g，薏苡仁 30g，大青叶 15g，板蓝根 15g，紫草 15g，马齿苋 30g，白花蛇舌草 20g，黄芪 21g，荆芥穗 9g，红花 15g，香附 15g，三棱 9g，连翘 15g，金银花 15g，甘草 6g。

板蓝根

【一般认识】板蓝根系一种清热解毒药，并可凉血利咽，常用于风热外感，症见发热头痛，或温病热入营血。西医学研究显示，板蓝根含有靛蓝、芥子苷等，对多种革兰氏阳性菌、阴性菌及病毒有抑制作用。

【皮科特能】板蓝根清热解毒，常用于感染性皮肤病及病毒性皮肤病。治疗痈肿疮毒，如丹毒、皮肤疖、蜂窝织炎等，配伍蒲公英、连翘、赤芍清热解毒。板蓝根尤善于利咽消肿，因感染引起的皮肤病，比如小儿上呼吸道感染伴发荨麻疹，链球菌感染相关银屑病，伴有咽喉肿痛、扁桃体肥大者，用板蓝根配伍牛蒡子、连翘等清热解毒利咽。板蓝根常用于治疗病毒性皮肤病，配伍大青叶、蒲公英、连翘等用于水痘、带状疱疹、单纯疱疹等。治疗疣，配伍薏苡仁、香附、马齿苋，用于寻常疣、扁平疣、传染性软疣的治疗。板蓝根有凉血消斑的作用，治疗发疹性皮肤病，如银屑病、玫瑰糠疹，配伍生地黄、金银花、赤芍、牡丹皮等。

【配伍应用】配伍牛蒡子，解毒利咽；配伍野菊花、金银花，清热解毒；配伍大青叶，凉血消斑。

【剂量要点】内服煎汤15~30g，或入丸散。外用适量。

【各家论述】《本草述》："治天行大头热毒。"

《本草便读》："清热解毒，辟疫，杀虫。"

《分类草药性》："解诸毒恶疮，散毒去火，捣汁或服或涂。"

【常用方剂】双土饮：金银花30g，土茯苓30g，炒槐米15g，生地黄21g，牡丹皮15g，赤芍21g，紫草15g，连翘15g，板蓝根21g，白花蛇舌草20g，黄芩15g。

退疣饮：麻黄6g，薏苡仁30g，大青叶15g，板蓝根15g，紫草15g，马齿苋30g，白花蛇舌草20g，黄芪21g，荆芥穗9g，红花15g，香附15g，三棱9g，连翘15g，金银花15g，甘草6g。

紫花地丁

【一般认识】紫花地丁系一种疏风解表药，并可理血解毒，常用于外感风邪之表证。西医学研究显示紫花地丁含有苷类、黄酮类，有清热解毒及消炎作用，对细菌、真菌有抑制作用。

【皮科特能】皮科临床取其疏风解表之功，可达止痒之效，配防风常用于急性荨麻疹、皮肤瘙痒症等疾患。炒炭有止血作用，可用于治疗紫癜。紫花地丁清热解毒，消痈散结，善于治疗热毒壅滞，红肿热痛，痈肿疔疮，尤以治疗疔毒为其特长。可以鲜品捣汁内服，以渣外敷，也可配伍金银花、蒲公英、野菊花。治疗掌跖脓疱病，紫花地丁配伍蒲公英、白花蛇舌草清热解毒。

鲜紫花地丁捣烂加雄黄适量外敷可解蛇毒，治疗毒蛇咬伤。紫花地丁、蒲公英、马齿苋水煎剂湿敷可治疗化脓性感染，比如疖、痈、丹毒。

【配伍应用】配伍蒲公英、野菊花等，清热解毒。

【剂量要点】水煎服，15~30g，鲜者可用到60~90g。外用适量。

【各家论述】《本草纲目》："主治一切痈疽发背，疔疮瘰疬，无名肿毒，恶疮。"

《本草正义》："地丁专为痈肿疔毒通用之药。"

【常用方剂】消毒饮：金银花30g，蒲公英30g，紫花地丁15g，黄芩9g，黄柏9g，栀子9g，生地黄15g，牡丹皮15g，丹参15g，紫草15g，皂角刺9g，白芷9g。

鱼腥草

【一般认识】鱼腥草系一种清热解毒药，并可消痈排脓，利尿通淋，常用于肺热咳嗽、肺痈吐脓、热毒疮疡，是治疗肺痈的要药。西医学研究发现其有抗炎、利尿、镇咳等作用。

【皮科特能】鱼腥草内服能清热解毒，消痈排脓，配伍菊花、连翘、蒲公英治疗痤疮、酒渣鼻。鱼腥草有清热利湿之效，配伍白花蛇舌草、黄柏、通草治疗淋病。外用鲜鱼腥草100g，水煎湿敷，可以治疗湿疹渗液糜烂以及痤疮脓肿。鱼腥草水煎外洗，清热解毒祛湿，治疗小儿尿布疹。

【配伍应用】配伍桑白皮，清泻肺热，止咳平喘；配伍桔梗，解毒排脓消痈；配伍车前草，清热利湿，利尿消肿。

【剂量要点】水煎服，干品15~30g，鲜品可达100~200g。外用适量。

【各家论述】《本草纲目》："散热毒痈肿。"

《医林纂要》："行水，攻坚，去瘴，解暑。疗蛇虫毒，治脚气，溃痈疽，去瘀血。"

【常用方剂】桑鱼洗药：桑白皮30g，鱼腥草30g，皂角15g，硼砂15g，川椒15g，红花15g。

第三节　补虚药

补骨脂

【一般认识】补骨脂辛、苦、甘，能缓、能和、能补，具有温肾助阳、纳气、止泻作用，传统中医用于治疗阳痿遗精、遗尿、尿频、腰膝冷痛、肾虚作喘、五更泄泻等症。现代药理研究发现，补骨脂还具有多重药理活性，如抗肿瘤，治疗骨质疏松，雌激素样作用，抗菌以及治疗银屑病、白癜风等。

【皮科特能】补骨脂能补肾壮阳，强筋骨，益元气，延年益寿，养颜乌发。补骨脂对一些损美性皮肤科疾病如银屑病、白癜风、斑秃等有较好疗效。补骨脂醇提取物对酪氨酸酶有激活作用，从而使黑色素生成的速度和数量增加，促进皮肤色素增生。补骨脂注射液主要含有8-甲氧补骨脂素，其可增加皮肤对紫外线的敏感性。经紫外线照射后，可于表皮角质形成细胞DNA，进而形成有效光化学反应，抑制DNA合成，从而抑制银屑病角质形成细胞的过度增生。

【外用特能】制成30%~50%酊剂外用，治疗外阴白斑、斑秃、脂溢性脱发等；配合日光照射或 311nm 窄谱紫外光、308nm 准分子光照射可以治疗银屑病、白癜风等。

【配伍应用】补骨脂配伍黑芝麻温补肾阳，培补肾元之气，增强气血活力，驻颜乌发；补骨脂与何首乌配伍，何首乌甘润可弥补补骨脂辛燥之弊；补骨脂辛散通达，温补命门，补肾强腰，与杜仲、核桃仁温药配伍温肾阳，强腰膝之效尤佳（如青娥丸），常服壮筋骨，活血脉，乌髭须，益颜色；补骨脂温补命门，配伍大枣、五味子可制约补骨脂温燥之弊，增强补骨脂温肾助阳之功效（如四神丸）。

【剂量要点】本品入汤剂，6~9g，或入丸、散，小量缓图，弥久收功，可以温补肾阳，填补精血，治疗男子、女人五劳七伤，下元久冷，四肢疼痛，驻颜壮气，乌髭须。大剂量适合外用，制成 30%~50% 酊剂，外用治疗银屑病、白癜风、斑秃、脂溢性脱发等。

【各家论述】《本草纲目》："常服壮筋骨，活血脉，乌髭须，益颜色。"

《证类本草》"驻颜壮气"，"服弥久则延年益气，悦心明目，补添筋骨"。

《神农本草经疏》："补骨脂，能暖水脏，阴中生阳，壮火益土之要药也。其主五劳七伤，盖缘劳伤之病，多起于脾肾两虚，以其能暖水脏，补火以生土，则肾中真阳之气得补而上升，则能腐熟水谷，蒸糟粕而化精微，脾气散精，上归于肺，以荣养乎五脏，故主五脏之劳、七情之伤所生病。风虚冷者，因阳气衰败，则风冷乘虚而客之，以致骨髓伤败，肾冷精流，肾主骨而藏精，髓乃精之本，真阳之气不固，即前证见矣，固其本而阳气生，则前证自除。男子以精为主，妇人以血为主，妇人血气者，亦犹男子阳衰肾冷而为血脱气陷之病，同乎男子之肾冷精流也。"

《本草思辨录》："按〈开宝〉补骨脂主治，以五劳七伤冠首而踵以风虚冷，是风虚冷由五劳七伤而致也。再继之以骨髓伤败，肾冷精流，又由风虚冷而致也。夫肾家之风，有因热而生者，如天麻丸之用萆薢、元参、生地黄也。此则因虚冷而生风，故宜以味辛大温之补骨脂拯之。"

【常用方剂】白癜饮：熟地黄 15g，制何首乌 15g，沙苑子 15g，补骨脂 9g，墨旱莲 9g，枸杞子 9g，白蒺藜 15g，浮萍 9g，苍耳子 9g，当归 9g，川芎 9g，白芷 9g，甘草 6g，豨莶草 15g。

菟丝子

【一般认识】菟丝子补肾益精，养肝明目，健脾固胎，主治腰痛耳鸣，阳痿遗精，消渴，不育，遗尿失禁，淋浊带下，头昏目暗，食少泄泻，胎动不安。

菟丝子历来被医家用作补肾壮阳之剂，具有延年益寿之功效。现代研究表明，菟丝子含有生物碱、蒽醌类、香豆素、黄酮类、维生素样物质如 β- 胡萝卜素、γ- 胡萝卜素及 Ca、Mg、Fe、Mn、Zn、Cu 等微量元素。菟丝子水煎剂可使老龄小鼠红细胞膜超氧化物歧化酶活性增高，血清脂质过氧化物水平和脑脂褐素含量降低。灌胃可升高小鼠红细胞 Na^+、K^+-ATP 酶活性，还能显著对抗东莨菪碱所致小鼠记忆获得障碍，并能延长家蚕寿命。醇提取物能明显促进小鼠睾丸及附睾发育，促进睾酮基础分泌。水煎剂对精子运动能力和膜功能有促进作用。雌性小鼠灌服菟丝子醇浸液和水煎液混合物，可明显增加子宫重量，促进阴道上皮细胞角化。菟丝子黄酮能明显提高小鼠腹腔巨噬细胞吞噬功能、E 玫瑰花结形成率及抗体形成。水煎剂能使阳虚小鼠脾脏 T、B 淋巴细胞转化率明显上升。

【皮科特能】菟丝子补肾固精，养肝明目，驻颜乌须。与鹿茸、肉苁蓉、杜仲、熟地黄、车前子、桂心等同用治疗肝肾不足，未老先衰，与女贞子、墨旱莲、川芎、当归、鸡血藤、僵蚕等同用治疗黄褐斑。

【外科特能】菟丝子新鲜全草入白酒或 75% 乙醇浸泡后，过滤去渣，外涂可以治疗白癜风。生捣菟丝子，绞其汁涂面还可以治疗粉刺。

【配伍应用】菟丝子配伍熟地黄，治疗肾阴不足之腰膝酸软；菟丝子配伍附子、肉桂、鹿角胶，治疗肾阳不足、命门火衰之腰痛阳痿；菟丝子配伍何首乌，治疗肝肾不足之脱发、齿牙动摇、腰膝酸软；菟丝子配伍茯苓，治疗脾肾两虚之遗精尿浊、妇女白带；菟丝子配伍桑螵蛸，治疗肾气虚衰、元阳不足之阳痿遗精、腰膝酸软；菟丝子配伍补骨脂，治疗下元虚衰之腰膝酸软；菟丝子配伍女贞子，治疗肾阴虚型月经不调见腰膝酸软、双目干涩、发枯不泽、舌红少苔者。

【剂量要点】本品辛甘微温，性缓气和，善入肾经，阴阳并补，温肾壮阳，填精益髓，治疗阳痿早泄、不孕不育，可以大量应用至 30g，滋水以涵木，养肝以明目、健脾止泻，补肾安胎可用正常剂量 10~15g。《本草新编》曰："菟丝子可以重用，亦可一味专用。遇心虚之人，日夜梦、精频泄者，用菟丝子三两，水十碗，煮汁三碗，分三服，早、午、晚各一服即止，且永不再遗。此乃心、肝、肾三经齐病，水火两虚所致。菟丝子正补心、肝、肾之圣药，况又不杂别味，则力尤专，所以能直入三经以收全效也。"

【各家论述】《药性论》："治男子女人虚冷，添精益髓，去腰疼膝冷，久服延年，驻悦颜色。又主消渴，热中。"

《本草汇言》："菟丝子，补肾养肝，温脾助胃之药也。但补而不峻，温而不燥，故入肾经，虚可以补，实可以利，寒可以温，热可以凉，湿可以燥，燥可以润。非若黄柏、知母，苦寒而不温，有泻肾经之气；非若肉桂、益智，辛热而不凉，有动肾经之燥；非若苁蓉、琐阳，甘咸而滞气，有生肾经之湿者比也。如〈神农本草〉称为续绝伤，益气力，明目精，皆由补肾养肝，温理脾胃之征验也。"

《本草正义》："菟丝蔓生，施于草上，柔细且长，而极坚韧，子又多脂，故为养阴通络上品。其味微辛，则阴中有阳，守而能走，与其他滋阴诸药之偏于腻滞者绝异。缪仲淳谓五味之中，辛通四气，〈经〉言辛以润之，菟丝子之属是也，与辛香燥热之辛迥乎不同，所解极为剀切。〈本经〉续绝伤，补不足，益气力，肥健，于滋补之中，皆有宣通百脉，温运阳和之意……汁去面皯，亦柔润肌肤之功用。久服则阴液足而目自明，阳气长而身自轻，皆有至理……〈别录〉所谓养阴强肌，坚筋骨，亦阴阳两调之义。茎寒精滑，则元阳不运而至阴不摄也。溺有余沥，则肾阳不布而大气不举也。若夫口苦燥渴，明为阴液之枯涸；寒血成积，亦为阳气之不宣，惟此善滋阴液，而又敷布阳和，流通百脉，所以治之。以视地黄辈之专补阴，守而不走者，固有间矣。"

【常用方剂】补发饮：熟地黄 21g，何首乌 21g，山茱萸 15g，茯苓 15g，泽泻 9g，当归 9g，川芎 9g，丹参 21g，菟丝子 15g，女贞子 15g，墨旱莲 9g，枸杞子 9g，侧柏叶 9g。

熟地黄

【一般认识】熟地黄滋阴补血，填精补髓。平补，益颜色，填骨体，去劳倦、膈热、咯血等疾。补血调经，本品味甘浓厚，入肝经血分，长于补血调经，故常用于血虚诸证。凡血虚心脾失养，面色萎黄，眩晕，心悸，失眠者，宜与当归相须为用。滋阴益精，本品甘温，质地柔润，入肝、肾二经，以滋补阴精，故常用于肝肾阴精不足之证，症见头目昏眩，耳聋耳鸣，腰膝酸软，盗汗，遗精者。现代研究表明，本品富含多种糖类、氨基酸和微量元素等营养物质，对肌肤有较好的保养作用，还可增强免疫功能，明显提高超氧化物歧化酶活性而具有抗氧化作用，减少过氧化脂质产生，从而发挥防治色素沉着、黄褐斑作用。

【皮科特能】熟地黄悦容增颜，乌发抗衰，祛斑润肤。用于阴血不足引起的皮肤干燥，毛发枯萎，可与当归、川芎、菟丝子等同用。用于肝肾阴虚所致的形体早衰，毛发变白、脱落，可以六味地黄丸为主加减治疗。用于肝肾阴虚所致的色素沉着、黄褐斑，可与山药、山茱萸、牡丹皮、茯苓、泽泻、枸杞子、白菊花同用，如杞菊地黄丸。

【配伍应用】熟地黄配伍人参治疗气血两虚，眩晕心悸，倦怠乏力，精神不振、面色淡白无华者，熟地黄配伍当归补血养肝，活血调经；熟地黄配伍麦冬补肾填精，滋阴益胃，补后天以滋先天；熟地黄甘温滋肾以填精，配伍肉桂、附子辛温补肾助化气，治疗肾阳不足诸疾；熟地黄滋补阴血，填精益髓，配伍少量麻黄取其"外可宣透皮毛腠理，内可深入积痰凝血之中"，以通经络而使熟地黄补而不滞，治疗阴疽。熟地黄配伍制何首乌培固下元，生精补骨髓，补益肝肾，通利血脉；熟地黄配伍黄芪健脾益肾，益气填精，补血固表，治疗气血两虚型慢性荨麻疹；熟地黄配伍鹿角胶补肝肾、助阳气、益精血；熟地黄配伍女贞子、墨旱莲补血养阴，填精益髓，治疗斑秃、白发、白癜风。

【剂量要点】熟地黄小量9~15g补血养肝、活血调经，使阴血充足。肾精严重亏虚，需益精填髓，使阳气有所依附，不至脱陷，剂量少则30g，多则90g~120g。

【各家论述】《医学启源》："虚损血衰之人须用，善黑须发。"

《本草纲目》："填骨髓，长肌肉，生精血，补五脏内伤不足，通血脉，利耳目，黑须发，男子五劳七伤，女子伤中胞漏，经候不调，胎产百病。"

《本草从新》："滋肾水，封填骨髓，利血脉，补益真阴，聪耳明目，黑发乌须。又能补脾阴，止久泻。治劳伤风痹，阴亏发热，干咳痰嗽，气短喘促，胃中空虚觉馁，痘证心虚无脓，病后胫股酸痛，产后脐腹急疼，感证阴亏，无汗便秘，诸种动血，一切肝肾阴亏，虚损百病，为壮水之主药。"

【常用方剂】补发饮：熟地黄21g，何首乌21g，山茱萸15g，茯苓15g，泽泻9g，当归9g，川芎9g，丹参21g，菟丝子15g，女贞子15g，墨旱莲9g，枸杞子9g，侧柏叶9g。

白癜饮：熟地黄15g，制何首乌15g，沙苑子15g，补骨脂9g，墨旱莲9g，枸杞子9g，白蒺藜15g，浮萍9g，苍耳子9g，当归9g，川芎9g，白芷9g，甘草6g，豨莶草15g。

何首乌

【一般认识】何首乌补肝肾，益精血，润肠通便，祛风解毒，截疟，主治肝肾精血不足，腰膝酸软，遗精耳鸣，头晕目眩，心悸失眠，须发早白，肠燥便秘，风疹癣疥，皮肤瘙痒，疟疾，瘰疬，肠风，痔漏，疮痈。在中医文献中早就有"何首乌能止心痛、益气血、乌须发、悦颜色、长筋骨、益精髓、延年不老"的记载。古方七宝美髯丹就是以何首乌为主药制成，对因肝肾虚亏、精血不足、身体衰弱、须发得不到充足营养而变枯白者，有特殊的疗效。近年来，国内外学者证实何首乌含有较多的卵磷脂，而卵磷脂是构成神经组织，特别是脑、脊髓的主要成分，有促进神经细胞生长发育的作用，同时是血细胞及其他细胞膜的重要原料，有促进血细胞生成的作用。此外，何首乌中含有较多的蒽醌衍生物，能够促进肠蠕动，并可降低血中胆固醇水平，增强细胞及体液免疫功能，抗衰防老。补肝肾、益精血宜用制何首乌；润肠通便、祛风解毒、截疟宜用生何首乌。

【皮科特能】何首乌味甘而涩，性微温，既能补肝肾，益精血，又能收敛精气，且性质温和，不寒不燥，无腻滞之弊，为滋补良药。补益肝肾，乌发生发，治疗肝肾亏虚，毛发缺乏生机，须发早白或发黄，头发枯黄无光泽、分叉，头发脱落、稀疏，方如七宝美髯丹，以本品为主，配当归、枸杞子、菟丝子。肥胖症属血脂高、内分泌紊乱者，可用何首乌配泽泻、生山楂、莱菔子、草决明、防己、黄芪等，水煎服。本品甘苦滋润，能养血祛风，解毒截疟，故常用于风疹癣疥、皮肤瘙痒、久疟、瘰疬、疮痈等证。凡血虚所致风瘙疥癣者，可与荆芥、蔓荆子等配伍内服，或与防风、苦参、薄荷水酒煎洗。用治疮痈肿毒者，可与金银花、玄参、连翘等并用，以增清热解毒之功；若配夏枯草、土贝母、香附等清肝、化痰、活血、理气之品，则疗效更佳。

【外科特能】治疗水亏火旺，痰火郁结之瘰疬结核者，单用生品嚼服，并以叶捣覆疮上，或与昆布、麝香等合用。

【配伍应用】生何首乌配伍夏枯草、防风等解毒消痈；生何首乌配伍瓜蒌、薤白等润肠通便；生何首乌、生黄精加入陈醋治疗足癣；制何首乌补益精血、固肾填精，配伍墨旱莲以补肝肾之阴，治疗肾虚血瘀型免疫性卵巢早衰。何首乌滋阴清热，白鲜皮祛风，二者配伍清热祛风，治疗脂溢性皮炎。何首乌补肝益肾、益精血，以防化瘀伤血，山楂活血化瘀通络，二者配伍补益肝肾，活血化瘀通络，治疗高血压。何首乌配伍赤白茯苓壮元阳，长精神，益气血，乌须发；配伍肉苁蓉、牛膝乌发填精，治男子元脏虚损；配生地黄、白芍、牛膝，治肾阴虚，肝阳亢，眩晕耳鸣，多梦失眠；配桑寄生、灵芝、丹参，治高脂血症、冠心病。

【剂量要点】何首乌大量应用补益精血，当用制何首乌 15~30g；解毒疗疮宜用鲜品，用量多为 15~30g；润肠通便宜用生何首乌，用量多为 12~30g。

【各家论述】《何首乌传》："治五痔，腰膝之病，冷气心痛，积年劳瘦，痰癖，风虚败劣，长筋力，益精髓，壮气，驻颜，黑发，延年，妇人恶血萎黄，产后诸疾，赤白带下，毒气入腹，久痢不止。"

《滇南本草》："涩精，坚肾气，止赤白便浊，缩小便，入血分，消痰毒。治赤白癜风，疮疥顽癣，皮肤瘙痒。截疟，治痰疟。"

《本草经疏》:"肝主血,肾主精,益二经则精血盛,发者血之余也,故乌髭鬓。久服长筋骨,益精气,延年不老者,皆补肝肾、益精血之极也。"

【常用方剂】祛风饮、补发饮、白癜饮(具体方药同前,略)。

墨旱莲

【一般认识】墨旱莲甘酸性凉,入阴血之分,善主敛涩,功能滋阴清热,凉血止血,故常用于血热出血证。若吐血、衄血者,可配侧柏叶、白茅根、栀子、大黄等;若咳嗽咯血者,可配阿胶、三七、生地黄、蛤粉等;若血淋尿血者,可配车前草、白茅根、大蓟、小蓟、琥珀等;若血痢腹痛者,可配马齿苋、黄连、白芍、白头翁等;若阴虚或血热崩漏下血者,可配黄芩、白芍、生地黄等。墨旱莲另可理腰膝,壮筋骨,强阴不足,治虚损百病,久服使白发再黑,返老还童。

【皮科特能】墨旱莲甘酸性凉,善滋补肝肾之阴,乌须发,固牙齿,故常用于肝肾不足所致眩晕耳鸣、视物昏花、腰膝酸软及发白齿摇等症,引申治疗斑秃、脂溢性脱发、白癜风等。"发为血之余",血气充盛,则头发致密而有光泽,血虚则发枯易脱。现代药理学研究表明,墨旱莲具有止血、保肝、抗氧化、抗肿瘤和免疫调节等多种药理作用,可认为是扶正固本、滋补肝肾的具体表现,故墨旱莲治疗脱发是通过滋补肝肾而得以实现的。墨旱莲性寒,味甘酸,归肝、肾经,具酸涩收敛之性,既能补益肝肾,又可敛精血之耗散其通过收敛气血、固涩肾精治疗脱发,分为敛气、敛血、敛精三个方面:敛气能加强气之摄血固发作用;敛血能制约阴血,使不致暗耗脱失,发有所生;敛精能收涩固精,使肾精不致妄行,头发生长有源。

【外用特能】鲜墨旱莲捣烂,敷伤处治疗外伤出血;墨旱莲、苦瓜捣烂,敷患处治疗疮痈肿毒;水煎外洗可以治疗脂溢性脱发、扁平疣;酊剂可以治疗斑秃。

【配伍应用】配伍熟地黄、菟丝子、山茱萸等,以补肾养肝,治疗头晕目眩;配伍枸杞子、当归、密蒙花等,以养肝明目,治疗两目干涩,视物昏花;配伍何首乌、桑椹子、生地黄、黑芝麻等,以乌须生发;配伍补骨脂、胡桃仁,以补肾固齿,治疗牙痛齿摇;配伍女贞子,具补益肝肾、滋阴止血功能,用于肝肾阴虚所致眩晕耳鸣,咽干鼻燥,腰膝酸痛,失眠多梦,吐血衄血,须发早白。

【剂量要点】煎汤内服,用量9~30g,或熬膏,或捣汁,或入丸散;外用适量,捣敷,或研末。

【各家论述】《本草经疏》："鳢肠善凉血。须发白者，血热也；齿不固者，肾虚有热也。凉血益血，则须发变黑，而齿亦因之而固矣。"

《本草新编》："旱莲草……虽能乌须鬓，然不与补肾之药同施，未见取效之捷。煎膏染须鬓，亦必同倍子、明矾为佳。世人动欲变白，而不知其道，毋怪其不效也。夫须发之早白也，虽由于肾水之干燥，亦由于任督之空虚。任督之脉，上通于唇口之间，下入于腰脐之内。肾虚而任督未虚者，老年发白而须不白；中年发未白须先白者，任督之虚也。欲使已白者重变为乌，必补任督，而更补肾也。然而补任督之药无多，仍宜补肾以生任督，盖任督原通于肾，故补肾而任督之气自生。旱莲草只能入肾，而不能入任督，又何能上通唇口哉！所以必宜与补肾之药同施，方有济耳。"

【常用方剂】补发饮、白癜饮（具体方药同前，略）。

山茱萸

【一般认识】山茱萸微温质润，能补肝肾，益精血，为平补阴阳之佳品，故常用于肝肾不足诸证。凡肝肾精血不足，症见头晕目眩，耳鸣耳聋，腰膝酸软，骨蒸潮热者，可与熟地黄、山药、牡丹皮等配伍。凡肾阳不足，症见腰酸脚弱，下肢觉冷，少腹拘急，小便不利或频数者，可与熟地黄、附子、肉桂等同用。凡肾阳不足，症见气怯神疲，畏寒肢冷，阳痿滑精，腰膝酸软者，可与枸杞子、菟丝子、杜仲、鹿角胶等相配。另，本品味酸而涩，酸以收之，涩以固之，故可补肾涩精，固元止遗，用于遗精滑精、小便频数、五更泄泻诸证。凡肾元亏损，封藏失司，症见遗精，滑泄者，可与菟丝子、五味子、煅龙骨、煅牡蛎等配伍；若心肾不交梦遗者，可与茯神、五味子、莲须、山药、黄柏同用。凡肾虚不固，遗尿不止者，可与桑螵蛸、黄芪、羊脬等相合；若老人小水不节，或自遗不禁者，可与益智仁、人参、白术并用。凡脾肾阳虚，五更泄泻者，可与补骨脂、人参、白术相伍。本品气薄味厚，酸敛收涩，功能扶正固本，敛汗固脱，故常用于虚汗不止、崩中漏下、心悸怔忡诸证。凡肺肾气虚，卫阳不固，虚汗不止者，可与人参、黄芪、熟地黄、白芍、五味子等配伍；凡脾肾气虚，冲任不固，崩漏不止者，可与黄芪、白术、白芍等同用；凡心气虚耗欲脱，怔忡不宁者，可与龙眼肉、酸枣仁、龙骨、牡蛎等并施。

【皮科特能】山茱萸微温质润，能补肝肾，益精血，为平补阴阳之佳品，故常用于肝肾不足诸证。凡肝肾精血不足，症见黄褐斑、白癜风、脂溢性脱发、斑秃病久，出现头晕目眩，耳鸣耳聋，腰膝酸软，骨蒸潮热者，可与熟地黄、山药、牡丹皮等配伍。

【配伍应用】山茱萸固涩气阴，平补肝肾，性平和，熟地黄善补精血，益肝肾，性滋腻。熟地黄有止血功能，可增山茱萸固崩止血之力；熟地黄得山茱萸平补之助，则滋养肝肾之力更强。二药配伍，互补互使，养血补精、止血涩精功力增加。山茱萸补益肝肾，涩精固脱，五味子收敛固涩，益气生津，补肾宁心，二药有酸涩作用，同时又具补肝肾之功，配合作用较强，临床上用二药配伍治疗老人尿频失禁、汗大出而气阴虚脱、目暗不明、头晕眼花等症，获良效。

【剂量要点】山茱萸滋补功效既足且又药性和平，处方剂量弹性很大，可用3~120g，轻用则为平补阴阳之要药，适用于肝肾两虚所致一切证候；又具有较广泛收敛固涩作用，重用则可救脱，用于阳气衰竭所致的很多病症。

【各家论述】《神农本草经》："主心下邪气，寒热，温中，逐寒湿痹，去三虫，久服轻身。"

《名医别录》："主肠胃风邪，寒热，疝瘕，头风，风气去来，鼻塞，目黄，耳聋，面疱，温中下气，出汗，强阴益精，安五脏，通九窍，止小便利，明目，强力长年。"

《药性论》："治脑骨痛，止月水不定，补肾气，兴阳道，添精髓，疗耳鸣，除面上疮，主能发汗，止老人尿不节。"

《日华子本草》："暖腰膝，助水脏，除一切风，逐一切气，破癥结，治酒皶。"

【常用方剂】补发饮（具体方药同前，略）。

第四节　杀虫止痒药

蛇床子

【一般认识】蛇床子味辛性温，功能补命火，壮肾阳，强阳益阴，补肾祛寒，祛风燥湿，故常用于肾阳不足、命门火衰之阳痿及宫寒不孕等症。其祛风之功又可治风寒湿痹而见腰脚疼痛者，可与细辛、牛膝并施。现代药理研究证实其对絮状表皮癣菌、石膏样小孢子菌、羊毛状小孢子菌、须发癣菌、金黄色葡萄球菌、铜绿假单胞菌和大肠埃希氏菌有较强的抑制作用；蛇床子浸膏体外对滴虫、流感病毒也有一定作用。

【皮科特能】蛇床子燥湿祛风，杀虫止痒，故常用于阴囊湿痒，女子阴痒带下，湿疮疥癣，血风瘙痒及风湿痹痛等症。煎汤浴，止风痒。凡阴囊湿痒者，可与苦参、威灵仙等配伍；凡女子阴痒者，可与苦参、川椒、明矾、百部同用；

凡湿疮疥癣，可与黄连、黄柏、苦参、枯矾等外用；凡血风瘙痒，可与防风、蒺藜、茺蔚子等同用煎水外洗。

【配伍应用】蛇床子配伍石菖蒲治阴汗；蛇床子配伍川黄柏、生石膏治湿毒疮，脓滚疥疮；蛇床子配伍白矾用斑蝥煎，麻油调，涂疮上，治疮癣；蛇床子配伍黄连、腻粉治久患湿癣不愈；蛇床子配伍鹤虱、黄柏治糜烂型足癣；蛇床子配伍百部，共为粗末，用75%乙醇浸，外用治皮肤瘙痒症、神经性皮炎；蛇床子配伍黄连、轻粉，为末吹耳内治湿疮；蛇床子配伍乳香、薤白，捣稀稠得所，治冷疮疼痛不止。

【剂量要点】蛇床子内服用量较少，内服3~9g或作丸剂，小量缓图，弥久收功。外用主要有煎汤熏洗、研末调敷等。《本草蒙筌》云："入药取仁炒用，浴汤带壳生煎，治妇人阴户肿疼……祛手足痹顽。大风身痒难当，作汤洗愈；产后阴脱不起，绢袋熨收；妇人无娠，最宜久服。"《本草纲目》曰："阳事不起，蛇床子、五味子、菟丝子等份，为末，蜜丸梧子大，每服三十丸，温酒下，日三服。"现则外用30g左右，多煎汤熏洗或研末调敷。

【各家论述】《神农本草经》："主男子阴痿湿痒，妇人阴中肿痛，除痹气，利关节，癫痫，恶疮。"

《药性论》："治男子、女人虚，湿痹，毒风，顽痛，去男子腰疼。浴男子阴，去风冷，大益阳事。主大风身痒，煎汤浴之瘥。疗齿痛及小儿惊痫。"

《日华子本草》："治暴冷，暖丈夫阳气，助女人阴气，扑损瘀血，腰胯疼，阴汗湿癣，四肢顽痹，赤白带下，缩小便。"

《珍珠囊补遗药性赋》："治风湿痒及阴疮。"

【常用方剂】侧柏酊（具体方药同前，略）。

大风子

【一般认识】大风子味辛，性热，有毒，祛风燥湿，攻毒杀虫。每与苦参、苍耳子、川芎、白花蛇舌草等同用，以增强疗效，主治麻风，梅毒，疥癣，恶疮，酒渣鼻，痤疮。临床以外用为主，少作内服，并多入复方，以加强疗效，减低毒性。大风子的水浸剂在试管内对奥杜盎氏小芽孢癣菌有抑制作用，所含阿立普里斯酸为治疗麻风病的有效成分，但毒性较大。

【皮科特能】大风子性热，味辛，有毒。内服配伍苦参、白蒺藜、大胡麻、苍耳子、防风、白花蛇舌草、草乌祛风燥湿杀虫，用于治疗麻风病。

【外用特能】本品配斑蝥、土槿皮、轻粉等浸酒外涂，以增祛风燥湿、杀虫止痒之效，治疗顽癣不愈。本品与木鳖子、轻粉、硫黄同研末，于晚间调涂，可治疗酒渣鼻；与白鲜皮、五倍子、松香、鹤虱、苦参等配伍，研末烟熏，可治疗神经性皮炎。取大风子烧存性，和麻油、轻粉研涂，以壳煎汤洗之治疗大风疮裂。以大风子、枯矾、川椒末、轻粉各一钱，用真柏油调搽，治疗裙边疮。以大风子、雄黄各30g，冰片（或樟脑）0.6g，熟石灰粉15g，共研细末，外敷治疗水田皮炎，敷药前先用青凡木捣烂，也可用苦楝树皮或刺苋菜泡开水洗患处。

【配伍应用】外用配伍土槿皮、地肤子、硫黄、樟脑用于治疗疥癣，祛风杀虫；凡疥疮瘙痒者，可与轻粉、枯矾等相伍，或与杏仁、桃仁、猪油等配膏外搽祛风燥湿，攻毒杀虫；凡癣疮身痒者，可与硫黄、雄黄、枯矾同用祛风燥湿，攻毒杀虫。

【剂量要点】大风子自古以来一般只作外用，内服宜慎，必须作内服剂用时，必须依照《药典》，并当配以他药。内服：入丸、散，1次0.3~1g。外用：适量，捣敷，或煅存性，研末调敷。不论内服外用，均不得过量或久用。阴虚血热、脾胃虚弱及有目疾者禁服。

【各家论述】《本草经疏》："禀火金之气以生，故其味辛、苦，气热，有毒。辛能散风，苦能杀虫燥湿，温热能通行经络。世人用以治大风疬疾及风癣疥癞诸疮，悉此意耳。"

《本草汇言》："大风子肉捣膏、擦风癞疥癣诸疮之药也。此物质润性燥，濒湖方治疮疥仅供外涂，能润皮肤，杀虫止痒，不堪服食。粗工述庸人语，每治大风癞疾，与苦参同用，作丸服，殊不察此性燥、热劣，有损液闭痰之虞，而伤血分，至有风癞未愈而先失明者。用之外涂，其功不可没也。"

《本草纲目》："（大风子）能治大风疾，故名。""大风即麻风，故亦名麻风子。""主治风湿疥癣，杨梅诸疮，攻毒杀虫。"

【常用方剂】黑豆洗方（具体方药同前，略）。

硼砂

【一般认识】本品甘咸性凉，清凉降泄，生用能入肺清化热痰，又能消瘀退肿，软坚散结，明目退翳，故常用于痰热咳嗽、噎膈积聚、诸骨鲠喉、痔漏恶疮等证。凡咽喉口齿肿痛者，可单用含化咽津，或配冰片、玄明粉、朱砂研末吹喉、外搽，如《外科正宗》冰硼散。若为风痰上壅所致的缠喉风，则可与白矾、牛黄、白梅等为丸噙化，如《张氏医通》硼砂丹。凡目赤肿痛或生翳膜者，可单用化水洗眼，或与炉甘石、冰片等研极细末点眼，如《证治准绳》白龙丹。用于热痰咳嗽，配贝母、蛤粉、瓜蒌。凡肺热咳嗽，痰黄黏稠，咯吐不爽者，可单用含化咽津，或与瓜蒌、贝母、桑白皮等配伍，以增强清肺化痰之功。凡噎膈不食者，《海上方》乃单用酒服，现用于食管癌患者，多与火硝、硇砂、礞石、冰片等制成散剂含化。凡痃气结聚不散，心腹疼痛者，可与木香、三棱、鳖甲等同用，如《太平圣惠方》硼砂煎丸。凡骨鲠咽喉者，可单味含化咽下。

【皮科特能】煅用能防腐收湿敛疮。口舌生疮疼痛者，可配石膏、青黛、冰片为末敷口内；若口疮糜烂者，可与冰片、黄柏、薄荷为丸口噙；若为鹅口疮者，则配冰片、甘草、雄黄为末涂搽患处。凡恶疮肿痛者，可与甘草浸香油服之，如《重订瑞竹堂经验方》砂草油。

【外用特能】单独或复方可以治疗细菌、真菌感染性皮肤疾病。现代药理研究显示，硼砂对大肠杆菌、铜绿假单胞菌、炭疽杆菌、福氏和志贺痢疾杆菌、伤寒及副伤寒杆菌、变形杆菌、葡萄球菌、白色念珠菌、白喉杆菌、肺炎链球菌、脑膜炎球菌及溶血性链球菌等多种致病菌有抑制作用。硼砂在体外对红色毛癣菌、石膏样毛癣菌及紫色毛癣菌抑制作用较强，对絮状表皮癣菌抑制作用较弱。

【配伍应用】血竭、硼砂为末，敷之治疗疮，腐毒不透。硼砂甘咸凉，除胸膈痰热，去腐解毒，玄明粉咸寒入三焦，通泄五脏百病，二药配伍，清利肝胆，治胆囊炎、胆结石，装胶囊服用。

【剂量要点】硼砂在临床中可生用或煅用，生品寒性较大，以清热解毒、消肿防腐、清肺消痰为主；煅制后失去结晶水，寒凉之性减弱，具收敛之性，以收湿敛疮生肌为主。清代赵其光记载："生则化腐，煅枯则生肌。"本品用量不宜过大，以外用为主，《中华本草》规定硼砂内服用量为每次 1.5~3g，入丸、散。

【各家论述】《得配本草》："得生姜片，蘸揩木舌肿强。得冰片少许，研细末，灯草蘸，点胬肉翳障。配牙硝，治咽喉谷贼肿痛。配白梅，治咽喉肿痛。"

《本草求原》："散瘀止鼻衄，去瘵蛊，解酒，明目，生肌。生则化腐，煅枯则生肌。"

《本草经疏》："同龙脑香、人中白、青黛为末，敷口舌疮。""蓬（硼）砂其性柔五金，去垢腻，克削为用，消散为能，宜攻有余，难施不足，此暂用之药，非久服之剂。"

【常用方剂】黑豆方、桑鱼洗药、湿疹散（具体方药同前，略）。

枯矾

【一般认识】枯矾为白矾（生品）煅制而成，煅后可增强收湿敛疮、生肌化腐作用。枯矾是一种较好的外用药，可从细胞中吸收水分，使细胞发生脱水缩合，减少腺体分泌，减少炎症渗出物，又可与蛋白质结合成难溶于水的蛋白化合物而沉淀，使组织或创面呈现干燥，起到收敛燥湿的作用，有利于消炎。现代用恒温干烤法、远红外加热法炮制的枯矾质量优于传统炮制品。

【皮科特能】白矾（生用，未煅）内服能解毒消肿，遵《外科正宗》用本品与葱白捣烂，热酒送服，治疔疮及诸恶毒初起未成脓者；遵《仁斋直指方》乃配黄蜡熔化为蜡矾丸服，治痈疽、发背、瘰疬、漏疮、恶疮，卫护内膜，驱解诸毒，则未溃能消，已溃可敛。治蛇虫恶兽所伤，重者毒气入腹则眼黑口噤，手足强直，取白矾、甘草各等份，研为末，每服二钱，不拘时冷水调下，更敷患处。

【外用特能】煅品枯矾酸涩性寒，清热解毒祛腐，燥湿杀虫收敛。治水火烫伤轻者，可用枯矾水溶液湿敷创面；治毒虫螯伤者，可用白矾、雄黄等份研末调涂；治口舌生疮者，用枯矾配黄丹或朱砂为末外撒；治齿龈肿痛者，用白矾与蜂房为散煎水含漱；治鼻内热气生疮有脓臭者，用枯矾配生地黄、苦参煎汁滴鼻，以清热泄浊；治疥疮瘙痒，可与硫黄、轻粉等药同用；治一切干湿顽癣，可用本品与米醋调涂，或与石榴皮捣研调涂，以加强杀虫止痒作用；治阴囊湿疮，瘙痒流水，可用本品煎水外洗，或配蛇床子、黄连制成散剂外撒，以加强清热燥湿止痒之功；治黄水疮浸淫糜烂者，可用本品配雄黄为末外敷。

【配伍应用】枯矾与黄丹配伍，治疗痈疽疔疮等证以加强解毒消疮作用；枯矾合朴硝研末外撒治疗痈疽溃后，腐肉不脱，或胬肉增生者，以解毒祛腐，平胬生肌；枯矾与五灵脂等份为末制药捻，插入瘘管内，治疗阴疽冷疮成瘘，脓水不尽者，以活血祛瘀，排脓祛腐。

【剂量要点】白矾（生品）内服，入丸、散，0.6~3g，枯矾（煅品）外用，可取适量研末撒或调敷。

【各家论述】《神农本草经》："主寒热，泄痢白沃，阴蚀恶疮，目痛，坚骨齿。炼饵服之，轻身不老增年。"

《药性论》："治鼠漏，瘰疬，疗鼻衄，治齆鼻，生含咽津，治急喉痹。"

《日华子本草》："除风去劳，消痰止渴，暖水脏，治中风失音，疥癣。"

《本草蒙筌》："禁便泻，塞齿疼，洗脱肛，涩肠，敷脓疮，收水。"

《本草纲目》："吐下痰涎饮澼，燥湿解毒，追涎，止血定痛，蚀恶肉，生好肉，治痈疽疔肿，恶疮，癫痫，疸疾，通大小便，口齿眼目诸病，虎犬蛇蝎百虫伤。"

【常用方剂】湿疹散（具体方药同前，略）。

皂角

【一般认识】皂角又名皂荚，为温化寒痰药，现代药理研究显示其有抗病原微生物作用，对大肠杆菌、变形杆菌、宋氏痢疾杆菌、伤寒杆菌、副伤寒杆菌、铜绿假单胞菌、霍乱弧菌等革兰阴性肠道致病菌有抑制作用。

【皮科特能】皮肤科临床多取其散结消肿、祛风杀虫功效，多外用，治疗疮疡初起未溃、癣疥疮痒等。如全蝎方中以苦参为君，配以全蝎、皂角刺、猪牙皂角、防风、荆芥穗、金银花、蝉蜕等，其功可搜剔通透经络及深层胶着之顽湿，对于控制瘙痒症状以及促进皮疹消退作用突出。皂角有小毒，治疗皮肤病以外用为主，有散结消肿、祛风杀虫止痒之功。遵《刘涓子鬼遗方》，用皂角（烧存性）、生甘草各四两，上为末，每服一钱，无灰酒调下，不拘时，治发背内疼如刺，脓未溃。遵《普济方》，用皂角二两（去核），天南星二钱（生用），糯米一合，上为细末，姜汁调涂，治小儿毒气攻腮赤肿。遵《证治准绳》，用皂角三枚（煨，去皮子），黄连半两（为末），腻粉二钱半，上将皂角为末，用米醋二大盏同煎如稀饧，用绵滤去滓，入黄连末、腻粉，调令匀，治癣疥疮痒不可忍。

【外用特能】凡痈疽肿毒未溃者，可用本品与蓖麻仁捣烂外敷，能使初起者消，已成者溃；若瘰疬难消者，可与荆芥、雄黄等配伍，如《太平圣惠方》皂荚丸；若乳痈肿硬疼痛者，可与蛤粉等份研末，热酒调服，如《全生指迷方》皂角散；凡疥疮瘙痒者，可与苦楝根皮为细末，脂膏调涂，如《证治准绳》治疥疮方；若治疮癣，可与雄黄、蛇床子、轻粉等入黄蜡中制膏外搽，如《证治准绳》神异膏。

【配伍应用】与半夏同用，治疗湿痰；与百合、贝母、杏仁等配伍，治疗燥痰；若顽痰色黄，胶固难咯者，当与海浮石、海蛤粉、贝母等配伍，以清热化痰；治疗中风口噤、昏迷不醒、癫痫痰盛、关窍不通、痰阻喉痹等疾病可配明矾为散，温水调服；凡大便秘结不通者，可与枳壳、麻仁、槟榔等相合，以通闭解结；若脏腑实热，二便不通者，可与大黄、滑石同服，如《古今医鉴》颠倒散。

【剂量要点】内服：研末，1~3g，或入丸、散。外用：适量，煎水洗，或研末吹鼻、外掺、调敷，或熬膏涂，或烧烟熏。内服用量过大，可引起呕吐及腹泻。

【各家论述】《本草纲目》："治足上风疮作痒甚者。"

《日华子本草》："通关节，除头风，消痰，杀劳虫，治骨蒸，开胃及中风口噤。"

《本草纲目》:"通肺及大肠气，治咽喉痹塞，痰气喘咳，风疬疥癣。"

《长沙药解》:"皂荚辛烈开冲通关透窍，搜罗痰涎，洗荡瘀浊，化其粘连、胶热之性，失其根据攀附之援，脏腑莫容，自然外去。虽吐败浊，实非涌吐之物也，其诸主治，开口噤，通喉痹，吐老痰，消恶疮，熏久痢脱肛，平妇人吹乳，皆其通关行滞之效也。"

【常用方剂】桑鱼洗药：桑白皮 30g，鱼腥草 30g，皂角 15g，硼砂 15g，川椒 15g，红花 15g。

第五节　活血化瘀药

红花

【一般认识】红花气香行散，其入血分，为活血通经、祛瘀止痛之要药。现代药理研究显示其能够抑制血小板聚集和增强纤维蛋白溶解，对组胺引起的血管通透性增加有抑制作用。

【皮科特能】皮肤科常取其活血祛瘀之效用于治疗血瘀所致的各类皮肤病，如带状疱疹后遗神经痛、带状疱疹、银屑病、过敏性紫癜等，亦常用于慢性皮肤病的后期，多为瘙痒性、疼痛性、色素沉着类皮肤病。红花性温入肝经，与其他养血活血之药合用，治疗黄褐斑，如桃红四物汤。与疏肝活血药配伍可活血止痛，治疗带状疱疹后遗神经痛；与清热凉血之药合用又可清热凉血透疹；与清热解毒之药合用，可用来治疗瘀热内结所致的皮肤病，如扁平疣等。

【外用特能】本品 75% 乙醇浸泡后外用可治疗褥疮（100g 红花浸于浓度为 75% 的 500ml 乙醇液中，对其密封，浸泡 1 周）；红花打粉水调糊状外用可治疗黄褐斑。

【配伍应用】红花与当归、川芎、桃仁等相须为用，以活血通经止痛，治疗血滞经闭、痛经、产后瘀滞腹痛；红花可配伍赤芍、延胡索、香附等以理气活血止痛，治疗痛经；红花配伍三棱、莪术、香附等药以活血通经，祛瘀消癥，可治疗癥瘕积聚；红花配桂枝、瓜蒌、丹参等以活血通经，祛瘀止痛，治胸痹心痛，与桃仁、川芎、牛膝等同用，治瘀滞腹痛，如血府逐瘀汤，可与桃仁、柴胡、大黄等同用，治胁肋刺痛，如复元活血汤；红花配木香、苏木、乳香、没药等药，能通利血脉，消肿止痛，治跌打损伤，瘀滞肿痛，或制为红花油、红花酊涂擦；红花配伍清热凉血透疹的紫草、大青叶等，可清热化瘀，治疗斑疹色暗，如当归红花饮。

【剂量要点】内服：煎汤，3~10g，或入丸、散。外用：适量，研末调敷，或浸酒搽。和血调血量宜小，活血破瘀量宜大。

【各家论述】《本草正》："达痘疮血热难出，散斑疹血滞不消。"

《用药心法》："和血，与当归同用。"

《本草纲目》："活血，润燥，止痛，散肿，通经。"

《本草蒙筌》："多用则破血通经，酒煮方妙；少用则入心养血，水煎却宜。"

【常用方剂】化斑饮：柴胡15g，当归9g，川芎9g，赤芍15g，桃仁9g，红花9g，益母草9g，姜黄9g，白术9g，茯苓9g，香附9g，僵蚕9g，桑叶15g。

退疣饮：麻黄6g，薏苡仁30g，大青叶15g，板蓝根15g，紫草15g，马齿苋30g，白花蛇舌草20g，黄芪21g，荆芥穗9g，红花15g，香附15g，三棱9g，连翘15g，金银花15g，甘草6g。

黑豆洗方：黑豆60g，大风子27g，白及30g，大胡麻15g，桃仁15g，地骨皮15g，红花15g，马齿苋30g，黄柏30g，甘草15g，硼砂15g，白鲜皮30g。

桑鱼洗药：桑白皮30g，鱼腥草30g，皂角15g，硼砂15g，川椒15g，红花15g。

骨碎补

【一般认识】骨碎补为活血疗伤药，又有补肾强骨之效。现代药理研究显示，骨碎补可促进骨对钙的吸收，提高血钙和血磷水平，促进骨的钙化和骨质形成，有报道研究显示，骨碎补对酪氨酸酶活性具有激活作用。

【皮科特能】骨碎补温肾活血，常用于治疗慢性皮肤病，如斑秃、白癜风、寻常疣、顽固性皮炎等，病机多为日久耗气生瘀。骨碎补苦温入肾，乃温补肾阳要药，兼行血脉，常与其他补益肝肾之品连用，如六味地黄丸中加用骨碎补，治疗脱发等。此外，单用本品外搽可治斑秃及顽固性皮炎。

【外用特能】本品捣敷，或研末调敷，或浸酒外搽，可治疗斑秃、顽固性皮炎、鸡眼、寻常疣等。如治疗斑秃，常配伍侧柏叶、当归、红花、斑蝥等浸酒外涂；治疗白癜风则常与补骨脂、菟丝子等药浸酒外涂；治鸡眼、疣，用单味骨碎补9g浸泡于95%乙醇100ml中，外涂患处。治疗跌打损伤，若皮肉破损出血者，可研末掺创口；若未破肿痛者，可单用研末调敷，或与自然铜、乳香、没药、血竭等同研调敷。

【配伍应用】凡肾虚腰痛，足膝痿弱者，可与杜仲、附子、山茱萸等配伍，以温肾强腰壮骨；若兼风湿走注疼痛者，宜与威灵仙、草乌头、没药等同用。

凡肾虚耳鸣耳聋，牙齿浮动疼痛或牙龈渗血者，可单用煎服，或与熟地黄、山茱萸、泽泻等配用，以补肾阴，泻浮火。凡肾虚久泄者，可与肉豆蔻、补骨脂、吴茱萸等同服，以温肾暖脾止泄。

【剂量要点】煎服，常用 10~20g；治疗耳鸣耳聋，常用 30~60g，捣末，用炮猪肾空心服用；治疗跌打损伤，常用 120g，浸酒外涂。

【各家论述】《日华子本草》："治恶疮，蚀烂肉，杀虫。"

《本草便读》："浸水刷能长发。"

【常用方剂】侧柏酊：侧柏叶，骨碎补，桑白皮，蛇床子，五倍子，花椒，附子，干姜，肉桂，白芷，菊花。加入适量 75% 乙醇浸泡 2 周后，过滤药渣，装瓶备用。

第六节　利湿药

泽泻

【一般认识】泽泻为清热利湿药，性寒味甘。其味甘淡渗，治疗水肿、小便不利、泄泻等，其性寒，可清膀胱之热、泄肾经虚火，治疗湿热淋证、遗精等。可盐炙利尿而不伤阴，可麸炒渗湿和脾。现代药理研究显示，泽泻有免疫抑制、抗炎作用，能降低细胞免疫功能，抑制迟发型超敏反应。常用来治疗湿热水湿停蓄诸证。

【皮科特能】泽泻治疗内湿，常用于治疗湿邪蕴结所致的皮肤病，如湿疹、带状疱疹、接触性皮炎、脓疱型银屑病等。湿热偏胜者多配伍车前子、滑石、栀子等以清热利湿；凡脾运不健，水湿停聚，可配伍健脾之药，发挥其利小便、实大便之功。肾阴不足，相火偏旺，而兼湿热，可配伍滋阴降火之品。与菟丝子合用治疗黄褐斑有阴阳双补之效。

【外用特能】泽泻常与苦参、白鲜皮等中药水煎后，取药液湿敷患处或外洗以治疗急性湿疹、过敏性皮炎等。

【配伍应用】治疗水肿、小便不利，常和茯苓、猪苓、桂枝配用，淡渗利水，如五苓散；治脾胃伤冷，水谷不分，泄泻不止，与厚朴、苍术、陈皮配用，以利小便而实大便，如胃苓汤；治痰饮停聚，清阳不升之头目昏眩，与白术同用而行痰饮，如泽泻汤；治湿热淋证，常与木通、车前子等药同用而清下焦湿热；治疗小儿遗精，则与熟地黄、山茱萸、牡丹皮同用，泄肾经之虚火，如六味地黄丸。

【剂量要点】内服：煎汤，6~12g，或入丸、散。大剂量煎服可泻肾经虚火治疗高血压。

【各家论述】《萃金裘本草述录》："佐黄柏而湿热可清；同苍术而泻痢能除；痰饮须夹半夏，肿胀兼和腹皮。"

《本草要略》："除湿通淋，止渴，治水肿，止泻痢，以猪苓佐之。"

《本草纲目》："渗湿热，行痰饮，止呕吐、泻痢、疝痛、脚气。"

《本草再新》："泻肾经之邪火，利下焦之湿热，化痰理气，治便血溺血，崩中。"

【常用方剂】湿热清：龙胆草9g，黄芩9g，栀子9g，柴胡9g，生地黄15g，牡丹皮15g，当归9g，金银花30g，土茯苓30g，泽泻9g，车前子15g，甘草6g。

补发饮：熟地黄21g，何首乌21g，山茱萸15g，茯苓15g，泽泻9g，当归9g，川芎9g，丹参21g，菟丝子15g，女贞子15g，墨旱莲9g，枸杞子9g，侧柏叶9g。

桑白皮

【一般认识】桑白皮归肺经，为止咳平喘药，能清肺热。现代药理研究显示其有镇静、安定、镇痛作用，对金黄色葡萄球菌、伤寒杆菌有抑制作用。

【皮科特能】桑白皮多用于治疗伴有水肿症状的各类皮肤病，尤其为实证。桑白皮性味甘寒，治疗红皮倾向皮肤病潮红、肿胀、身热心烦者可配伍牡丹皮、地骨皮、白鲜皮等凉血除热消肿，治疗过敏性疾病如荨麻疹、激素依赖性皮炎等可配伍祛风止痒之药。对于痰热内蕴型痤疮、脂溢性皮炎等，桑白皮搭配清热凉血之药可发挥清热化痰之效。

【外用特能】治疗脂溢性脱发，可配伍生姜、枸杞子、何首乌、黄芪等药制酊外涂；治疗毛发干枯，可配伍侧柏叶等药水煎取汁外洗；治疗痤疮则可单药水煎，待冷后外敷面部；治疗黄褐斑，可配伍白附子、白术、白芷、白僵蚕等药研末后，用蛋清调匀，外敷面部。

【配伍应用】治疗肺热壅盛之喘咳，痰黄而稠，常与地骨皮、甘草同用；肺虚有热而咳喘气短、日晡潮热等，可配伍人参、五味子、熟地黄等药；治水饮停肺，胀满喘息，常配伍麻黄、苦杏仁、葶苈子等药；治肺气不宣，水气不行之全身水肿胀满，面目肌肤浮肿，小便不利等，常配伍茯苓皮、生姜皮、大腹皮等药。

【剂量要点】内服：煎汤，9~15g，或入散剂。外用：适量，捣汁涂，或煎水洗，或熬膏敷。

【各家论述】《神农本草经》："治伤中，五劳六极，羸瘦，崩中脉绝，补虚益气。"

《药性论》载其："治肺气喘满，水气浮肿，主伤绝，利水道，消水气，虚劳客热，头痛，内补不足。"

《本草纲目》云："桑白皮，长于利小水，及实则泻其子也。故肺中有水气及肺火有余者宜之。"

《药品化义》："同甘菊、扁豆通鼻塞热壅；合沙参、黄芪止肠红下血，皆效。"

《得配本草》："得糯米，治嗽血；配茯苓，利小便。"

《食疗本草》："利五脏。又入散用，下一切风气水气。"

【常用方剂】桑鱼洗药：桑白皮 30g，鱼腥草 30g，皂角 15g，硼砂 15g，川椒 15g，红花 15g。

侧柏酊：侧柏叶，骨碎补，桑白皮，蛇床子，五倍子，花椒，附子，干姜、肉桂，白芷，菊花。加入适量 75% 乙醇浸泡 2 周后，过滤药渣，装瓶备用。

第七节　理气药

香附

【一般认识】香附为理气解郁之药，其性平，常用来治疗气滞血瘀诸证，无论寒热虚实皆可应用。现代药理研究显示，香附具有镇痛、安定作用，又具有雌激素样作用，治疗女性皮肤病患者伴有月经不调、肝气不舒者，可配伍香附。香附走肝经，常可作为引经之药。

【皮科特能】香附理气调经止痛，用于慢性皮肤病中后期，治疗由于气滞血瘀所致的带状疱疹、黄褐斑及痤疮后色素沉着、扁平疣等。疼痛者搭配柴胡、郁金、延胡索等疏肝理气止痛，皮损色暗红者可配伍莪术、三棱等。黄褐斑、痤疮患者常伴有月经不调者，可配伍益母草、当归、菟丝子等。

【外用特能】其外敷取之民间验方，有消肿散结、活血止痛之功，善治痰湿、瘀血郁滞体表之疾，对急性淋巴管炎、急性淋巴结炎、丝虫病象皮肿、（Ⅰ度）非感染性局部组织肿胀、皮下瘀血及血肿、肌内注射后局部硬结肿痛、眼球挫伤后充血肿痛等疾患，先取香附制成粗末，数量依局部大小而定，炒热，以米醋适量淬之，调如稠糊状，温敷患处。

【配伍应用】配伍柴胡、川芎、枳壳等，治疗肝气郁结之胁肋胀痛，如柴胡疏肝散；配伍高良姜等，治疗寒凝气滞、肝气犯胃之胃脘疼痛，如良附丸；配伍小茴香、乌药、吴茱萸等，治疗寒疝腹痛；与川芎、苍术、栀子等同用，治气、血、痰、火、湿、食六郁所致胸膈痞满、脘腹胀痛、呕吐吞酸、饮食不化等，如越鞠丸；与柴胡、川芎、当归等同用，治疗月经不调，如香附归芎汤；与柴胡、青皮、瓜皮等同用，治疗乳房胀痛；配伍砂仁、甘草，治疗脘腹胀痛、胸膈噎塞、噫气吞酸、纳呆，如快气汤。

【剂量要点】内服煎汤，6~10g，或入丸、散，醋炙止痛力增强。外用适量，研末撒、调敷或做饼热敷。

【各家论述】《韩氏医通·药性裁成》："香附于气分为君药，佐以木香，散滞泻肺；以沉香，无不升降；以小茴香，可行经络；而盐炒，则补肾间元气；香附为君，参、芪为臣，甘草为佐，治气虚甚速；佐以厚朴之类，决壅积；莪、棱之类，攻其甚者。予常避诸香之热，而用檀香佐附，流动诸气，极妙。"

《本草经解》："同茯神、甘草，治气逆；同沉香、砂仁、甘草，治痞胀噫酸；同砂仁、甘草，治一切气滞证；同乌药、甘草，治一切心腹刺痛；同茯神、甘草、橘红，治妇人血滞气虚之证。"

《医学入门·本草》："去寒气及皮肤风疹，胸中虚热，消食下气，治一切霍乱，心腹疼痛，肾气膀胱冷，散郁逐瘀。"

【常用方剂】化斑饮：柴胡 15g，当归 9g，川芎 9g，赤芍 15g，桃仁 9g，红花 9g，益母草 9g，姜黄 9g，白术 9g，茯苓 9g，香附 9g，僵蚕 9g，桑叶 15g。

退疣饮：麻黄 6g，薏苡仁 30g，大青叶 15g，板蓝根 15g，紫草 15g，马齿苋 30g，白花蛇舌草 20g，黄芪 21g，荆芥穗 9g，红花 15g，香附 15g，三棱 9g，连翘 15g，金银花 15g，甘草 6g。

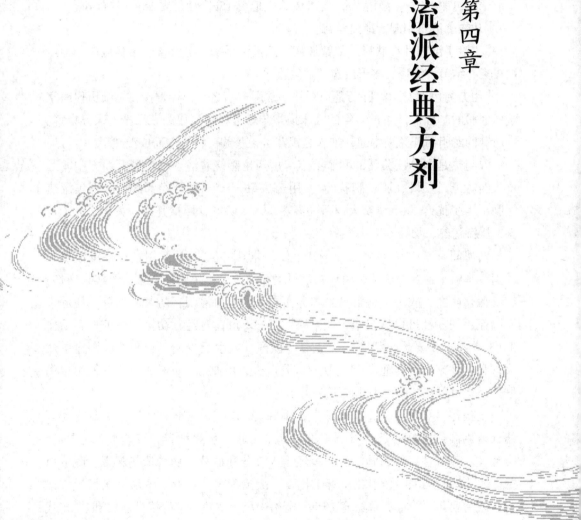

第四章

流派经典方剂

第一节　内服方系列

湿热清

【组成】龙胆草 9g，黄芩 9g，栀子 9g，金银花 30g，土茯苓 30g，柴胡 9g，车前子（包煎）15g，泽泻 9g，当归 9g，生地黄 15g，牡丹皮 15g，甘草 6g。

【功效】清热利湿，凉血解毒。

【主治】湿热性皮肤病，如银屑病、急慢性湿疹、荨麻疹、带状疱疹、神经性皮炎、结节性痒疹、多形红斑、血管炎等。

【组方特色】龙胆泻肝汤是中医外科常用方剂之一，杜教授在总结历代医家学术经验的基础上，通过多年的临床摸索与思考，将清代医家汪昂《医方集解》中所载的龙胆泻肝汤去木通，加入金银花、土茯苓、牡丹皮而成湿热清。

湿与热是本方证关注的两个要点，用药也围绕着清热利湿展开。方中龙胆草大苦大寒，归肝、胆、膀胱经，《用药法象》曰："退肝经邪热，除下焦湿热之肿，泻膀胱火。"上清实火，下泻湿热，泻火除湿，两擅其功。黄芩、栀子苦寒，燥湿清热，加强本方泻火除湿之力。

刘河间有言："治湿之法，不利小便，非其治也。"故又用利水渗湿泄热之泽泻、车前子，导湿热从水道而去。肝为藏血之脏，体阴而用阳，为实火所伤，容易耗伤阴血，故用生地黄、当归养血柔肝，凉血滋阴，防苦寒伤肝，使邪去而阴血不伤。牡丹皮味苦辛，性微寒，归心、肝、肾经，功擅清热凉血，活血散瘀。《本草备要》曾载曰："辛，甘，微寒，入手足少阴、厥阴经，泻血中伏火，和血、凉血而生血。"其中伏火即是肝火，由此可见，牡丹皮一味既可以泻肝火，又可以补肝血，去热而不伤阴。

土茯苓，味甘淡平，解毒除湿，消肿。《本草正义》曰："利湿去热，能入络，搜剔湿热之蕴毒。"切中湿热之病机。金银花历来被奉为清热解毒之要药。金银花，味甘性寒，归肺、心、胃经，入气分和血分，功善清热解毒，疏散风热。《本草正》曰："金银花，善于化毒，故治痈疽、肿毒、疮癣、杨梅风湿诸毒，诚为要药。"《重庆堂随笔》曰："清络中风火实热，解瘟疫秽恶浊邪。"现代药理研究发现这两味药对多种细菌具有较强抑杀作用，二者合用主要针对湿疹、带状疱疹等皮肤病水疱破溃后可能引发的感染，对于提高疗效、缩短病程、预防继发感染大有裨益。另方中多用苦寒降泄之品，肝为将军之官，恐肝气为苦寒之品所抑，故又用柴胡疏畅肝胆之气。

本方泻中有补，降中有升，祛邪而不伤正，泻火而不伐胃，配合严谨，照顾周全，实为泻肝之良方。

【方证要点】杜教授认为本方对肝胆湿热型皮肤病最为相宜，而对于证属湿热，而非肝胆经部位的皮肤病，应用本方后同样可以取得满意疗效。具体方证要点如下。

（1）体格壮实，无明确内科疾患。

（2）阵发性剧烈瘙痒。

（3）皮损呈红斑、丘疹、肥厚性斑块、水疱或有渗出倾向等。

（4）脉弦，舌红，苔黄腻。

【加减变化】杜教授指出，临床地应用时，切不可抱守此方，应强调辨证论治，根据患者临床表现随症加减。如治疗银屑病咽喉肿痛者，加板蓝根、山豆根、玄参；因感冒诱发者，加金银花、连翘；大便秘结者，加生大黄；病程日久，反复不愈者，加全蝎、蜈蚣、乌梢蛇；皮损肥厚、色暗者，加三棱、莪术；月经色暗，加益母草；瘙痒剧烈者，加白鲜皮、地肤子；关节肿痛明显者，加羌活、独活、秦艽、忍冬藤；脓疱泛发者，加土茯苓、半枝莲；口干唇燥者，加玄参、天花粉；湿疹渗出液较多、带状疱疹伴有水疱、脓疱或外阴瘙痒病等湿重于热者，可于前方中加入黄柏、苍术、苦参等以清热燥湿；脓疮、丹毒等热毒明显者，应加重金银花用量，并酌情使用野菊花、连翘、蒲公英等清热解毒之品。

【使用禁忌】服此方时禁食荤腥海味、辛辣动风的食物，孕妇慎用，儿童与老年人酌情减量。

【经典案例】

验案一　杨某，女，32岁。初诊日期：2019年1月7日。

主诉：双下肢红斑、坏死、溃疡及色素沉着，伴乏力、关节痛3个月。

现病史：患者3个月前双下肢出现丘疹、红斑、溃疡，伴全身乏力，于门诊诊断为皮肤变应性血管炎，门诊治疗（具体不详）效果不甚理想，症状逐渐加重，双下肢出现多处坏死、溃疡，关节痛甚，遂2018年12月于泰安某医院住院治疗。述住院时注射甲泼尼龙琥珀酸钠80mg/d，现出院带药醋酸泼尼松75mg/d，硫唑嘌呤片50mg/d，破损处外用莫匹罗星软膏，不破处外用糠酸莫米松乳膏。

查体：患者满月脸，右小腿散在红斑，伴有多处溃疡面及结痂，左小腿见散在红斑及色素沉着。双小腿肿胀明显。舌边有齿痕，舌苔黄腻，弦细数。

西医诊断：皮肤变应性血管炎。

中医辨证：肝胆湿热，蕴结肌肤。

治则：清泻肝胆实火，清利肝经湿热。

处方：龙胆草9g，黄芩9g，栀子9g，金银花15g，土茯苓30g，柴胡9g，车前子（包煎）15g，泽泻9g，当归9g，生地黄30g，牡丹皮15g，云苓皮21g，黄柏9g，苍术15g，蒲公英30g，紫花地丁30g，白茅根30g，党参15g，赤芍15g，白芍30g，防风9g，甘草6g。水煎服，每日1剂。停用硫唑嘌呤，醋酸泼尼松减至50mg/d。外用第一步硝矾散稀释外洗；第二步外用龙珠软膏，每天3次。

二诊：2019年1月21日，服上方14剂后，皮损糜烂、渗出减少，收敛近愈。双小腿仍然肿胀，见暗红斑，乏力，已无关节痛。苔黄腻，脉弦数。患者复诊前2天自行将醋酸泼尼松改为40mg/d。

处方：上方加玄参15g，天麻9g，黄连9g，吴茱萸6g，去紫花地丁。21剂，水煎服，日1剂。醋酸泼尼松改为30mg/d，糜烂面痂愈后改为20mg/d。硝矾散外洗。

三诊：2019年2月18日，服上方21剂后，疮口愈合，局部见暗红色斑，已不痛，关节痛减轻，时腹痛、腹泻，苔黄腻，脉滑数。患者复诊前2天自行将醋酸泼尼松改为10mg/d，已服用3天。

处方：2019年1月7日方改车前子（包煎）21g、泽泻12g、金银花9g，去蒲公英、紫花地丁，加炒白术15g、延胡索15g。

按语：皮肤变应性血管炎又称为过敏性血管炎、超敏性血管炎、白细胞破碎性血管炎等，中医学对于变应性血管炎尚无确切记载，但对于类似变应性血管炎的症状及发病特征，历代文献中有较为详细的记载。根据本病丘疹、斑疹、结节红斑及溃疡等症状特征，中医学归为"梅核丹""湿热流注""瓜藤缠"之范畴。杜教授认为湿热下注多见病变发生在下肢，热毒阻络，火热之邪易灼伤脉络，迫血妄行导致发斑，热入血分，聚于局部，瘀血阻络，化腐成脓，则发为痈肿疮疡。本病是临床常见病、多发病，缠绵难愈，容易复发。治疗上，西医常用糖皮质类激素、免疫抑制剂等药物治疗。对于破损面积较大的患者，多采用外科清创术、植皮术、局部皮瓣肌皮瓣转移术等治疗措施，但手术成功率较低，且术后需中西医结合治疗巩固疗效，控制其并发症等。杜教授总结多年临床经验，从病因病机入手，辨证论治，遣方用药，疗效显著，擅用龙胆泻肝汤加减化裁而来的湿热清治疗本病。热毒盛者，加蒲公英、紫花地丁、白茅根清热解毒；瘀阻甚者，加鸡血藤、地龙、丹参、莪术以活血通络；病久体虚者，加党参、防风以扶正抗邪。杜教授几十年的临床实践证明，中医药能够有效调节免疫功能，减轻患者症状，调整患者整体状态，改善患者生存质量，尤其在与糖皮质类激素、免疫抑制剂联合使用时，能减少其用量和不良反应。杜教授擅用中西医结合治疗本病，且重视外用药的辨证应用，急性期渗出、结痂明显时擅用硝矾散收敛燥湿止痒，单用硝矾散效不佳时，常应用自制剂湿疹散或黄柏散，用醋酸氟轻松乳膏或香油调涂患处，效果极佳。

验案二 王某，女，31岁。初诊日期：2013年5月20日。

主诉：双手红斑、丘疹伴瘙痒反复发作8年，加重1个月。

现病史：患者8年前双手起红斑、丘疹，伴明显瘙痒，于当地按"湿疹"治疗，具体用药不详。近1个月乳房、腹部出现红斑，偶有渗出、结痂，瘙痒明显。1周前曾用黑豆外洗，外用除湿止痒膏及丁酸氢化可的松乳膏，症状好转。妊娠24周。因瘙痒影响睡眠，大便干，2日1行。

查体：右侧乳房及腹部大片红斑，上有黄色痂皮，轻度渗出，痒甚。舌红，苔薄黄，脉滑。

西医诊断：湿疹。

中医辨证：湿热浸淫。

治则：清热利湿。

处方：①内服方：龙胆草9g，黄芩9g，栀子9g，金银花15g，土茯苓30g，柴胡9g，车前子（包煎）15g，泽泻15g，生地黄30g，甘草6g，地肤子21g，白鲜皮21g，苦参15g，茯苓皮15。水煎服，每日1剂。

②外洗方：黑豆30g，马齿苋30g，黄柏30g，苦参15g，金银花15g，地肤子30g，甘草15g。水煎外洗，每日1次。

③外抹方：青黛10g，枯矾（为末）10g，黄连素片（为末）30片。混合香油调糊外涂。

二诊：服内服方7剂，用外洗方7剂，患者症状好转，原疹颜色变淡，已无渗出，自行对比，外用青黛粉处好转明显，只涂炉甘石处症稍重，仍有结痂、丘疹（炉甘石洗剂干燥后白粉附着）。

处方：①继服上方。水煎服，每日1剂。②上外洗方继用。③青黛粉以丁酸氢化可的松乳膏调糊，外涂。

三诊：服上方7剂，皮疹消退，不痒，余无不适。

按语：杜教授对湿疹多按三型论治：湿热蕴肤证用龙胆泻肝汤加用金银花、土茯苓，重用车前子、泽泻，另加地肤子、白鲜皮、苦参等，以清热燥湿，祛风止痒；脾虚湿蕴证治以健脾清热利湿止痒，方用龙胆泻肝汤合除湿胃苓汤加减，即龙胆泻肝汤加土茯苓、茯苓、白术、苍术、厚朴、陈皮、地肤子、白鲜皮等；血虚风燥证治以养血润燥，祛风止痒，方用当归饮子加土茯苓、茯苓、地肤子、白鲜皮、蝉蜕等。瘙痒，夜寐不安者加炒酸枣仁、夜交藤、合欢皮等。中药外治由于具有直达病所、作用迅速、助提疗效等优点，杜教授临证每多采用。对妊娠期湿疹的治疗注意勿用活血类药物，以免引起流产。

验案三 董某，男，43 岁。初诊日期：2018 年 5 月 7 日。

主诉： 全身鳞屑性红斑 20 年，复发 1 年。

现病史： 患者 20 余年前皮肤起红斑、鳞屑，自发病以来，皮损反复发作，时起时消，曾于多家医院就诊，仍反复发作，并逐渐加重，近几年基本放弃了治疗。1 年前因情志变化，皮损突然泛发全身，伴有剧痒。

查体： 头部发际处散在鳞屑性红斑，发呈束状，躯干及四肢泛发大片状鳞屑性红斑，皮屑较厚，浸润明显，双下肢微肿。舌红，苔薄黄，脉弦细。

西医诊断： 银屑病。

中医辨证： 血热夹湿证。

治则： 清热利湿，解毒活血，祛风止痒。

处方： 龙胆草 9g，黄芩 15g，栀子 9g，柴胡 15g，金银花 30g，土茯苓 30g，生地黄 21g，车前子 15g，泽泻 9g，丹参 21g，连翘 15g，紫草 15g，茜草 15g，大青叶 21g，白鲜皮 21g，甘草 6g。水煎服。

二诊： 服上药 14 剂，患者皮损较前明显减轻，头皮鳞屑减少，仍瘙痒，躯干及四肢皮疹皮屑变薄，浸润不明显，色仍红，下肢有少量新发疹。纳可，眠差，大便不成形。舌质红，苔薄黄，脉弦细。

处方： 上方加白鲜皮 21g，炒白术 30g，炒酸枣仁 30g。水煎服，每日 1 剂。

三诊： 服上药 28 剂，皮损部分消退并留色素沉着斑。未消处皮损明显变薄，患处可见散在红色斑点，少量皮屑，瘙痒消失。

处方： 上方继服。

四诊： 服上药 21 剂，皮损已基本消退，留色素沉着斑。

按语： 历代中医文献中所记载的"蛇虱""疕风""松皮癣""干癣"等属于该病范畴，公元前 14 世纪，殷墟甲骨文中就有"疕"字的记载，当时泛指一般皮肤病，从其字形结构上看，是病字头加上一个匕首的"匕"，如同匕首刺入皮肤一样以形容其病情的顽固性。《诸病源候论·干癣候》记载："干癣，但有匡廓，皮枯索，痒，搔之白屑出是也。"白疕作为病名始载于清代《外科大成》："白疕，肤如疹疥，色白而痒，搔起白疕，俗呼蛇风。由风邪客于皮肤，血燥不能荣养所致。"《医宗金鉴·外科心法要诀》曰："白疕之形如疹疥，色白而痒多不快，固由风邪客皮肤，亦由血燥难荣外。"描述了白疕的主要症状和临床特点是皮疹色白有白屑，伴有瘙痒，同时阐明了其发病主要是由于风寒邪客于皮肤或阴血枯燥不能营养外表而致。

中医认为银屑病的发生与七情内伤关系密切，情感内伤，气机壅滞，郁久化火，以致心火亢盛，热伏营血，流于肌表，发为本病。以往文献中常报道神经精神因素和本病有关，如精神创伤及情绪过度紧张等，有时可引起本病的发作及加重，并认为是由于受到严重精神创伤后，血管运动神经受刺激而发生本病。本例患者病史20年，本次复发皮损遍及全身，且出现双下肢肿胀。患者因近日情志不调复发，平素急躁易怒，睡眠差，分析与本病的复发有关，结合皮疹，四诊合参，杜教授辨证为血热夹湿证，治疗上给予清热凉血、解毒利湿，方选自拟方湿热清加减。在原发基础上重用生地黄，加用紫草、茜草加重清热凉血之功，重用金银花、土茯苓，加大大青叶用量以清热解毒，重用柴胡疏肝解郁，加白鲜皮祛风止痒。后根据病情变化随证加减，服药后大便不成形，加用炒白术30g，眠差，给予酸枣仁宁心安神。

验案四 赵某，男，68岁。初诊日期：2011年10月8日。

主诉：左侧腰部簇状分布红斑、水疱伴灼痛10余天。

现病史：患者10天前左侧腰部出现簇状分布水疱，基底红晕，伴有烧灼样刺痛，曾在外院诊治，给予阿昔洛韦静脉滴注7天，口服维生素 B_1、维生素 B_{12}，外涂酞丁胺软膏，但效果不明显，遂来诊。自觉口苦咽干，烦躁易怒，纳眠差，二便可。

查体：左侧腰部可见簇集性水疱，基底红晕，呈带状分布。舌质红，苔黄腻，脉弦。

西医诊断：带状疱疹。

中医诊断：缠腰火丹。

中医辨证：肝胆湿热证。

治则：清肝泻火，利胆除湿，解毒止痛。

处方：①龙胆草9g，黄芩9g，山栀9g，柴胡9g，生地黄15g，牡丹皮15g，当归9g，金银花15g，土茯苓30g，泽泻9g，车前子（包煎）15g，甘草6g，川芎15g，全蝎6g。水煎服，每日1剂。

②维生素 B_1，20mg，每日3次，口服。

③龙珠软膏，外用。

二诊：服上药21剂，皮疹消退，疼痛感消失，临床治愈。

按语：西医学认为本病由水痘－带状疱疹病毒感染引起。本病是冬春季节的常见病，年轻人发病后注意休息2~4周可自愈。若年龄超过50岁，患后遗神经痛的几率较年轻人大大增加，及早治疗疗效好，可缩短病程，减轻患者痛苦。西医治疗常常尽早应用抗病毒及营养神经药物及对症治疗。杜教授认为本病属"蛇串疮""缠腰火丹""蜘蛛疮"等范畴，其发病主要是感受毒邪，湿、热、风、火郁于心、肝、肺、脾，经络阻隔，气血凝滞而成。湿热风火邪毒损伤经络，经气不宣，气滞血瘀，不通则痛，常致疼痛剧烈或疼痛不休。其中湿热内蕴、感受毒邪是本病的基本病机特点，所以治疗重点在于清热利湿，解毒止痛。本例患者初起簇集性水疱，基底红晕，同时伴口苦咽干，烦躁易怒，舌红苔黄腻，脉弦，均为肝胆湿热之证，故杜教授应用龙胆泻肝汤加减，疗效极佳。

双土饮

【组成】金银花 30g，土茯苓 30g，炒槐米 15g，黄芩 15g，赤芍 21g，连翘 15g，生地黄 21g，牡丹皮 15g，板蓝根 21g，紫草 15g，白花蛇舌草 21g。

【功效】清热凉血活血，祛风散热化湿。

【主治】银屑病、副银屑病、玫瑰糠疹等。

【组方特色】双土饮临床多用于治疗寻常型银屑病血热证。杜教授认为血热是银屑病发病的主要根源，在血热基础上，加之外感、内伤、饮食等诸多因素，导致血热蕴积于肌肤而发病。血热是寻常型银屑病的病机核心，是其发病及复发的基础。血热内蕴，日久化毒，热毒入营，损伤营血，致血燥；热毒内蕴，血受热煎熬而致血瘀，或营血不足，气血运行受阻而致血瘀。血瘀内停，瘀久可化热，加剧热毒内蕴，形成不良循环，导致瘀热互结，故进行期银屑病多以血热证为主，兼或有血瘀证表现，但血热贯穿于寻常型银屑病发病的始终。

杜教授根据多年临床经验总结出针对这一证型的经验方双土饮。方中金银花、土茯苓为君，金银花清热解毒，又芳香疏散、祛风散热、透热达表、表里双解，土茯苓清热解毒除湿。生地黄、赤芍、牡丹皮、紫草、炒槐米清血分之热，共为臣药。生地黄味甘、苦，性寒，入心、肝、肾经，清热凉血，养阴生津；赤芍味苦，性微寒，归肝经，清热凉血，散瘀止痛；紫草凉血散瘀，兼可以透疹解毒；炒槐米性微寒，归肝、大肠经，可以凉血止血，清肺泻火。佐以连翘、黄芩、板蓝根、白花蛇舌草等药物，清热解毒，力专效宏。"肺主皮毛"，黄芩归肺经，泄肺卫邪热；板蓝根既可清热解毒，又可利咽，为利咽之要药，在本方中地位举足轻重。本方相配清热凉血活血兼祛风散热化湿，内外兼顾，可谓组方严谨，配伍精当。

【方证要点】杜教授认为虽然银屑病确切的发病原因至今不明，但是与上呼吸道感染、急性扁桃体炎等的关系非常密切，这也是银屑病初发和复发的重要诱因之一，所以在双土饮选方用药中常辨证加大板蓝根等用量。白花蛇舌草味微苦、甘，性寒，归胃、大肠、小肠经，清热利湿解毒，药理研究表明，该药除了具有抗炎杀菌作用外，还具有抗肿瘤作用，在本方中配伍也取得了良好的疗效。生地黄、赤芍佐以牡丹皮、紫草、炒槐花等共奏清血分热之效。生地黄味甘、苦，性寒，入心、肝、肾经，清热凉血、养阴生津，赤芍味苦，性微寒，归肝经，清热凉血，散瘀止痛，二者相配清热凉血而不留瘀。佐以紫草凉血散瘀，兼可以透疹解毒，《本草纲目》云："紫草，其功长于凉血活血，利大小肠。故痘疹欲出未出，血热毒盛，大便闭涩者宜用之，已出而紫黑便闭者亦可用。若已出而红活，及白陷大便利者，切宜忌之。"炒槐花味苦，性微寒，归肝、大肠经，入血敛降，体轻微散，具有凉血止血、清肝泻火的功效，《药品化义》云："槐花味苦，苦能直下，且味厚而沉，主清肠红下血，痔疮肿痛，脏毒淋沥，此凉血之功能独在大肠也，大肠与肺为表里，能疏皮肤风热，是泄肺金之气也。"此药脏腑同治，表里双清，治疗血热型银屑病最为捷要，不可或缺。

现代药理研究证实双土饮方中药物在以下几个方面对银屑病起治疗作用。①调节免疫作用，如金银花、板蓝根等均有不同程度调节特异性和非特异性免疫功能的作用。②抗病原微生物作用，如金银花、板蓝根、紫草、牡丹皮等。③抑制表皮细胞增殖作用，如土茯苓、生地黄、牡丹皮、赤芍、紫草、板蓝根。④抗炎作用，如金银花、板蓝根、牡丹皮、紫草。⑤改善血液流变学，如牡丹皮、赤芍。⑥抗氧化作用，如赤芍。⑦止痒作用，如金银花、板蓝根、牡丹皮。

【加减变化】在具体临床上，杜教授秉承辨证论治、因人而异的原则，扁桃体炎、咽炎诱发者，加射干、北豆根；心烦热者加黄连、山栀；瘙痒剧烈者加白鲜皮、地肤子；如头面部或上半身皮损多者，加防风、蝉蜕、蛇蜕；斑片色暗显著，或斑块肥厚，舌质略紫或有瘀点、瘀斑者，加当归、丹参、桃仁、莪术。

【使用禁忌】本类药物药性寒凉，易伤脾胃，凡脾胃气虚、食少便溏者慎用；孕妇及哺乳期妇女禁用。

【经典案例】

①双土饮治疗银屑病

验案一 张某，男，7岁。初诊日期：2013年5月21日。

主诉：全身泛发红斑、鳞屑1年余。

现病史：患者1年前无明显诱因皮肤起红斑、鳞屑，曾于齐鲁医院诊断为银屑病，皮疹渐泛发全身，伴瘙痒，平素易感冒，有头孢类药物过敏史。

查体：全身泛发红斑，上覆银白色鳞屑。舌红，苔薄白，脉滑。

西医诊断：寻常型银屑病。

中医诊断：白疕。

中医辨证：瘀热互结。

治则：清热解毒，凉血散瘀。

处方：土茯苓 15g，金银花 9g，大青叶 9g，板蓝根 12g，紫草 9g，茜草 9g，连翘 9g，白鲜皮 12g，蝉蜕 6g，生地黄 12g，牡丹皮 9g，赤芍 9g，炒白术 9g，甘草 6g。水煎服，每日 1 剂。龙珠软膏外用。脾氨肽口服冻干粉 1 支，每日 1 次，口服。

二诊：服上药 30 剂，患者部分皮疹消退，近日皮疹略反复，色淡，略瘙痒。纳眠可，曾因饮食不洁致腹泻，小便可。舌红，苔白，脉滑。

处方：上方加车前子（包煎）9g，水煎服，每日 1 剂。龙珠软膏外用。

三诊：服上药 30 剂皮疹全消。

按语：杜教授分析本例患者为阳盛阴虚之体质，感邪易从阳化热、化燥，火热之邪蕴伏营血，流于肌肤，发为红斑；热伤营血，肌肤失养，则起白屑；热邪化燥生风，风盛则痒。因而素体热盛是银屑病发生的主要原因。该患儿平素易感冒，外感风邪，客于肌表，发为本病。故应用清热解毒、凉血散瘀之法，本方中金银花、大青叶、板蓝根、连翘清热解毒，紫草、茜草、生地黄、牡丹皮、赤芍凉血活血，土茯苓解毒清热，白鲜皮、蝉蜕祛风止痒，炒白术顾护脾胃，防寒凉药物久服伤脾，甘草清热解毒，调和诸药。服药 60 剂，皮疹全消。

验案二 由某，男，63 岁。初诊日期：2006 年 3 月 2 日。

主诉：头部、四肢反复起红斑、鳞屑 40 余年，加重 3 个月。

现病史：患者 40 余年前淋雨后头部、双上肢起红斑、鳞屑，于当地医院诊断为寻常型银屑病，冬重夏轻，未曾诊治。皮损多年局限分布于头部、四肢。平素生活规律，烟酒不沾，忌食辛辣之物及牛羊肉。近 3 个月劳累后皮疹渐增多，面积扩大，脱屑明显，瘙痒剧烈，影响夜间睡眠，遂来就诊。现全身红斑、斑片，上覆鳞屑，瘙痒明显。平素纳可，眠差，二便调。既往冠心病史 10 余年，心脏曾放置支架。

查体：头部、四肢泛发大小不等鲜红斑、斑片，上覆银白色鳞屑，皮损浸润明显，薄膜现象（＋），点状出血（＋），皮疹以伸侧为甚。无关节红肿，无脓疱。舌暗红，苔薄白，脉弦滑。

西医诊断：寻常型银屑病。

中医诊断：白疕。

中医辨证：血热证。

治则：清热凉血，解毒祛风。

处方：金银花15g，土茯苓15g，生地黄15g，牡丹皮15g，赤芍15g，紫草15g，连翘15g，板蓝根21g，茜草根15g，黄芩15g，栀子9g，白鲜皮30g，地肤子21g，生甘草9g。水煎服，每日1剂。嘱早、晚饭后半小时温服。咪唑斯汀每晚睡前口服1片。

二诊：上方连服7剂，服药无不适，未再有新疹出现，原皮疹色较前变淡，仍脱屑明显，瘙痒稍减轻，纳可，眠差，二便可。舌暗红，苔薄白。

处方：上方加炒酸枣仁30g、夜交藤15g、白茅根15g。水煎服，日1剂。咪唑斯汀继服1周

三诊：上方连服14剂，服药无不适，皮疹较前明显减少，色变暗红，鳞屑变薄，浸润减轻，瘙痒明显减轻，睡眠较前改善。纳可，二便可。

处方：上方去栀子、板蓝根、连翘，改白鲜皮21g、地肤子15g，加丹参21g、当归12g。水煎服，日1剂。停用咪唑斯汀。

四诊：上方连服14剂，期间患者因痔疮行手术住院治疗，中药未停。皮疹基本消退，遗留色素沉着斑，小腿胫前零星暗红斑，鳞屑少，瘙痒不明显。舌暗红，苔薄白，脉弦滑。患者要求继续服中药巩固。

处方：上方去白鲜皮、地肤子、黄芩、土茯苓，加鸡血藤15g，水煎服。

五诊：连服上方14剂，原皮疹处遗留色素沉着斑，无不适。叮嘱患者生活规律，适当锻炼身体，预防感冒，并注意调畅情志。

随访2年未复发。

按语：银屑病俗称"松皮癣""牛皮癣"，与中医文献中记的"白疕"相类似。本病为慢性病程，复发率高，尚无根治的方法，西医亦无特效的治疗方法。本例老年患者，病程较长，但期间几乎未用药物治疗。本次病情加重，新起皮疹，瘙痒明显，舌质红，脉弦滑，属于血热证，治疗当以清热凉血、解毒活血为原则。方中金银花、土茯苓功善清热解毒，疏散风热，使热毒从气分和血分而解；生地黄、牡丹皮、赤芍、紫草、茜草根有清热凉血、解毒活血而不留瘀之效；黄芩、栀子、板蓝根、连翘清热解毒，增强上述诸药的疗效；白鲜皮、地肤子祛风止痒，生甘草调和诸药为使药。诸药合用，功专力宏，故而取得了良好疗效。患者平素眠差，又有冠心病史，加用酸枣仁、夜交藤养心安神。后期加用丹参、当归、鸡血藤养血活血，收效甚佳。另外，患者生活习惯较好，按时起居，饮食规律，良好的依从性也是疾病向愈的重要条件。杜教授对于银屑病的治疗本着安全第一、廉价有效的原则，考虑到本病是慢性病，治疗时不可贪图疗效快使用有损身体的药物，更注重安全性和远期疗效，使无数的银屑

病患者得到了安全有效的治疗。

②双土饮治疗副银屑病

验案 李某，男，17岁。初诊日期：2018年6月20日。

主诉：躯干、四肢淡红斑伴脱屑3个月。

现病史：患者3个月前无明显诱因四肢起淡红斑，伴轻度鳞屑，皮疹渐增多，累及躯干。于当地医院行皮肤活检及组织病理检查，后经省级医院病理会诊，诊断为副银屑病。

查体：躯干、四肢淡红斑，轻度浸润，伴少许脱屑。舌红，苔白，脉弦滑。

西医诊断：副银屑病。

中医诊断：逸风疮。

中医辨证：血热证。

治则：清热凉血，祛风解毒。

处方：金银花12g，土茯苓15g，板蓝根12g，黄芩9g，生地黄12g，牡丹皮9g，紫草9g，赤芍12g，连翘9g，白鲜皮12g，甘草6g。水煎服，每日1剂。

二诊：服上药14剂，患者躯干皮疹消退，双上肢颜色转淡，略瘙痒。纳眠可，二便调。舌红，苔白，脉滑。

上方继续服用14剂，皮疹基本消退。

按语：中医认为副银屑病的发生主要是由于素为热体，感风邪外蒙，风热相持，客于肌肤而成；或素体虚弱，气血不足，虚而生热，气虚血滞，瘀阻于肌肤而发；或湿蕴中焦，转枢不畅，稽邪而作。该患者杜教授辨证为血热证，治以清热凉血、祛风解毒，方选自拟经验方双土饮加减，方中用金银花、连翘、黄芩、板蓝根清热解毒，土茯苓清热解毒除湿，生地黄、赤芍、紫草、牡丹皮凉血活血，白鲜皮祛风止痒，甘草调和诸药。后临证加减，共服药30剂而愈。杜教授认为，副银屑病是一种少见病，西医至今仍无有效疗法。中医治疗点滴状及部分斑块状及急性痘疮样、苔藓样糠疹都有一定疗效。中医治疗副银屑病强调辨其体质，辨其疹形，辨其病程，整体调理，内外合治。一般来说，中医的治疗方法不良反应较少。对较顽固的病情，采用中西医结合治疗应当是理想的选择。

③双土饮治疗玫瑰糠疹

验案 刘某，男，25岁。初诊日期：2016年5月18日。

主诉：躯干红斑伴轻度脱屑20天。

现病史：患者10天前感冒后前胸起片状红斑，渐增多，累及后背及腹股沟，皮疹色红，无明显瘙痒。

查体：躯干及四肢近端淡红斑，无明显浸润，伴轻度脱屑。舌红，苔薄黄，脉弦滑。

西医诊断：玫瑰糠疹。

中医诊断：风热疮。

中医辨证：血热证。

治则：清热凉血，祛风解毒。

处方：金银花 12g，土茯苓 15g，大青叶 12g，板蓝根 12g，紫草 9g，赤芍 12g，连翘 9g，白鲜皮 12g，甘草 6g。水煎服，每日 1 剂。

二诊：服上药 7 剂，患者躯干皮疹颜色转淡，脱屑减轻，略瘙痒。纳眠可，二便调。舌红，苔白，脉滑。

上方继续服用 7 剂，皮疹基本消退。

按语：中医文献对玫瑰糠疹早有记载，如《诸病源候论》曰："风癣，是恶风冷气客于皮，折于气血所生。"对其病因做了分析。《外科正宗·顽癣》对本病的症状做了描述："风癣如云朵，皮肤娇嫩，抓之则起白屑。"《医宗金鉴》则称本病为"血疳"，认为"此证由风热闭塞腠理而成，形如紫疥，痛痒时作，血燥多热"。中医认为本病多因血热内蕴，外感风邪，致风热日久化燥，灼伤津液，肌肤失养而致。热盛则脉络充盈，故肤现红斑；风邪燥血，则起鳞屑；风邪往来肌腠，故发痒。目前多数中医学者认为玫瑰糠疹以实证居多，故临床上以清热、凉血、祛风等祛邪治疗为主。本例患者因皮损广泛，炎症明显，用具有清热凉血、祛风解毒功能的双土饮效果显著。方中用金银花、连翘、大青叶、板蓝根清热解毒，土茯苓清热解毒除湿，赤芍、紫草活血凉血，白鲜皮祛风止痒，甘草调和诸药，后临证加减，共服药 14 剂而愈。

白癜饮

【组成】熟地黄 15g，制何首乌 15g，沙苑子 15g，补骨脂 10g，墨旱莲 10g，枸杞子 10g，白蒺藜 15g，浮萍 10g，苍耳子 10g，当归 10g，川芎 10g，白芷 10g，豨莶草 15g，甘草 6g。

【功效】补益肝肾，祛风活血。

【主治】白癜风。

【组方特色】杜教授根据古今医家研究并参照临床观察，总结出治疗白癜风，尤其是肝肾不足、血虚风盛型的经验方白癜饮。方中熟地黄甘，微温，补血养阴，填精益髓，《本草从新》言其："滋肾水，封填骨髓，利血脉，补益真阴，聪耳明目，黑发乌须……一切肝肾阴亏，虚损百病，为壮水之主药。"制何首乌苦、甘、涩，微温，补益精血，《本草择要纲目》曾言："益血气，黑髭发，悦颜色，久服长筋骨，益精髓……凡肾主闭藏，肝主疏泄，此物气温味苦涩，苦补肾，温补肝，能收敛精气，所以能养血益肝，固精益肾，不寒不燥，为滋补良药。"沙苑子甘、温，补肾固精，养肝明目。三者均归肝、肾经，共为君药，齐奏补益肝肾之功。方中补骨脂苦、辛，温，归肾、脾经，补肾壮阳，固精缩尿，温脾止泻，纳气平喘。现代药理研究显示，补骨脂中的提取物补骨脂素和异补骨脂素能通过阻断朗格罕细胞的细胞毒作用而保护黑色素细胞，同时增加酪氨酸酶活性和皮肤对紫外线的敏感性，从而增加表皮黑色素细胞密度，促进黑色素合成，并使之沉积于皮下，现已被广泛应用于临床治疗白癜风。墨旱莲甘、酸，寒，归肝、肾经，滋补肝肾，凉血止血，既可以治疗大部分患者阴虚内热之证，又可防止大队的甘温补益肝肾之药燥烈，助火伤阴。枸杞子甘、平，具有滋肝肾阴亏、补诸精不足之效。

本方在补益肝肾外，亦兼祛风活血之功。方中之白蒺藜、浮萍、苍耳子、豨莶草、白芷相须为用，祛风疏肝散肝。白蒺藜辛、苦，微温，归肝经，平肝疏肝，祛风明目。《本草求真》曰："宣散肝经风邪，凡因风盛而见目赤肿翳，并遍身白癜瘙痒难当者，服此治无不效。"浮萍辛、寒，归肺、膀胱经，发汗解表，透疹止痒，利尿消肿，可用治风邪郁闭肌表。苍耳子辛、苦，温，有毒，归肺经，发散风寒，通鼻窍，祛风湿，止痛。《本草正义》曰："苍耳子，温和疏达，流利关节，宣通脉络，遍及孔窍肌肤而不偏干燥烈，乃主治风寒湿三气痹着之最有力而驯良者。又独能上达颠顶，疏通脑户之风寒，为头风病之要药。而无辛香走窜，升泄过度，耗散正气之虑。"白芷辛、温，归肺、胃、大肠经，解表散寒，祛风止痛，通鼻窍，燥湿止带，消肿排脓。现代药理研究显示，白芷和补骨脂一样均可诱导黑色素细胞黏附和迁移，对白癜风产生治疗作用。杜教授认为白癜风病机多有气血失和、脉络瘀阻，故配以当归、川芎二药，行气活血化瘀，同时与熟地黄相配可谓"小四物汤"，活血的同时养血，活血而不伤正。同时《医宗必读》中言："治风先治血，血行风自灭"，养血活血同时以助祛风，气血和，经络通，肌表得以濡养而痊愈。全方配伍严谨，共奏补益肝肾、祛风活血之功。

【方证要点】杜教授认为本方对肝肾不足、血虚风盛型白癜风最为相宜。具体方证要点如下。

（1）病程日久，白斑无消退或出现新发，白斑内毛发变白。

（2）可有白癜风家族史。

（3）腰膝酸软，头晕耳鸣或有失眠健忘，脱发。

（4）女性可有经少或闭经。

（5）脉细或沉细，舌淡红少苔。

【加减变化】杜教授指出，本方补益肝肾活血的力量较强，疏肝之力较弱，临床在辨证施治的基础上若肝郁气滞较明显者，可加柴胡、郁金；血虚者加阿胶；气不足者加生黄芪；汗出恶风者加桂枝、白芍；皮疹以头部为主者加羌活、升麻、桔梗，以腹部为主者加木香、乌药、香附，以下肢为主者加牛膝、木瓜，以上肢为主者加桑枝；皮疹泛发者加蝉蜕、佩兰等；脾虚失运者加炒白术、茯苓；入睡困难者加合欢皮、酸枣仁；五心烦热，脉细数，偏阴虚者加煅龙骨、煅牡蛎、白芍；形寒肢冷，舌质淡，偏阳虚者加鹿角胶、蛇床子。

【使用禁忌】服此方时禁食荤腥海味、辛辣动风的食物，肝肾功能受损者与妊娠期、哺乳期妇女慎用，儿童与老年人酌情减量。

【经典验案】

验案一　杨某，女，36 岁。初诊日期：2019 年 5 月 3 日。

主诉：头面、上肢散在白斑 20 年。

现病史：患者述 20 年前头部和双上肢出现散在白色斑块，近 2~3 个月白斑扩大，曾口服中药治疗 40 余天，期间配合光疗，未愈。纳眠可，二便调。

查体：头部和双上肢散在大小不等、形状不规则斑块，边界清楚，白斑内毛发变白。舌暗淡，苔薄白，脉沉细。

西医诊断：白癜风。

中医诊断：白驳风。

中医辨证：肝肾不足证。

治则：补益肝肾，养血活血。

处方：①熟地黄 15g，沙苑子 15g，补骨脂 15g，墨旱莲 10g，枸杞子 10g，白蒺藜 15g，浮萍 10g，苍耳子 10g，当归 10g，川芎 10g，白芷 15g，豨莶草 15g，马齿苋 15g，独活 9g，香附 9g，防风 9g，黄芪 21g，苍术 15g，甘草 6g。水煎服，每日 1 剂，早晚分服。

②0.1% 他克莫司软膏外用。

③补骨脂 9g，白芷 9g，马齿苋 9g，干姜 9g，甘草 6g，白蒺藜 9g。加 500ml 白酒泡 7 天后外用。

二诊：服上药 28 剂，色素斑中间见色素沉着，服药无不适。纳眠可，二便调，舌淡红，苔薄白，脉沉细。

处方：上方继服。

三诊：服上药 28 剂，白斑基本消失，无新发皮损。

按语：白癜风，中医称之为"白驳风"，本病后天发生，可发于任何年龄。白癜风是一种色素脱失性疾病，是由黑色素细胞脱失而导致的皮肤色素斑脱落，其特征性症状为皮肤上出现白色斑块，伴有白斑上毛发变白，易诊难治，西医治疗此病无特效方法，中医治疗常以滋补肝肾、活血、祛风、养阴等为主。肝肾两脏，精血同源，肝藏血，主疏泄，调畅气机；肾藏精，为生命的原动力。本病案患者患病20年，病久失治，损耗精血，病损及肝肾，《素问·阴阳应象大论篇》曰："肾生骨髓，髓生肝。"吴崐注曰："髓生肝，即肾生肝，水生木也。"可见肾精不足，母病及子，可致肝血不足，肝不足，肝不藏血，疏泄不畅，则精血无法滋养周身肌肤，遂致色素脱失，发为本病。治疗上除需要滋补肝肾，亦须益气养血活血，使气血调和，肝肾得以滋养，遂于原方之上加用黄芪、香附以增强益气活血之功；患者于春季病情突然反复，白斑面积扩大，此与春季感受风邪关系密切，风邪为患，有易于走窜、发展迅速的特性，且患者患病日久，血虚生风，内风、外风相合，搏结于肌肤，致使肌肤经脉不通，气血运行不畅，气血失和，血不养肤，发为白斑，遂加入防风、独活、苍术以祛风，且风邪易裹夹湿邪为患，阻遏气血运行，故以苍术、马齿苋祛湿健脾。本例杜教授以白癜饮加减，配合中药和西医药膏外用联合治疗，疗效显著。白癜饮中含有光感性强的药物如白蒺藜、白芷、补骨脂等，此类药有增色作用，治疗白癜风效果极佳，杜教授以白癜饮内服配合用此类药物高度白酒浸泡后外涂，内外兼治，简便实惠，提高了疗效。

验案二 王某，女，38岁。初诊日期：2019年9月26日。

主诉：鼻部白斑2年。

现病史：患者2年前出现鼻部色素减退斑并逐渐扩大，两颊褐色斑片颜色加深，无自觉症状，曾于当地医院皮肤科就诊，予以口服白灵片，外用他克莫司软膏治疗，效果一般，白斑无明显消退。患者平素情志抑郁，易急躁生气，少寐多梦，纳尚可，小便调，大便偶干。

查体：患者鼻梁右侧1cm×2cm白斑，边缘色素较深，边界清。两颊大小不等褐色斑片，颜色较深，部分融合成片，边界清。舌淡红，苔薄黄，脉弦细。

西医诊断：①白癜风；②黄褐斑。

中医诊断：白驳风。

中医辨证：肝郁气滞，肝肾不足。

治则：疏肝理气，滋补肝肾。

处方：①熟地黄15g，制何首乌15g，沙苑子15g，补骨脂15g，墨旱莲10g，枸杞子10g，白蒺藜15g，浮萍10g，苍耳子10g，当归10g，川芎15g，白芷 15g，豨莶草 15g，柴胡 9g，三棱 9g，莪术 9g，炒酸枣仁 30g，甘草 6g。水煎服，每日 1 剂，早晚分服。

②停用白灵片，白斑处外用他克莫司软膏，每日 1 次。黄褐斑处外用氢醌乳膏（避光使用），每日 1 次。

③联合光疗。

二诊：服上方 14 剂后，白斑无明显扩大，入睡难，纳可，二便调。舌淡，苔薄黄，边有齿痕，脉弦细。

处方：①上方加合欢皮 15g，黄芪 21g，党参 15g，茯苓 15g，炒白术 15g，水煎服，日 1 剂。②外用药继用，白斑处配合光疗。

三诊：服上方 28 剂后，白斑中央皮肤泛红，黄褐斑较前明显减轻，纳眠可，二便调，舌淡红，苔薄黄，脉弦细。

处方：①上方去制何首乌，加益母草 9g，红花 9g，水煎服，日 1 剂。②外用药、光疗继用。

四诊：服上方 28 剂后，鼻部白斑、两颊黄褐斑已不明显，无新发皮疹，服药无不适。

处方：上方继服 14 剂以巩固疗效。

按语：本例患者患白癜风的同时患有黄褐斑，故在治疗上应两者兼顾。肝主藏血，心主生血，肾为先天之本、精血之源，白癜风和黄褐斑的发生均与心、肝、肾有着密切关系，其表现常为气血失和。本例患者平素易急躁生气，日久肝气郁结，损精伤血，而致肝肾亏虚，精血不能化生，皮毛失养而发为白癜风。《医宗金鉴·外科心法要诀》曰："源于忧思抑郁，血弱不华，血燥结滞而生于面上，妇女多有之。"患者肝失调达，郁久化热，灼伤阴血且气滞血瘀结于面部而生成黄褐斑。治疗上应注意疏肝解郁，去除病因，另兼顾滋补肝肾，固其根本，才能药到病除。选方应用杜教授多年的经验方白癜饮加减，并配合外治疗法，取效显著。与此同时，患者的日常调养亦十分重要。杜教授在治已病的同时，更加注重治未病，所谓"君子以思患而豫防之"，正是治未病思想的体现。杜教授强调，有白癜风家族史的应注重未病先防，而已经痊愈的白癜风患者应注意病后防复，其调养可以从多方面入手，如饮食方面需少食用富含维生素 C 的食物，多食用动物肝脏和黑芝麻等富含酪氨酸的食物；白癜风一病与肝关系密切，日常生活中应调养精神，避免焦虑、忧郁、恼怒等不良情绪的刺激；外出应注意防晒，减少紫外线曝晒。内外兼治，注重调养，才能保证疗效并防止复发。

验案三　孙某，女，31 岁。初诊日期：2019 年 10 月 15 日。

主诉：颈后白斑 3 年。

现病史：患者 3 年前颈后出现白斑并逐渐加重，无其他不适，未经治疗。患者从事轻体力劳动，自述常感腰膝乏力、口干、耳鸣、夜间多梦，纳可，二便调。

查体：患者颈后可见两片大小不等、不规则白斑，边界较清。舌淡白，苔薄，脉沉细。

西医诊断：白癜风。

中医诊断：白驳风。

中医辨证：肝肾不足，血虚风盛。

治则：滋补肝肾，活血祛风。

处方：①熟地黄 15g，沙苑子 15g，补骨脂 10g，墨旱莲 12g，女贞子 12g，夜交藤 9g，枸杞子 10g，白蒺藜 15g，浮萍 10g，苍耳子 10g，当归 10g，川芎 10g，白芍 9g，白芷 10g，羌活 9g，豨莶草 15g，酸枣仁 21g，甘草 6g。水煎服，每日 1 剂，早晚分服。

②外涂白灵酊，1 日 3 次。

③配合火针治疗。

二诊：服上方 14 剂后，皮损处可见火针针刺后皮肤泛红，腰膝乏力明显改善，食欲不振，眠可，二便调。舌淡红，苔薄，脉沉细。

处方：①上方加陈皮 9g、砂仁 9g，熟地黄改为 12g，水煎服，日 1 剂。②外用药继用。③配合火针治疗。

三诊：服上方 28 剂后，白斑中央可见色素岛，纳眠可，二便调，舌淡红，苔薄白，脉弦细。

处方：①上方加柴胡 9g，水煎服，日 1 剂。②外用药继用。③配合火针治疗。

四诊：服上方 28 剂后，颈后白斑已不明显，边界模糊，纳眠可，二便调，舌淡红，苔薄白，脉弦。

处方：上方继服 14 剂以巩固疗效。

按语：杜教授认为白癜风的治疗重在补益肝肾、养血活血祛风。本例患者平素腰膝乏力，耳鸣，且夜间多梦，可见肝肾亏虚，心肾不交，精血不能化生，皮肤经络失于濡养而发为白斑，故予以白癜饮加减治疗。《素问》中记载黑与肾相合，白癜饮中熟地黄、制何首乌、沙苑子、补骨脂等深色药物功善补益肝肾，现代研究发现滋补肝肾法可以提高酪氨酸酶活性，从而促进黑色素合成。方中羌活辛、苦、温，归膀胱、肾经，能散寒，祛风，除湿，止痛。《本草汇言》言："羌活功能条达肢体，通畅血脉。"患者皮损位于颈后，属足太阳膀胱经循行部位，羌活祛风、通畅血脉同时作为引经药，携药性直达病所，可增强疗效。外治配合火针治疗，采用火针点刺局部皮损，能起到扶正祛邪、行气活血、祛风除湿、活血通络之效，同时现代相关研究表明，火针治疗可以改善局部循环，激发酪氨酸酶活力，促进黑色素生成，从而达到治疗白癜风的目的。杜教授强调，火针针刺治疗后，24小时之内伤口避免使用刺激性药物、接触水及不洁衣物，防止感染。

化斑饮

【组成】柴胡15g，当归9g，川芎9g，赤芍15g，桃仁9g，红花9g，益母草9g，姜黄9g，炒白术9g，茯苓9g，香附9g，僵蚕9g，桑叶15g。

【功效】疏肝健脾，活血消斑。

【主治】黄褐斑。

【经典案例】

验案一 孙某，女，34岁。初诊日期：2013年4月10日。

主诉：双侧颧部褐色皮疹半年余。

现病史：患者半年余前发现双侧颧部皮肤生淡褐色斑片，无痒痛感，生气或日晒后加重，自外涂祛斑美白类化妆品无效，遂来就诊。素性情急躁，工作及家庭压力较大，纳可，喜食凉，眠差，多梦，小便可，大便干溏不调，月经前后不定期。

查体：双侧颧部可见淡褐色斑片，边界不清，中可见扩张的毛细血管。舌红，尖有瘀点，苔薄白，脉弦。

西医诊断：黄褐斑。

中医诊断：黧黑斑。

中医辨证：气滞血瘀证。

治则：疏肝理气，活血化瘀。

处方：柴胡15g，当归15g，川芎15g，牡丹皮15g，赤芍15g，桃仁9g，红花9g，益母草15g，姜黄15g，炒白术12g，茯苓12g，香附9g，僵蚕9g，桑叶15g，郁金15g、玫瑰花9g。7剂，水煎服，每日1剂。同时嘱患者注意保湿、防晒。

二诊：1周后复诊，心烦不舒较前改善，仍眠差、多梦，二便调，舌红，尖有瘀点，苔薄白，脉弦。

处方：上方加茯神15g、酸枣仁15g，以加强养血安神助眠。14剂，水煎服，每日1剂。

三诊：2周后复诊，面部扩张的毛细血管消退，淡褐色斑片较前变浅，纳眠可，二便调，舌红，尖有瘀点，苔薄白，脉弦。

处方：原方继服，14剂，水煎服，每日1剂。

四诊：2周后复诊，面部淡褐色斑片明显变淡，纳眠可，二便调，舌红，苔薄白，脉弦。原方4剂，研末配水丸，9g，口服，日2次。

五诊：2月后复诊，双颧部斑片已基本消退，纳眠可，二便调，舌红，苔薄白，脉弦。嘱注意保湿、防晒、调整情绪。

随诊2个月，未见复发。

按语：本例患者平素性情急躁，肝火内盛，加因工作、家庭压力较大，而致肝气郁结不疏，失于调达，气为血之帅，气郁则血滞，气血失和，故见双侧颧部淡褐色斑片；肝气横逆犯脾，则大便干溏不调；气滞血瘀，气血逆乱，冲任失调，血海蓄溢失常，故月经先后不定期；入夜血不归肝，肝不藏魂，故眠差、多梦；舌红，尖有瘀点，苔薄白，脉弦，为气滞血瘀之表现。故本病中医辨证为气滞血瘀证，治宜疏肝理气，活血化瘀。方予化斑饮加牡丹皮、郁金、玫瑰花。牡丹皮，味苦、辛，微寒，归心、肝、肾经，清热凉血，活血化瘀。其气香，香可以调气而行血；其味苦，苦可以下气而止血；其性凉，凉可以和血而生血；其味又辛，辛可以推陈血，而致新血也。《日华子本草》曰："除邪气，悦色，通关腠血脉。"郁金，味辛、苦，性寒，归肝、心、肺经，行气解郁，凉血破瘀。《本草备要》曰："行气，解郁；泄血，破瘀。凉心热，散肝郁。治妇人经脉逆行。"玫瑰花，味甘、微苦，性温，理气解郁，和血散瘀。《本草正义》曰："玫瑰花，香气最浓，清而不浊，和而不猛，柔肝醒胃，流气活血，宣通窒滞而绝无辛温刚燥之弊，断推气分药之中最有捷效而最为驯良者，芳香诸品，殆无其匹。"此三味，可加强原方疏肝解郁、凉血活血之功效。

验案二　钱某，女，38岁。初诊日期：2014年4月29日。

主诉：面部褐色斑片3年。

现病史：患者3年前产后面部皮肤散生淡褐色斑片，自外涂"祛斑霜"无效，后又在美容院行激光治疗，色斑益发加重，遂来就诊。素心情不舒，面色萎黄，神疲，乏力，纳呆，眠差，多梦，小便可，大便干溏不调，月经色淡，稀薄，量少。

查体：面部前额、双颧、面颊散见淡褐色斑片。舌淡，苔薄白，脉弦细。

西医诊断：黄褐斑。

中医诊断：黧黑斑。

中医辨证：肝郁脾虚证。

治则：补气健脾，疏肝活血。

处方：柴胡9g，当归9g，川芎9g，赤芍9g，桃仁9g，红花9g，炒白术15g，茯苓15g，黄芪30g，党参15g，黄精15g，茯神15g，刺五加15g，香附9g，僵蚕9g，桑叶15g。7剂，水煎服，日1剂。

二诊：1周后复诊，患者自述精神较前旺盛，睡眠略有改善，仍乏力，肢体沉重，纳眠可，多梦，小便可，大便干溏不调，舌淡，苔薄白，脉弦细。

处方：上方黄芪加至45g，黄精加至30g，14剂，水煎服，日1剂。

三诊：2周后复诊，患者自述精神可，无明显乏力，纳眠可，二便调，舌淡，苔薄白，脉滑。

处方：效不更方，原方继用14剂，水煎服，日1剂。

四诊：2周后复诊，患者自述面色较前有光泽，色斑略有变淡，纳眠可，二便调，舌淡，苔薄白，脉滑。

处方：上方当归、川芎加至15g，加丹参15g，14剂，水煎服，日1剂。再予同时上方4剂，研末配水丸，9g，口服，日2次。

五诊：2个月后复诊，患者自述服用完药物后斑片基本消退，全身无明显不适。

3个月后随访，色斑未见反复。

按语：患者产后气血亏虚，加之平素心情不舒，肝郁侮脾，脾气愈虚，运化失常，气血生化乏源，肌肤失养，故面色萎黄，神疲，乏力，纳呆，月经色淡，稀薄，量少；心脾两虚，故眠差、多梦；肝郁脾虚，气机不畅，清阳不升，故大便干溏不调；舌淡，苔薄白，脉弦细，为肝郁脾虚之象。中医辨证为肝郁脾虚证，治宜补气健脾，疏肝活血。内服方柴胡减至9g，茯苓、白术加至15g，加黄芪、党参、黄精、茯神、刺五加。黄芪，味甘，性温，功能补气固表，利水生肌，李时珍在《本草纲目》中释其名曰："耆，长也。黄耆色黄，为补药之长，故名。"党参，味甘，性平，功能补中益气，健脾益肺。黄精，味甘，性平，功能养阴润肺，补脾益气，滋肾填精，《本经逢原》曰："黄精，宽中益气，使五脏调和，肌肉充盛，骨髓强坚，皆是补阴之功。"此三味补气健脾，养血生肌。茯神，味甘淡，性平，功能宁心，安神，利水。《药品化义》曰："茯神……其性温补……如心气虚怯，神不守舍，惊悸怔忡，魂魄恍惚，劳怯健忘，俱宜温养心神，非此不能也。"刺五加，味辛、微苦，性温，功能益气健脾，补肾安神。茯神、刺五加合用以补气健脾，养心安神。

验案三 张某，女，40岁。初诊日期：2010年7月20日。

主诉：面部起黄褐色斑片6年余。

现病史：患者 6 年多前面部起黄褐色斑片，近 3 个月无明显诱因皮损面积增大，无明显自觉症状，未经治疗。素脾气急躁，极易生气，常觉不顺。月经常延后 5~7 日，经前乳房胀痛。纳可，思虑太重影响睡眠，二便调。

查体：面部见黄褐色斑片，对称分布于目下两颊，呈蝴蝶状，一侧面积约 4cm×4cm，匡廓易辨。舌暗红，苔黄，脉弦。

西医诊断：黄褐斑。

中医诊断：黧黑斑。

中医辨证：肝郁气滞，血不荣华。

治则：疏肝解郁，理气活血。

处方：柴胡 15g，当归 9g，川芎 9g，赤芍 15g，桃仁 9g，红花 9g，益母草 9g，姜黄 9g，炒白术 9g，茯苓 9g，香附 9g，僵蚕 9g，桑叶 15g。水煎服，每日 1 剂。

二诊：服上药 14 剂，药后无不适，原皮损变化不明显，无明显自觉症状。纳可，睡眠改善，二便调。舌红，苔白，脉弦。

处方：上方继用。

三诊：服上药 28 剂。褐斑明显转淡，自述心情大好。因天气渐热，上方改为免煎颗粒冲服。

四诊：服上药 28 剂后，褐斑全部消失。

按语：杜教授认为凡情志失调，如肝郁气滞、暴怒伤肝、思虑伤脾、惊恐伤肾等，皆可使气机紊乱，气血逆悖，不能上荣于面，则生褐斑，正如《医宗金鉴·外科心法要诀》所说："原于忧思抑郁，血弱不华，火燥结滞而生于面上，妇女多有之。"本例患者平素脾气暴躁，极易生气，肝气郁结，忧思抑郁，肝失条达，郁久化热，灼伤阴血，致颜面气血失和而发病。故治疗予疏肝解郁，理气活血，方选自拟经验方化斑饮加减，四诊而愈。

消毒饮

【组成】金银花 30g，蒲公英 30g，紫花地丁 15g，黄芩 9g，黄柏 9g，栀子 9g，生地黄 15g，牡丹皮 15g，丹参 15g，紫草 15g，皂角刺 9g，白芷 9g，甘草 6g。

【功效】清热泻火，凉血解毒，消肿排脓。

【主治】痤疮、脂溢性皮炎、疖肿、毛囊炎、脓疱疮、丹毒等。

【组方特色】

①药解

金银花，甘，寒，入肺、胃、心经，功能解热毒，凉血消痈，主治热毒疮痈。《本草纲目》载："金银花，善于化毒，故治痈疽、肿毒、疮癣。"称其为治疮之要药。《本草逢原》曰："解毒去脓，泻中有补，痈疽溃后之圣药。"金银花多以清热解毒，治疗温病发热、热毒血痢、疮痈等症。现代药理研究表明，金银花含鞣酸、皂素等，有抗病毒、清热、调节免疫作用。

黄芩，甘，寒，归肺、胆、胃、大肠经，功能清热泻火，燥湿解毒。《本草经集注》曰："主诸热黄疸、肠澼泄痢。逐水，下血闭，恶疮疽蚀火疡。"《日华子本草》："下气，主天行热疾，疗疮，排脓，治乳痈、发背。"现代药理研究发现，黄芩含有贝加因、黄芩素等，有杀菌、抗病毒、降压作用。

丹参，苦，微寒，归心、心包、肝经，功能凉血活血，祛瘀消痈，安神除烦。《日华子本草》曰："排脓止痛，生肌长肉……血邪心烦，恶疮疥癣，瘿赘肿毒，丹毒。"现代药理研究表明，丹参能溶解凝血因子，降低血浆黏度，还可以抑制细胞免疫。

蒲公英，苦、甘，寒，归肝、胃经，功能清热解毒，利湿，消肿散结。《本草衍义补遗》："解食毒，散滞气，化热毒，消恶肿结核疗肿。"现代药理研究发现，蒲公英具有抗菌作用。

紫花地丁，苦、辛，寒，归心、肝经，功能清解热毒。《本草纲目》曰："苦辛寒，一切痈疽发背，疗肿瘰疬，无名肿毒恶疮。"现代药理研究发现，紫花地丁有杀菌、清热、消肿作用。

黄柏，苦，寒，归肝、膀胱、大肠经，功能清热利湿，泻火解毒。《本草拾遗》："主热疮疱起。"现代药理研究发现，黄柏含小檗碱，具有抗菌、降糖、降压、利尿作用。

栀子，苦，寒，归心、肝、肺、胃、三焦经，功能清热泻火，凉血除烦，利湿解毒。《药性论》曰："利五淋，主中恶，通小便，解五种黄病，明目，治时疾除热及消渴口干，目赤肿痛。"现代药理研究发现，栀子含有藏花酸、栀子黄素等，有杀菌、利胆、镇静作用。

紫草，甘，寒，归心、肝经，功能凉血解毒透疹。《药性论》曰："治恶疮，疥癣。"《本草纲目》曰："治斑疹、痘毒，活血凉血，利大肠。"现代药理研究发现，紫草含乙酰紫草素，有杀菌、强心作用。

生地黄，苦、甘，寒，归心、肝、肺经，功能滋阴清热，凉血生津。《珍珠囊》曰："凉血生血，补肾水真阴。"

牡丹皮，苦、辛，微寒，归心、肝、肾经，功能凉血活血清热。《神农本草经》曰："主寒热……除癥坚，瘀血留舍胃肠，安五脏，疗痈疮。"

皂角刺，辛、温，功能活血解毒，排脓消痈。《本经逢源》曰："皂角刺治风杀虫，与荚略同，但其锐利，直达病所为异。其治痘疹气滞，不能起顶灌脓者，功效最捷。"现代药理研究发现皂角刺有免疫抑制作用。

白芷，辛、温，归肺、胃经，功能燥湿，解毒，排脓，止痛。现代药理研究表明，白芷具有杀菌、抗炎作用。

甘草，甘、平，归心、肺、脾、胃经，功能清解热毒，补中益气，止痛缓急，调和药性。

②方解

金银花、黄芩、丹参清热解毒，燥湿，凉血活血，为君药。蒲公英、紫花地丁、黄柏、栀子解毒热，生地黄、牡丹皮、紫草凉血活血，共为臣药。白芷、皂角刺燥湿、解毒、消痈，共为佐药。甘草，解毒、调和诸药，为使。消毒饮组方，紧扣疾病病机，君、臣、佐、使主次分明，药物作用加强，全方共奏清热泻火、凉血解毒、消肿排脓之效。

【配伍特点】消毒饮中融入了三首经典名方：五味消毒饮、黄连解毒汤和犀角地黄汤。

五味消毒饮出自《医宗金鉴·外科心法要诀》，云："金银花三钱，野菊花、蒲公英、紫花地丁、紫背天葵子各一钱二分。"黄连解毒汤出自《外台秘要》，云："黄连三两，黄芩、黄柏各二两，栀子（擘）十四枚。"犀角地黄汤录自《外台秘要》，云："芍药三分，地黄半斤，牡丹皮一两，犀角屑一两。"

消毒饮从五味消毒饮中选取三味——金银花、蒲公英、紫花地丁，清热解毒是其共性。此外，金银花还可外散风热，使邪热从表而解；紫花地丁兼善凉血消肿；蒲公英既消肿散结，又通利小便，给邪气以出路；紫花地丁、蒲公英之凉血消肿与犀角地黄之生地黄、牡丹皮前后呼应。方中加入紫草凉血散瘀且透疹解毒，透疹达邪于外的同时，与金银花、紫花地丁、蒲公英之属共奏清解热毒之功。

黄连解毒汤则起到泻火的作用，黄芩、黄连、黄柏分清上、中、下三焦，栀子入血分，引血中邪热从小便而解。但是消毒饮去掉了大苦大寒的黄连，是恐苦寒太过，伐伤胃气。但临床上，如果心火很旺，加入小量的黄连也未尝不可。白芷和皂角刺，此药对出自被誉为"外科之首方"的仙方活命饮。辛散的白芷与皂角刺，可散风热，可通血滞，为透脓溃坚的常用组合。丹参的主要成分是丹参酮，有抑杀痤疮丙酸杆菌、对抗雄性激素、减少皮脂分泌的功效，并且从临床治疗寻常型痤疮患者的疗效反馈上也证实了这一点，所以将丹参配伍入本方显得理所应当。

【方证要点】本方最多用于痤疮的治疗。青少年生机勃勃，气血方刚，肺经风热上熏于面，症见黑白粉刺，红色丘疹，中有脓头，面赤身热，口渴多食，溲黄便干，舌红苔黄腻，脉滑数。对于上述症状应用消毒饮是比较适宜的。

【加减变化】痤疮：大便干者加生大黄（后下）6~9g；大便溏者加炒白术9~15g、车前子9~15g（包煎）；粉刺多者加浙贝母9g、半夏9g；油脂多者加陈皮15g、茵陈15~30g、苍术15g；有结节、脓肿者可选加穿山甲6~9g、陈皮9g、浙贝母9g、连翘15g、夏枯草15g；女性迟发性痤疮与情志有关者，可加柴胡9g、郁金9g；经期腹痛者加香附9g、红花9g；月经提前、量多者，可加地榆炭12g、白茅根30g、仙鹤草15~30g。

毛囊炎：须疮加龙胆草10g；坐板疮加萆薢；头部者加川芎；夏季或苔腻者加茵陈15g或藿香10g；反复发作，素体虚弱者加黄芪15g、党参10g、当归10g、白花蛇舌草30g；窦道脓出不畅者加穿山甲9g、青皮9g；皮损坚硬或形成瘢痕者，可选加穿山甲9g、三棱15g、玄参15g、天花粉12g、土贝母15g、连翘15、夏枯草15g等。

疖：面部疖可加牛蒡子9g、桔梗9g、薄荷9g；胸背部疖可加柴胡9g、郁金9g、青皮9g等；上肢疖可加桑枝9g、川芎9g；下肢疖可加川牛膝9g；暑湿、热毒较著者，可加藿香9g、佩兰9g；肿痛甚者，可加乳香6g、没药6g。

脓疱疮：脾虚湿盛，皮疹反复发作者加参苓白术散；纳呆加焦三仙；高热烦渴者加柴胡、生石膏等；便溏加山药、黄连等。

丹毒：肿胀明显者加车前子、泽泻；头面部加薄荷、菊花；下肢加牛膝、黄柏、萆薢；胸胁部加柴胡、龙胆草；高热加生石膏。

在临床应用中可对症灵活加减。如伴有口渴、身热者，可酌情加生石膏、知母以清胃泻火；伴大便秘结者可加芒硝、大黄导大肠之热外出；伴手足心热者加重滋阴之药，可投玄参、麦冬；瘀热互结者可以加桃仁、三棱、莪术、水蛭破血散结；湿热夹杂者可以酌情加苦参、白鲜皮清热利湿；还有一部分患者常伴有脾虚者，可以减轻苦寒药物，加用四君子汤或六君子汤以顾护脾胃。因临床患者症状多样，决不能拘泥于原方。

【使用禁忌】消毒饮的应用还应该跳出治疗痤疮的局限，在辨证论治的指导下，广泛地应用于脓疱疮、毛囊炎、疖、痈、丹毒、蜂窝织炎、癣菌疹、湿疹、多形红斑、银屑病、红皮病、红斑狼疮、皮肌炎、过敏性紫癜、变应性皮肤血管炎、结节性红斑、白塞病、脂溢性皮炎、酒渣鼻以及大疱性皮肤病等具有实热症状的皮肤病。之所以详细列举上述疾病，是以提醒诸位医者，须开阔思路，不能被西医的病名局限了自己辨证论治的思想，所谓"运用之妙，存乎一心"

即是此意。消毒饮临床应用时应以中医整体观为指导原则，以人为本，紧叩病机，针对整体情况辨证施治，通过调节人体内外环境，改善整体状况，主症、次症兼顾，内外合治，治本为主，切中病机，则临床效果显著。

【经典案例】

验案一　王某，男，27岁。初诊日期：2012年12月27日。

主诉：面部红色丘疹反复发作5年，加重伴疼痛2个月。

现病史：患者5年前无明显诱因面部出现红色丘疹，无痛痒等不适，皮损于饮酒及食辛辣食物后加重，经口服丹参酮胶囊、外用玫芦消痤膏治疗，效果不明显，皮损反复发作。2个月前无明显诱因皮损增多，伴疼痛，遂来诊，患者平素面部油脂分泌较多，嗜食辛辣油腻之品，口干喜饮，大便干结，小便短赤，纳眠尚可。

查体：面部较油腻，散在红斑丘疹，少量结节、囊肿，轻微触痛，局部消退处留有萎缩性瘢痕或色素沉着。舌质红，苔黄，脉弦。

西医诊断：痤疮。

中医诊断：肺风粉刺。

中医辨证：热毒夹瘀证。

治则：清热解毒，化瘀散结。

处方：①金银花15g，蒲公英30g，紫花地丁15g，黄芩9g，黄柏9g，栀子9g，生地黄15g，牡丹皮15g，紫草15g，皂角刺9g，连翘15g，浙贝母9g，甘草6g。水煎服，每日1剂。

②外用皮炎二号，每日1次。

二诊：服上药14剂后面部油脂减少，红色丘疹减少，未见新发皮损。舌质红，苔薄黄，脉弦。

处方：上方继服，每日1剂。

三诊：服上药14剂，面部红斑颜色转淡，丘疹大部分消退，部分留有色素沉着斑。舌质红，苔薄白，脉弦。

处方：上方去黄柏、栀子、皂角刺，加当归15g，丹参21g。水煎服，每日1剂。

四诊：服上药14剂，面部皮损消退，无新发皮损。嘱患者少食辛辣、油腻、甜食，多食水果、蔬菜，保持大便通畅，同时保持生活规律，情志舒畅。未再继续用药。

按语：历代中医对本病均有描述，最早在《黄帝内经》中就有"诸痛痒疮，皆属于心""汗出见湿，乃生痤痱"的记载。明代《外科正宗》曰："肺风、粉刺、酒渣鼻三名同种，粉刺属肺，酒渣鼻属脾，总皆血热郁滞不散所致。"杜教授认为痤疮的发生多由饮食生活失理，肺胃火热上蒸头面，血热瘀滞而成。本例患者平素嗜食辛辣油腻之品，滋生肺热，肺主表，外合皮毛，肺经郁热，肺卫失宣，皮毛被郁，热毒内蕴发为痤疮，故杜教授治以清热解毒，活血化瘀散结。应用五味消毒饮加减而成的消毒饮治疗，方中重用金银花、蒲公英等清热燥湿解毒药，辅以生地黄、牡丹皮、紫草清热凉血，皂角刺、浙贝母散结消痈，甘草调药和中，在丘疹、囊肿大部分消退之后去黄柏、栀子、皂角刺等苦寒之品，以防其伤胃，并加用当归、丹参以活血祛瘀。

验案二 胡某，女，40岁。初诊日期：2013年2月22日。

主诉：面部斑丘疹1年余。

现病史：患者1年前不明原因出现面部红斑、丘疹，后逐渐加重，曾口服丹参酮胶囊，外用氯霉素酒精溶液，效果不明显。

查体：面部大小不等红色丘疹，部分丘疹有脓头，炎症重。舌质红，苔黄腻，脉滑。

西医诊断：痤疮。

中医诊断：肺风粉刺。

中医辨证：湿热蕴结证。

治则：清热解毒除湿。

处方：①金银花15g，蒲公英30g，紫花地丁15g，黄芩9g，黄柏9g，生地15g，牡丹皮15g，丹参15g，紫草15g，皂角刺9g，白芷9g，陈皮15g，浙贝母9g，连翘15g，野菊花15g，甘草6g。水煎服，每日1剂。

②芒硝10g，明矾10g，硼砂10g。水冲外用。

二诊：服上药60剂，症状明显减轻。经前仍发疹，面部遗留个别皮疹，大部分皮损结痂。

处方：上方生地黄改为30g，加香附9g，地榆炭12g，白茅根30g。水煎服，每日1剂。

三诊：服上药21剂痊愈。

按语：根据杜教授多年临床经验，认为"湿""热""瘀""毒"在本病的发生发展中起了重要作用。分析依据如下：痤疮以青春期男女多见，此期机体阳气旺盛，阳盛化热，多为血热体质；饮食不节，内伤脾胃，湿由内生；情志不畅，气郁血行不畅，或热灼血液，皆可成瘀；邪气久郁则化为毒。与痤疮发病关系较为密切的脏腑主要有肺、脾、心、肠。肺经血热是痤疮的重要发病因素，肺为"娇脏"，外邪易扰，久郁化热，肺朝百脉，易致肺经血热；肺主皮毛，肺经血热上蒸肌肤则发病；肺与大肠表里相应，肺热下移伤津则便秘；饮食不当，肠内生湿化热，上扰于肺，使病情加重。饮食不节，内伤脾胃，水湿内停化热；脾、胃互为表里，足阳明胃经上循行于面，邪热上扰，血热上蒸，也可导致痤疮的发生。

本方针对痤疮患者的病机，以金银花、蒲公英、紫花地丁、连翘、野菊花清热解毒，黄芩、黄柏清三焦之火，丹参、牡丹皮、紫草凉血活血，白芷、皂角刺透脓溃坚，香附疏肝解郁，陈皮理气健脾化湿，生地黄清热凉血养阴，浙贝母清热散结，甘草调和诸药，从湿、热、瘀、毒方面，共奏清热解毒、凉血活血之功，本方药性苦寒，临证时要注意顾护脾胃，同时女性月经期间避免用药。

验案三 皇甫某，男，18 岁。初诊日期：2008 年 7 月 23 日。

主诉：面部、胸背红色丘疹、结节、囊肿 4 年，加重 1 年。

现病史：患者无明显诱因发病，曾口服异维 A 酸胶丸，效可。皮疹处自觉疼痛、瘙痒。纳可，眠少，二便调。平素熬夜，接触电脑时间较长，压力不大，其父母曾患痤疮。

查体：面部、前胸、后背密集丘疹、结节、囊肿，颜色鲜红，融合成片，其上有脓头。舌红，苔薄黄，脉滑。

西医诊断：聚合性痤疮。

中医诊断：肺风粉刺。

中医辨证：瘀热痰结。

治则：清热解毒，化瘀散结。

处方：①金银花 30g，蒲公英 30g，紫花地丁 15g，黄芩 9g，黄柏 9g，栀子 9g，生地黄 15g，牡丹皮 15g，丹参 21g，紫草 15g，皂角刺 9g，白芷 9g，连翘 20g，陈皮 15g，浙贝母 9g，穿山甲 9g，甘草 9g。水煎服，每日 1 剂。

②盐酸左氧氟沙星胶囊（左克）1 粒，每日 3 次，口服。

③芒硝 50g、白矾 50g、硼砂 50g 为末，分为 10 等份，每份加 1000ml 开水冲化，适温外洗。

④皮炎 2 号（山东中医药大学附属医院自制剂）与肝素钠乳膏（海普林）1∶1 比例调涂，适量外用。

二诊：服上药 7 剂后略腹泻，外用药无不良反应，原发皮损较前少，有少许新发皮损，结节处疼痛减轻。舌尖红，苔黄腻，脉滑。

处方：①上方加夏枯草 15g。水煎服，每日 1 剂。②芒硝 50g、白矾 50g、硼砂 50g，用法同前，继用。

三诊：服上药7剂后大便略不成形，1日2次，新生皮损减少，原皮损大部分消退，色变淡。舌边尖红，有芒刺，苔薄黄，脉弦滑。

处方：①上方加天花粉15g。水煎服，每日1剂。②芒硝50g、白矾50g、硼砂50g，用法同前继用。③皮炎2号、肝素钠乳膏（海普林）继用。

四诊：服上药7剂后大便不成形，1日2~3次，原皮损已消退，新皮损较前减少，伴脓头。纳眠可，二便调，舌红，苔黄，脉滑。

处方：①首方改蒲公英为15g，加白花蛇舌草30g。水煎服，每日1剂。②皮炎2号外用，每日2次。

五诊：服上药7剂后大便仍不成形，1日2~3次，偶见新生皮损，伴脓头，有波动感。自觉手心灼热。舌红，有芒刺，苔黄厚，脉滑。

处方：首方改丹参为30g，加夏枯草30g，炒白术15g。水煎服，每日1剂。

六诊：服上药7剂，无新生皮损，原皮损基本消退，大便恢复正常。

按语：面部皮肤主要由肺经和胃经所司。《素问·五脏生成篇》说："肺之合皮也，其荣毛也。"在中医五行理论中，肺属金，肾属水，若素体肾阴不足，肾水不能上滋于肺，可致肺阴不足。另外肺与大肠相表里，若饮食不节，过食膏粱厚味，大肠积热，上蒸于肺胃，合而致使肺胃血热，脸生粉刺、丘疹、脓疱。肾阴不足，肺胃血热，日久煎熬津液为痰，阴虚血行不畅为瘀，痰瘀互结于脸部而出现结节、囊肿和瘢痕。杜教授分析本例患者有家族史，且平素熬夜，生活不规律，日久致痰瘀互结，发为本病。痤疮的治疗中西医学各有长处。中医治疗痤疮强调整体调理，内外合治，而且一般来说，中医的治疗方法不良反应较少。实践证明，对一些重症痤疮采用中西医结合的方法治疗可取得较好疗效。杜教授临床上治疗痤疮，对轻、中度者一般采用中医中药治疗即可；对重症者，如本例聚合性痤疮，在中医治疗的同时，配合洗药、抗生素等进行短期治疗，待症状好转后，停用西药，继续用中医中药调理，巩固疗效，这样可以减少长期服用西药带来的不良反应。在具体遣方用药上，对囊肿脓性多者，杜教授好用皂角刺、穿山甲、天花粉及白芷等消肿排脓；结节严重，伴疼痛者，加浙贝母清热解毒散结；瘢痕明显者，加用丹参以加强活血化瘀之功效。

验案四 吴某，女，23岁。初诊日期：2005年2月22日。

主诉：面部起红色丘疹约5年。

现病史：患者5年前精神压力大、饮食不规律，面部起红色丘疹，渐增多，自行到药店买药膏外涂（具体药物不详），效不佳。病情时重时轻，喜食辛辣油腻之物。近期皮疹加重，遂来就诊。现面部多发红色丘疹、白头粉刺，皮肤油腻、暗沉。平素月经正常，纳眠均可，大便秘结，小便可。

查体：前额、面颊、下巴多发红色丘疹、白头粉刺，部分丘疹上有脓头，舌质红，苔薄白，脉滑。

西医诊断：痤疮。

中医诊断：粉刺。

中医辨证：湿热瘀阻。

治法：清热解毒，利湿化瘀。

处方：金银花30g，蒲公英30g，紫花地丁15g，野菊花15g，连翘15g，紫草9g，生地黄30g，丹参21g，黄芩9g，栀子9g，黄柏9g，皂角刺9g，白芷9g，陈皮15g，浙贝母9g，甘草6g。水煎服，日1剂。

二诊：上方连服14剂后，面部丘疹大部分消退，无脓头，部分遗留红色瘢痕，面色亦好转。大便秘结较前明显改善，日1次，小便可。舌质红，苔薄黄，脉滑细。

处方：首诊方加当归9g，赤芍15g。水煎服，日1剂。

三诊：上方连服7剂，服药无不适，面部零星新起红色丘疹，原皮疹基本消退，遗留红色瘢痕，面部皮肤油腻明显改善，舌质红，苔黄，脉滑细。纳眠、二便均正常。

处方：上方加白花蛇舌草21g，水煎服，日1剂。

四诊：继服上方14剂，未再起新疹，原皮疹处遗留淡红色较浅瘢痕。首诊方去栀子、皂角刺、白芷，改丹参为30g，继服7剂巩固疗效。并叮嘱患者清淡饮食，调畅情志，勿熬夜。

随访2年未复发。

按语：痤疮俗称"青春痘"，与中医文献中记载的"粉刺"类似。本病发病率高，为慢性病程。西医常应用抗生素、维甲酸类药物内服、外用，药物不良反应较多。教科书上将本病分为肺经风热证、肠胃湿热证及痰湿瘀滞证三型论治，方选枇杷清肺饮、茵陈蒿汤及二陈汤合桃红四物汤加减。杜教授根据多年临床经验创制痤疮饮治疗青壮年时期痤疮疗效显著。本例患者为青年女性，平素阳热偏盛，过食辛辣厚味，作息不规律，助湿生热，热入血分，上蒸颜面而发病。方中金银花、蒲公英、紫花地丁、野菊花清热解毒，生地黄、紫草清热凉血，连翘、浙贝母、皂角刺、白芷解毒散结、透脓，黄芩、栀子、黄柏、陈皮清热燥湿，丹参凉血活血，甘草调和诸药。内服中药同时叮嘱患者养成良好的作息规律，清淡饮食，保持情绪稳定，疗效显著。

第二节　外用方剂系列

硝矾散

【组成】明矾 10g，硼砂 10g，芒硝 10g。研为细末，装瓶备用。

【功效】清热解毒，消肿收敛，润燥止痒。

【主治】湿疹、痤疮、手足多汗症、皮肤真菌感染等。

【组方特色】凡病多从外入，故医有外治法。《理瀹骈文》言："外治必如内治者，先求其本。本者何？明阴阳，识脏腑也。"

硼砂味甘、咸，凉，归肺、胃经，又称"月石""蓬砂"等，外用清热解毒，内服清肺化痰。《本草纲目》中记载："硼砂，味甘微咸……能去胸膈上焦之热。"《本草求原》云："生则化腐，煅枯则生肌。"外用善清热解毒、消肿防腐，多用于治疗咽喉肿痛、口舌生疮等。现代研究表明，硼砂主要成分为四硼酸钠，其对多种革兰阳性与阴性菌、浅部皮肤真菌及白色念珠菌等具有较好的抑制作用，对皮肤黏膜还有收敛和保护作用。

明矾味酸、涩，寒，归肺、脾、肝、大肠经，又称"矾石"，由明矾石加工而成，外用解毒杀虫、燥湿止痒，内服止血止泻、去除风痰。《神农本草经》中记载"味酸，寒。"《本草纲目》中又记载："吐下痰涎饮磷，解毒燥湿。"外用善于解毒杀虫、收湿止痒，尤宜于疮面湿烂或瘙痒者，如湿疹瘙痒、疥癣瘙痒、疔肿恶疮、酒渣鼻等。现代研究表明，其主要成分为硫酸铝钾，有较强的收敛、消炎作用，对铜绿假单胞菌、大肠杆菌、金黄色葡萄球菌及皮肤癣菌有不同程度的抑制作用，临床可作消炎、止血、止汗、止泻和硬化剂等。

芒硝味咸、苦，寒，归胃、大肠经，又名"盆消"，由矿物芒硝经加工提炼而成，具有泻下通便、润燥软坚、清火消肿的功效。《名医别录》记载："味辛苦，大寒"，并认为其有通利二便的功用，《本草再新》云："涤三焦肠胃湿热。"外用有清热消肿的作用，用于乳痈初起、痔疮肿痛、咽喉肿痛、口舌生疮等。现代研究证明其主要成分为硫酸钠，可以降低血管通透性，促进局部渗出吸收。

硝矾散药物组成简单，使用方便，方中明矾燥湿解毒、杀虫止痒，芒硝软坚润燥、清火消肿，二者相辅相成，共为君药，硼砂杀虫解毒清肿，为佐药，三药合用，共奏燥湿止痒、解毒杀虫之功，局部外洗使患区保持干燥，减少渗出，促进皮损愈合。

【方证要点】全方注重整体观念，标本兼治，共奏燥湿止痒、解毒杀虫之功效。湿热蕴结肌肤型、脾虚湿蕴型，皮损出现红肿、糜烂、渗出，舌质红，苔黄腻，脉多滑数。具体方证要点如下。

（1）局部皮损轻度肥厚。

（2）皮损多伴渗出、瘙痒、结痂、浸润。

（3）舌红、苔腻、脉滑。

【加减变化】临床上若患者瘙痒明显，常加用地肤子30g、苦参15g、白鲜皮15g，可达到止痒之功；若患者渗出明显，常加用白及30g、马齿苋30g，可达收敛之功。

【使用禁忌】在精神上，尽量保持良好的心情，避免劳累、熬夜等；在日常生活中，尽量避免使用洗洁精、洗衣粉、84消毒液等清洗剂；在洗浴上，避免使用过热或过凉的水；在饮食上，应该限制海鲜和辛辣刺激食物的摄入。

【经典案例】

验案一 张某，女，47岁。初诊日期：2019年7月24日。

主诉：双足丘疹、水疱伴剧痒1年，加重1周。

现病史：患者有足癣病史1年，现怀孕17周，足部皮疹逐渐加重，近1周瘙痒、水疱更加显著。自行外用药膏，使用后效果不明显。

查体：双足底、足缘、趾间丘疹、红斑、深在水疱，趾间轻度渗出、糜烂，左足较重。真菌镜检（＋）。

西医诊断：足癣。

中医诊断：脚湿气。

中医辨证：湿热下注，外感毒邪。

治则：解毒利湿，杀虫止痒。

处方：蒲公英30g，金银花30g，百部15g，花椒15g，土茯苓20g，苦参30g，大黄15g，藿香15g，硝矾散适量。

先将前8味药水煎，取药液，趁热加入硝矾散适量，融化后，放温泡洗患足，每天1次，每次半小时。外洗3~4天，局部皮损无明显渗出后，外涂抗真菌软膏。

二诊：上药治疗7天，诸症已消退，不痒，足底、足缘及趾间仅有少量脱屑，外用硝矾散巩固治疗。

三诊：继用硝矾散7天，皮疹消退。

按语：足癣，中医称为"脚湿气"，《外科启玄》指出："久雨水湿，劳苦之人跣行，致令足丫湿烂成疮，疼痛难行。"指出了本病的常见发病原因。西医学已明确该病主要为红色毛癣菌、须癣毛癣菌等真菌感染所致。生活中，局部冈热不透气、多汗、喜食辛辣厚味等多是诱因。本患者因有孕在身，主要采取了外治疗法。外治疗法同内治一样，也须辨证用药，根据患者局部红斑、水疱、渗出等特点，选用清热燥湿、收敛止痒、杀虫祛腐等药物。硝矾散为本院自制剂，由明矾、硼砂、芒硝组成，不仅具有较好的收敛、消肿、止痒作用，而且经临床实验研究，具有抑菌杀菌作用。本案例不仅遵循中医辨证，而且依照现代药理研究选用药物，采取中西医结合疗法，故取得满意疗效。

验案二 李某，女，27岁。初诊日期：2019年5月24日。

主诉：周身散在红丘疹、水疱，伴瘙痒、渗出2周。

现病史：患者2周前食海鲜、辛辣食物后面部、双上肢始发红斑、丘疹，瘙痒不著，未予重视。3天前双下肢、躯干渐出现类似皮疹，并出现水疱、渗出、浆痂，瘙痒加重，曾在社区门诊诊断为湿疹，静脉滴注葡萄糖酸钙、维生素C，自服氯雷他定，效不佳，瘙痒难忍，影响睡眠，为求调理，遂来就诊。现患者面部、躯干、四肢泛发红斑、丘疹、水疱、渗出、浆痂，瘙痒剧烈，皮疹以四肢为重。纳眠差，大便偏干，小便偏黄。否认药物、食物过敏史。

查体：面部泛发红丘疹，伴瘙痒、渗出，四肢、躯干部泛发红斑、丘疹，散在水疱、浆痂，边界不清，皮损以四肢为重。舌质红，苔黄腻，脉滑。

西医诊断：急性湿疹。

中医辨证：湿疮。

中医辨证：湿热证。

治则：清热利湿止痒。

处方：①金银花15g，土茯苓15g，黄芩9g，栀子9g，柴胡9g，牡丹皮15g，泽泻15g，苦参9g，白鲜皮15g，地肤子30g，薏苡仁30g，茯苓皮30g，冬瓜皮30g，甘草6g。水煎服，每日1剂。

②硝矾散外敷，用法：加1000ml热水冲化，放温后湿敷渗出、浆痂处，每次约15分钟。

③除面部，无渗出、结痂处外用皮炎乳膏（山东中医药大学附属医院自制剂）。

④静脉滴注炎琥宁320mg、葡萄糖酸钙10ml、维生素C 2g，口服枸地氯雷他定，每日1片。

二诊：上述治疗方案应用1周后，头面、四肢肿胀、渗出、浆痂基本消退，皮疹以红斑、丘疹、丘疱疹为主，瘙痒减轻，睡眠较前改善。原皮疹红色较前变淡。纳眠可，二便调。

处方：上方去苦参、土茯苓，改泽泻为9g、冬瓜皮15g、茯苓皮15g，加茯苓 15g。水煎服，每日 1 剂。停止静脉用药，硝矾散继续外用，每日 1 次。

三诊：上方连服 7 剂，面部皮疹基本消退，散在淡红斑、丘疹，躯干、四肢未见渗出、肿胀，遗留暗红色斑片，边缘散在红色丘疹，伴脱屑，轻微瘙痒。纳眠可，大便溏，日行 3~4 次，无明显伴随症状，小便可。舌质红，苔黄腻，脉滑。

处方：二诊方去土茯苓、泽泻，改白鲜皮 9g、地肤子 15g、薏苡仁 15g，加炒白术 15g、当归 9g。水煎服，每日 1 剂。硝矾散继续外用。

四诊：上方服 7 剂后，全身皮疹基本消退，仅四肢遗留色素沉着，伴少量脱屑，基本不痒。

处方：金银花 15g，黄芩 9g，生地黄 15g，牡丹皮 15g，柴胡 9g，茯苓 15g，炒白术 12g，当归 9g，薏苡仁 15g，生甘草 6g。水煎服，每日 1 剂。继服 7 剂以巩固疗效。

按语：湿疹俗称"浸淫疮""血风疮"，与中医文献中记载的"湿疮"相类似。本病发病率高，是临床常见病、多发病，缠绵难愈，极易复发。西医常应用糖皮质激素治疗，短期疗效显著，但复发时常较前加重，成为临床棘手的难题。杜教授总结多年临床经验，擅用龙胆泻肝汤加减化裁而来的清热利湿饮治疗本病，尤其对于急性、亚急性湿疹常常收效显著，屡试不爽。杜教授擅用中西医结合治疗本病，且重视外用药的辨证应用，急性期渗出、结痂明显时擅用硝矾散收敛燥湿止痒，单用硝矾散效不佳时，常应用自制剂湿疹散或黄柏散，用醋酸氟轻松或香油调涂患处，效果极佳。杜教授提倡湿疹的治疗万不得已不全身应用糖皮质激素治疗，以免复发时加重或对糖皮质激素引起依赖。对湿疹的治疗，"利湿"应贯穿始终，急性期清热利湿，苦寒燥湿，亚急性期淡渗利湿，后期健脾祛湿。

湿疹散

【组成】黄连 3g，黄柏 9g，青黛 9g，硼砂 9g，薄荷 3g，冰片 3g，枯矾 12g，儿茶 6g。

【用法】将上述药物研为细末，用麻油调为糊状，外涂患处，每日 1~2 次。

【功效】清热燥湿。

【主治】湿疹、接触性皮炎、药物性皮炎、糜烂型足癣等病。症见患处潮红、肿胀、轻度糜烂，少量渗出、结痂等。

【组方特色】本方以青黛、枯矾、黄连为君药，以清热燥湿。以黄柏、硼砂为臣药，助君药清热燥湿。儿茶以生肌敛疮见长，薄荷以消散风热、止痒止痛效优，共为佐药。冰片擅长止痛止痒，并有促进药物吸收的功能，故为使药。

黄连：味苦，性寒，入心、胃、大肠经，"诸痛痒疮，皆属于心"，故用以清心火、解疮毒、除湿热。《珍珠囊》记载："其用有六，泻心火，一也，去中焦湿热，二也，诸疮必用，三也。"本品具有清热、燥湿、解毒、消肿、杀虫等功用，常用于热毒疮疡、湿疹等。

黄柏：味苦，性寒，《本草从新》谓："泻相火，燥湿清热，诸疮痛痒。"本品具有清热解毒、燥湿敛疮、杀虫除蜃功效，常用于治疗痈疽肿毒、臁疮、冻疮、湿疹等。

青黛：味咸、苦，性寒，有清热解毒、杀虫收湿、消肿、凉血止血功效，常用于治疗痈疖、丹毒、阴疮、湿疮、口疮等。

硼砂：味甘、咸，性凉，具有清热解毒、散结消肿、除垢杀虫、防腐等功效。煅用收湿敛疮。常用于治疗口舌生疮、咽喉肿烂、目赤肿痛、阴部溃疡、癣症等。

薄荷：味辛，性凉，具有消散风热、解毒消肿、止痛止痒之功，常用于治疗风瘙瘾疹、疥癣瘰疬、赤肿丹毒、口疮口糜、毒虫螫伤等。

冰片：味辛、苦，性凉，具有散郁热火毒、消肿、搜风、杀虫、开窍、通经、透肉、止痛痒、除腐臭等功效，常用于治疗痈疽肿毒、口糜、口疮、咽喉肿痛、耳道流脓、烧烫伤、下疳、疮疡痒痛等。

白矾：味酸、涩，性寒，白矾经煅制研粉即为枯矾。白矾具有清热解毒、燥湿杀虫、止血敛汗、敛疮止痒、祛腐蚀肉之功。重用能蚀肉，煅用燥湿之力尤著。常用于治疗痈疽肿毒、疥癣湿疮、水火烫伤、多汗湿痒等。

儿茶：味苦、涩，性微寒。《本草纲目》载："涂金疮、一切诸疮，生肌定痛，止血收湿。"本品具有清热收湿、生肌、敛疮、止血定痛之功，常用于治疗溃疡不敛、湿疮、口疮、金疮出血等。

【方证要点】湿疹散临床多用于治疗急性、亚急性湿疹等渗出明显的皮肤病。湿疹是由多种内外因素引起的，为具有皮疹多形，对称分布，有明显渗出倾向，剧烈瘙痒，易演变成慢性特征的变态反应性皮肤病。中医称之为"湿疮"或"浸淫疮"。对于一些特殊部位的湿疮，中医又分别命以不同的名称，如耳部湿疹称为"旋耳疮"，乳房湿疹称"乳头风"，脐部湿疹称"脐疮"，阴囊湿疹称"绣球风"，肘窝湿疹称"四弯风"，婴幼儿湿疹称"奶癣"或"胎敛疮"。

中医认为湿疹是由于素体禀赋不耐，加之饮食失调、七情内伤、湿热内蕴，或外感风、湿、热诸邪相搏于皮肤所致。慢性湿疹反复发作者，又多为血虚风燥或脾虚湿困。

湿疹散是杜教授根据《中医外科学》中的青吹口散，结合自己多年的临床经验化裁而来，具有清热燥湿、收敛止痒的作用，尤其适用于亚急性湿疹等皮肤病。本方已用于临床多年，效果非常显著，少见不良反应。

【加减变化】根据皮损渗出多少可以选择麻油调糊状，或茶水调糊状，或者直接撒于患处。

【使用禁忌】皮损干燥者禁用，对药物成分过敏者禁用，孕妇及哺乳期妇女禁用。

【经典案例】

①湿疹散治疗接触性皮炎

接触性皮炎是皮肤或黏膜接触了某些物品后，在接触部位所发生的急性、亚急性或慢性炎症性皮肤病。中医一般是以接触物质的不同而命以不同的名称，如接触生漆引起者称"漆疮"，接触膏药引起者称"膏药风"，使用马桶引起者称"马桶癣"等。能引起接触性皮炎的物质很多，包括动物性、植物性和化学性物质等，其中以化学性最为多见。

接触性皮炎的发病机制可分为两大类型，即原发性刺激和变态反应。对于刺激性接触性皮炎，立即去除刺激物是治疗的关键，宜脱去污染的衣物，用大量流水长时间彻底冲洗，酸碱刺激彻底清洗后以弱碱或弱酸液中和。而变态反应性接触性皮炎应耐心细致询问病史，寻找致敏原，用清水冲洗或冷湿敷方法清除残留的致敏物质，避免接触一切外来刺激性、易致敏的物质。

验案 焦某，男，46岁。初诊日期：2008年7月19日。

主诉：左上肢红斑、水疱、丘疹3天。

现病史：患者3天前因左上肢疼痛自行购买外用药（具体药物不详）涂擦患处，次日左上肢涂擦药物处出现红斑、水疱，无明显瘙痒，自行服用马来酸氯苯那敏、维生素C片、葡萄糖酸钙片，效不佳。

查体：左上肢红斑、水疱，皮损超过肘关节，边界尚清，部分水疱溃破，少许渗液。舌红，苔黄腻。

西医诊断：接触性皮炎。

中医诊断：膏药风。

中医辨证：湿毒热盛证。

治则：清热利湿，凉血解毒。

处方：湿热清内服；葡萄糖酸钙注射液、维生素C注射液、复方甘草酸单铵注射液静脉滴注；硝矾散外用；湿疹散香油调糊涂擦渗出处。

二诊：用上述治疗方案10天，患者症状明显好转，无红斑、丘疹、水疱、渗出，仅有糠秕状鳞屑。

按语：本例患者皮损特点为红斑、水疱，渗出明显，外用药物的治疗非常重要，湿疹散可以快速改善渗出症状，且刺激性小，安全方便，值得临床推广。杜教授认为接触性皮炎是由于人体禀性不耐，加之接触外来异物，风、热、毒诸邪侵袭皮肤所致。漆毒、膏药毒为阳邪，侵袭皮肤，蕴积肌表易生湿化热化火，湿毒热盛而引起皮肤热痛红肿，大疱、渗液不止，剧痒，治疗宜清热利湿，凉血解毒。西医治疗本病可应用抗组胺药、钙剂、皮质类固醇激素及维生素 C 等。根据皮疹的性质和严重程度做相应的处理。皮疹较轻、无渗液者可用复方炉甘石洗剂外涂，有糜烂、渗液者，应用 3% 硼酸溶液进行湿敷，急性症状减轻后，可外用皮质类固醇激素制剂。本病例采用中西医结合治疗，缩短了病程，减轻了患者痛苦。

②湿疹散治疗湿疹

湿疹是临床常见的过敏性皮肤病。本病属于中医学"湿疮"之范畴。根据发病部位不同，其名称各异，如发于耳部者，称为"旋耳疮"；发于手部者，称为"病疮"；发于阴囊部者，称为"肾囊风"；发于脐部者，称为"脐疮"；发于肘、膝弯曲部者，称为"四弯风"；发于乳头者，称为"乳头风"。此外，根据皮损形态的不同，也有不同的名称，如以丘疹为主者，称为"血风疮"或"粟疮"；浸淫全身，滋水较多者，称为"浸淫疮"。

湿疹的发病多因先天禀赋不耐，后天又失其调养，情志不遂，五志化火，或饮食不节，恣食炙煿"发物"，脾失健运，生湿蕴热，复因腠理不密，外感风湿热邪，内外相搏，充于腠理，浸淫肌肤而致。湿疹发病初期风湿热蕴结于内，外发于皮肤，风善行而数变，故发病迅速，进展快；热为阳邪，易透发皮肤为红斑、红丘疹，自觉灼热；湿热搏结，浸淫肌肤，可见潮红肿胀、水疱、糜烂、渗液、剧烈瘙痒。湿性重着黏腻，使本病缠绵难愈，易反复发作。水疱、渗出、糜烂是湿疹的常见症状，治宜清热利湿，外治则宜清热燥湿、收敛止痒。

湿疹临床分为 3 型，即急性、亚急性和慢性湿疹。

急性湿疹：皮损为多数密集的粟粒大小的丘疹、丘疱疹，基底潮红，由于搔抓，丘疹、丘疱疹或水疱顶端搔破后流滋、糜烂及结痂，皮损中心较重，外周有散在丘疹、红斑、丘疱疹，故边界不清。可发生于体表任何部位，但常见于头面、耳后、手足、阴囊、女阴、肛门等处，多对称分布。自觉瘙痒剧烈，搔抓、肥皂热水烫洗、饮酒、食辛辣发物均可使皮损加重，瘙痒加剧，重者影响睡眠。

亚急性湿疹：皮损较急性湿疹轻，以丘疹、结痂、鳞屑为主，仅有少量水疱及轻度糜烂，自感剧烈瘙痒。

慢性湿疹：表现为皮肤肥厚粗糙，触之较硬，色暗红或紫褐色，皮纹显著或呈苔藓样变。皮损表面常附有鳞屑，伴抓痕、血痂、色素沉着，部分皮损可出现新的丘疹或水疱，抓破后有少量流滋。皮损多局限于某一部位，如小腿、手足、肘窝、腘窝、外阴、肛门等处。患者自觉瘙痒，呈阵发性，夜间或精神紧张、饮酒、食辛辣发物时瘙痒加剧。发生于手足及关节部位者，常易出现皲裂，自觉疼痛，影响活动。

湿疹西医病因复杂，尚不明确，与患者的过敏体质以及外在的物理、化学性刺激及精神因素等有关。患者过敏体质是湿疹发病的基础因素，由于体内和体外各种诱因的作用，激发或加重湿疹病情。内在的因素包括慢性消化系统疾病、胃肠道功能障碍、精神紧张、失眠、过度疲劳、情绪变化、感染病灶、新陈代谢障碍、内分泌功能失调和局部血液循环障碍等。外在的影响因素主要是生物性因素，如某些事物以及各种动物皮毛、植物等，日光、紫外线、寒冷、炎热、干燥、多汗、搔抓摩擦等物理因素和化纤、肥皂、化妆品、各种日用化学制品等化学因素是促使湿疹加重的"再刺激因素"。湿疹的发病机制是在遗传过敏体质基础上，受身体健康状况和环境因素影响发生的迟发型变态反应。西医治疗本病多采用抗组胺药、钙剂和硫代硫酸钠、皮质类固醇激素，有继发感染时应加用抗生素，必要时进行细菌培养和药物敏感试验，根据结果选择有效抗生素。应根据皮损性质和形态选择外用药。

验案一 李某，男，6个月21天。初诊日期：2010年11月24日。

主诉：周身散在红斑2个月余。

现病史：患者2个月前无明显诱因面部始见红斑、渗出，于当地治疗无效，红斑渐增多，于省皮肤病医院诊断为特应性皮炎，治疗不详，效不显。

查体：头面部红斑、结痂、渗出，躯干、四肢散在红斑、结痂。舌淡红，苔薄白，脉弱。

西医诊断：婴儿湿疹。

中医诊断：奶癣。

中医辨证：湿热蕴结。

治则：清热利湿健脾。

处方：①土茯苓9g，茯苓皮9g，地肤子9g，蝉蜕3g，生地黄9g，车前子（包煎）6g，白鲜皮9g，泽泻6g，甘草6g。水煎服（浓煎），每日1剂。

②氯雷他定颗粒口服。

③黄柏15g，马齿苋15g，黄精15g，黑豆30g，甘草15g。水煎外洗。

二诊：服上药 6 剂，外洗 7 剂，部分结痂消退，用药后腹胀 1 次，次日腹泻，以后未胀，四肢皮损大部分消退。

处方：上方加莱菔子 6g、炒白术 6g。水煎服，每日 1 剂。继用上外洗药。继服氯雷他定颗粒。湿疹散香油调涂。

三诊：服上药 7 剂，症状明显减轻，痂皮大部脱落，疹色淡红，腹泻，每日 6~7 次。

处方：上方炒白术改为 9g。水煎服，每日 1 剂。上外洗方、湿疹散、丁酸氢化可的松乳膏外用。

四诊：服上药 7 剂，症状继续减轻，痂皮全落，无渗出，近日因上呼吸道感染用药，面部呈淡红色。未上呼吸道感染时湿疹已消退。

处方：上方继服。上外洗方继用。肝素钠乳膏与丁酸氢化可的松乳膏 3∶1 外用。医用愈肤生物膜外用。

五诊：服上药 7 剂，面部皮肤基本恢复正常。

按语：该患儿皮损为亚急性湿疹表现，患处渗出、结痂，选择安全有效的外用药非常关键。在中药外洗的基础上，配合湿疹散外用，可以快速减少渗出，预防继发感染，且不会引起皮肤刺激。杜教授认为湿疹多由于素体脾弱，禀赋不耐，加之饮食失调，湿热内蕴，或外感风、湿、热诸邪相将于皮肤所致。治疗上清热利湿同时注意顾护婴幼儿脾胃至关重要。除了药物治疗，日常护理也要重视。如洗澡时水温不要过高，时间不宜过久，一般用温水，禁忌烫洗，洗澡后涂抹润肤剂，以避免皮肤屏障破坏。此外，还应避免使用碱性洗涤剂清洁皮肤。应避免皮肤接触刺激性纤维、羊毛、粗纤维纺织品等。不要使用过紧、过暖的衣物，以免出汗过多。贴身穿棉质衣物，洗涤时要彻底将洗涤剂冲洗干净，并在通风处晾晒。幼儿饮食不宜过饱，更不宜暴饮暴食。

验案二　程某，男，5 岁。初诊日期：2009 年 12 月 15 日。

主诉：全身红斑、丘疹伴瘙痒 2 个月。

现病史：患者 2 个月前始见躯干及头皮部米粒大小红丘疹，部分密集成片，曾于外院治疗，效不显。

查体：头皮、躯干、四肢散见硬币大小渗出性红斑、丘疹，舌红，苔黄腻，脉细。

西医诊断：亚急性湿疹。

中医诊断：湿疮。

中医辨证：湿热蕴肤。

治则：清热利湿。

处方：地肤子10g，白鲜皮10g，茯苓6g，土茯苓10g，柴胡6g，生地黄10g，牡丹皮6g，蝉蜕6g，白茅根30g，薏苡仁30g，车前子（包煎）6g，甘草6g。水煎服，每日1剂。地氯雷他定口服。皮炎1号外用。硝矾散冷湿敷，每日1次。

二诊：服上药7剂，症状减轻，偶有新发疹，舌红，苔黄，脉细。

处方：上方改车前子为9g，加泽泻6g、连翘9g。水煎服，每日1剂。地氯雷他定口服。苦参30g，黄柏15g，硼砂15g，白鲜皮15g，马齿苋30g，金银花15g。水煎外洗，每日1次。湿疹散外用，每日1次。

三诊：服上药7剂，外洗7剂，仍有新发，原皮疹呈暗红色，炎症不著，无渗出，舌红赤，苔薄黄，脉细。

处方：上方改地肤子为15g、白鲜皮为15g、茯苓为9g。水煎服，每日1剂。地氯雷他定继服。肤疾洗剂外用。皮炎1号外用。

四诊：服上药7剂，外洗7剂。皮疹已明显好转，头部仅留少量皮色丘疹，舌红，苔黄。

处方：上方继服7剂，皮炎1号继续外用。

按语：将湿疹散用麻油调糊外用患处，可以迅速改善渗出症状，缓解瘙痒，局部形成保护层，避免继发感染，临床上常用于治疗急性、亚急性湿疹。杜教授认为患儿先天禀赋不耐，外感湿邪，饮食失调，水湿留恋，郁而化热，复感风湿热邪，心脾失调，内外之邪滞于肌肤发病。病情迁延，反复发作，耗伤阴血，致使肌肤失养。本病基本病机以脾虚湿滞为本，风湿热邪为标。本例患儿病史较长，在应用清热利湿药的同时，要注意顾护脾胃，保护后天之本，同时加强外用药治疗，增强疗效。

验案三 邹某，男，26岁。初诊日期：2009年12月30日。

主诉：唇部皮疹5年。

现病史：患者5年前唇部开始出现干裂、脱屑、紧绷、瘙痒不适，冬季加重，天热时自行缓解，自觉瘙痒，当地医院诊为"唇炎"，外用药不详，效不佳。

查体：上下唇结痂、脱屑、皲裂，呈放射状，口周红斑，少许脱屑，舌淡红，苔薄白，脉弦滑。

西医诊断：湿疹（唇部）。

中医诊断：湿疮。

中医辨证：湿热证。

治则：清热利湿，祛风止痒。

处方：湿热清水煎服，每日1剂。咪唑斯汀缓释片口服。丁酸氢化可的松乳膏外用，每日 1 次。湿疹散外用，每日 1 次。肤疾洗剂外用，每日 1 次。

二诊：用上药 14 剂后明显好转，红斑大部分消退、变淡，干燥减轻，已无渗出，轻度脱屑，自觉干裂，舌红，苔薄，脉弦滑。

处方：上方加玄参 15g，水煎服。氟芬那酸丁酯软膏外用。丁酸氢化可的松乳膏、肤疾洗剂继用。

三诊：服上药 14 剂，皮疹消退，口唇稍干燥。

处方：继用氟芬那酸丁酯软膏。

按语：杜教授认为唇部湿疹的发生主要由患者饮食不节，肠胃湿热，风、湿、热邪困阻皮肤所致，治疗原则为清热利湿、祛风止痒。方选湿热清加减且重用车前子和泽泻，加大清热利湿之效，并加用地肤子、白鲜皮、徐长卿祛风止痒，加用苦参清热燥湿，茯苓健脾渗湿，赤芍清热凉血。并配合湿疹散外用收湿敛疮，内外兼治，增加疗效。

黑豆方

【组成】黑豆 60g，大风子 30g，白及 30g，大胡麻 15g，桃仁 15g，地骨皮 15g，红花 15g，马齿苋 30g，黄柏 30g，甘草 15g，硼砂 15g，白鲜皮 30g。

【功效】养血润燥，祛风杀虫，生肌止痒。

【主治】手足慢性湿疹、神经性皮炎及手足癣等。

【组方特色】

①药解

黑豆：味甘，性平，归脾、肾经，具有养血润肤、杀虫解毒、健脾益肾、祛风利湿的作用。《本草纲目》载："黑豆入肾功多，故能治水、消胀、下气，制风热而活血解毒，所谓同气相求也。又按古方称大豆解百药毒，予每试之，大不然，又加甘草，其验乃奇，如此之事，不可不知。"

大风子：味辛，性热，有毒，归肝、脾、肾经，有祛风燥湿、攻毒杀虫的作用。《本草纲目》载："主风癣疥癞，杨梅诸疮，攻毒杀虫。"《本草经疏》载："禀火金之气以生，故其味苦辛，气热，有毒，辛能散风，苦能燥湿杀虫，温热能通行经络，世人用以治大风疠疾及风癣疥癞诸疮，悉此意耳。"《寿域神方》记载："治手背皲裂，大风子捣泥涂之。"

白及：味苦、甘、涩，性寒，归肺、胃、肝经，有收敛止血、消肿生肌的作用。《神农本草经》载："主痈肿恶疮，败疽，伤阴死肌，胃中邪气，贼风鬼击，痱缓不收。"《本草求真》载："白及，方书既载功能入肺止血，又载能治跌仆折骨，汤火灼伤，恶疮痈肿，败疽死肌，得非似收不收，似涩不涩，似止不止乎？不知方言功能止血者，是因性涩之谓也；书言能治痈疽损伤者，是因味辛能散之谓也。此药涩中有散，补中有破，故书又载去腐、逐瘀、生新。"

大胡麻：味甘，性平，归肝、胃、大肠经，有养血祛风、润燥通便的作用。《本草图经》言："治大风疮癣。"《本经逢原》云："亚麻性润，专于解散风热湿毒，为大麻风必用之药，故醉仙散用之。"

桃仁：味苦、甘，性平，有小毒，归心、肝、大肠经，具有活血祛瘀、润肠通便、止咳平喘之功效。《神农本草经》云："主瘀血，血闭癥瘕，邪气，杀小虫。"《珍珠囊》载："治血结、血秘、血燥，通润大便，破蓄血。"《本草经疏》谓："桃仁，性善破血，散而不收，泻而无补。过用之及用之不得其当，能使血下行不止，损伤真阴。"

红花：味辛，性温，归心、肝经，具有活血通经、祛瘀止痛之功效。《本草汇言》谓："红花，破血、行血、和血、调血之药也。"《本草衍义补遗》谓："红花，破留血，养血。多用则破血，少用则养血。"

地骨皮：味甘，性寒，归肺、肝、肾经，具有凉血除蒸、清肺降火之功效。《神农本草经》载："主五内邪气，热中消渴，周痹。"《珍珠囊》载："解骨蒸肌热，消渴，风湿痹，坚筋骨，凉血。"《本草述钩元》载："地骨皮，能裕真阴之化源，而不伤元阳，故与苦寒者特殊。凡人真阴中有火，自相蒸烁，而见有汗骨蒸，宜此对待之。须知此味不兼养血，却专以益阴为其功，虽能除热，却不以泻火尽其用，即曰益阴气者，便能泻火，但直以为泻火而用，则此味专以除热，不能治虚矣。"

马齿苋：味酸，性寒，归肝、大肠经，具有清热解毒、凉血止血、止痢之功效。《素问玄机原病式》载："诸痛痒疮，皆属心火。马齿苋辛寒，能凉血散热，故主癥结、痈疮疔肿、白秃及三十六种风结疮，捣敷则肿散疔根拔，绞汁服则恶物当下，内外施之皆得也。辛寒通利，故寒热去，大小便利也。苦能杀虫，寒能除热，故主杀诸虫，去寸白，止渴；辛寒能散肺家之热，故主目盲白翳也。"《滇南本草》载："益气，清暑热，宽中下气，润肠，消积滞，杀虫，疗疮红肿疼痛。"《本草纲目》载："散血消肿，利肠滑胎，解毒通淋，治产后虚汗。"

黄柏：味苦，性寒，归肾、膀胱、大肠经，具有清热燥湿、泻火除蒸、解毒疗疮之功效。《珍珠囊》载："黄柏之用有六，泻膀胱龙火，一也，利小便结，二也，除下焦湿肿，三也，痢疾先见血，四也，脐中痛，五也，补肾不足，壮骨髓，六也。"《长沙药解》载："泄己土之湿热，清乙木之郁蒸，调热利下重，理黄疸、腹满、伤寒。"

白鲜皮：味苦，性寒，归脾、胃、膀胱经，具有清热燥湿、祛风解毒之功效。《本草纲目》载："气寒善行，味苦性燥，足太阴、阳明经，去湿热药也。兼入手太阴、阳明，为诸黄风痹要药。世医止施之疮科，浅矣。"《药性论》载："治一切热毒风，恶风，风疮，疥癣赤烂……主解热黄、酒黄、急黄、谷黄、劳黄等。"《本草原始》载："白鲜皮，入肺经，故能去风；入小肠经，故能去湿。夫风湿既除，则血气自活而热亦去。治一切疥癞、恶风、疥癣、杨梅、诸疮热毒。"

硼砂：味甘、咸，性寒，归肺、胃经，外用有清热解毒、内服有清肺化痰之功效。《本草纲目》载："治上焦痰热，生津液，去口气，消障翳，除噎膈反胃，积块结瘀肉，阴溃，骨哽，恶疮及口齿诸病。"《本草求原》言："生则化腐，煅枯则生肌。"

甘草：味甘，性平，归心、肺、脾、胃经，具有补脾益气、祛痰止咳、缓急止痛、清热解毒、调和诸药之功效。《本草汇言》言："和中益气、补虚解毒之药也。"《本草正》载："味至甘，得中和之性，有调补之功，故毒药得之解其毒，刚药得之和其性……助参芪成气虚之功。"

②方解

方中黑豆养血润肤、祛风解毒，大风子祛风杀虫，二者共为君药。白及消肿生肌，大胡麻养血祛风，桃仁、红花活血祛瘀，四者共为臣药，助君药以润肤祛风，同时活血化瘀以治皮肤肥厚、苔藓样变等症。地骨皮凉血清火，马齿苋清热解毒、凉血，黄柏清热解毒，白鲜皮清热祛风，硼砂清热解毒，五者共为佐药，以清余热。甘草清热解毒、调和诸药。诸药合用，全方共奏养血润燥、祛风杀虫、生肌止痒之功效，用以治疗皮肤科常见疾病鹅掌风之血虚风燥证等。

【配伍特点】①祛风燥湿之品与养血润肤之品协同作用。发病弥久，风、湿、热毒耗血竭阴，致血虚风燥，血不润肤，如果单用养血润燥之品，无法将黏腻阻滞于肌肤的风湿热邪祛除，不能治本；而只应用祛风清热燥湿之品，则会加剧竭阴耗血的速度，使肌肤的失养更加严重。全方配伍，共奏清热解毒、祛风燥湿、养血润肤止痒之功效。养血润燥与祛风清热燥湿药合用，扶正且祛邪。②活血化瘀与养血润肤并存。慢性手足湿疹，其根本是风湿热邪长期瘀滞于肢端，又因肌肤长期缺乏濡养，故祛瘀与生新协作，使瘀去而新生。

【方证要点】黑豆方主治鹅掌风，鹅掌风是皮肤科常见病证，其病名最早见于《外科启玄》，《外科正宗》载："鹅掌风由手阳明胃经火热血燥，外受寒凉所凝，致皮枯槁；又或时疮余毒未尽，亦能致此。初起红斑白点，久则皮肤枯厚破裂不已，二矾汤熏洗即愈。"《医宗金鉴》对此病描述较为详细："此证生于掌心，由生杨梅，余毒未尽，又兼血燥，复受风毒，凝滞而成。初起紫白斑点，叠起白皮，坚硬且厚，干枯燥裂，延及遍手。外用二矾散洗之，三油膏擦之，内用祛风地黄丸料，加土茯苓、白鲜皮、当归为佐，作丸服之甚效。若年久成癣，难愈。又有不因杨梅后，无故掌心燥痒起皮，甚则枯裂微痛者，名掌心风。由脾胃有热，血燥生风，血不能荣养皮肤而成。宜服祛风地黄丸，外用润肌膏，久久擦之即愈。"由于古代无法检测真菌，古代的鹅掌风其实包括很多种疾病，包括西医学中的慢性湿疹、手癣、掌跖角化症、神经性皮炎等相似症状的疾病。中医学认为，鹅掌风由生活、起居不慎，风、湿、热、虫邪外袭，郁于腠理，发肤所致。其风热盛者，多表现为发落起疹，瘙痒脱屑；湿热盛者，则多渗流滋水，瘙痒结痂；郁热化燥，气血不和，肤失营养，则皮肤肥厚燥裂、瘙痒。整体症见患处手足皮肤干燥、肥厚、皲裂、脱屑，自觉瘙痒疼痛等。而黑豆方具有养血润燥、祛风杀虫、生肌止痒之功效，非常适合治疗鹅掌风。临床常连用2~3周，可收到满意疗效。

【加减变化】皲裂重者加黑芝麻、明矾。皮肤干燥、鳞屑重者加生地黄、熟地黄、黄精。瘙痒重者加苦参、地肤子、蛇床子。坚硬肥厚，顽固难愈者加莪术、三棱、丹参。真菌阳性者可加枯矾、土槿皮。

【使用禁忌】①患处皮肤有感染者禁用。②用前做过敏测试，若过敏立即停药。③水温不宜过高，40℃左右即可。④浸泡时间不宜过长，15~20分钟即可。

桑鱼洗剂

【组成】桑白皮30g，鱼腥草30g，川椒15g，明矾15g，皂角15g，红花15g，白芷15g。

【功效】清热燥湿，祛风杀虫止痒。

【主治】头皮糠疹、头部脂溢性皮炎等属中医"白屑风"范畴的疾病。

【组方特色】方中桑白皮味甘、寒，入肺、脾经，外用能滋润皮毛，养阴生发，《外台秘要》用桑白皮煎汤沐头以疗"脉极虚寒，鬓发堕落"，《备急千金要方》用其煎汤沐头以治"须发脱落不生"；鱼腥草味辛、寒，入肺、肝二经，外用能"消毒，去湿热"，近代冉雪峰用鱼腥草制成鱼腥草露治"头部发际白屑，瘙痒难忍"。肺主皮毛，二者皆入肺经，宜治皮肤、毛发之疾病，相须为用，有清热解毒、滋阴生发之功用，是为君药。皂角，外用可祛风止痒，杀虫去垢，如明代《本草图解》载其"涂肌肤则清风去痒，散消肿毒"。川椒，外用可除湿散风，杀虫止痒，生须发，《名医别录》中记载椒"生温，熟寒，大热，有毒"，《药性论》也记载其味苦辛，有小毒，因此川椒能攻疮毒，敛疮，用于疮疡肿毒，又能清热燥湿止痒、抗菌，用于各种癣疹瘙痒，《备急千金要方》有载用秦椒、皂荚沐头以治"头风白屑"。明矾，酸、涩，寒，入肺、脾、肝、大肠、膀胱经，解毒燥湿，杀虫止痒。皂角、川椒、明矾三药共为臣药，发挥祛风杀虫止痒功效。红花，辛，温，活血，养血，改善微循环，"善通利血脉，为血中气药，能泻而又能补"，养血以制燥，辛温以佐制诸药寒凉之性，为佐药。白芷，辛，温，祛风除湿止痒，"为阳明祛风散湿主药，故能治阳明一切头面诸疾"，为使药。诸药合用，共奏清热利湿、祛风杀虫止痒之功。

【方证要点】中医学"白屑风"其病因可概括为风、湿、热、虫四个方面。清代《医宗金鉴》载："由肌热当风，风邪侵入毛孔，郁久燥血，肌肤失养，化成燥证也。"素体内热，加之风热之邪外袭，邪郁日久入血，血热化燥生风，或阴血不足生内风，致风热燥邪蕴阻肌肤，或过食膏粱厚味、辛辣酒类等，致脾胃运化失常，生湿化热，湿热蕴蒸肌肤，或虫邪夹风、湿等邪气外袭，化热生风。总之，本病内因过食油腻、辛辣、炙煿之品，使积热于里，外因触犯风、湿、热、虫等邪气，致热壅上焦，症见红斑、丘疹、灰白色鳞屑，或油腻性鳞屑、痂皮甚则滋水外溢等。故治疗宜清热燥湿，祛风杀虫。具体方证要点如下。

（1）头皮红斑、丘疹，油腻性或干燥性黄白色或白色皮屑，严重者可见痂皮甚则滋水外溢等。

（2）头皮皮脂溢出旺盛或干燥。

（3）自觉瘙痒。

【加减变化】如患者伴有油脂分泌过多，可加用硼砂15g、透骨草30g加强燥湿止痒、祛脂之功效；若患者伴有瘙痒明显，可加用苦参、苍耳子各15g，以加强燥湿杀虫止痒之功；如患者头皮干燥，可去明矾，加何首乌30g，以养血润燥。

【健康教育】应避免抑郁、焦虑等心理失衡以及精神紧张的状态和熬夜等不良生活习惯；在洗浴上，养成定期洗头的好习惯，可根据季节，每日1次，或隔2~3日1次；在饮食上，应该限制辛辣、油炸、脂肪和糖类食物的摄入。

【经典案例】

验案一 李某，男，35岁。初诊日期：2016年8月13日。

主诉：头部起疹，伴痒、脱屑2个月。

现病史：患者2个月前因劳累、熬夜，头皮生红疹，自觉瘙痒，头皮屑明显增多，自外用"海飞丝"洗发水无效，后又到药店自购酮康唑洗剂，使用时有效，但停用即复发，遂来就诊。神疲，乏力，纳可，眠差，小便调，大便溏。

查体：头发油腻，头皮可见红斑，散见粟粒大小的红色丘疹，附着黄白色油腻性皮屑。舌红，苔薄黄腻，脉弦细。

西医诊断：脂溢性皮炎。

中医诊断：白屑风。

中医辨证：脾虚湿热证。

治则：补气健脾，清热燥湿，祛风止痒

处方：①党参15g，茯苓21g，白术15g，苍术12g，泽泻12g，黄芩9g，黄柏9g，厚朴9g，草果9g，荷叶15g，木瓜12g，防风12g，白芷12g，甘草9g。水煎服，每日1剂。

②桑鱼洗剂加硼砂15g、透骨草30g，水煎取汁外洗，每天1次。

二诊：1周后复诊，神疲、乏力症状改善，头皮屑较前减少，但仍瘙痒，仍有新疹散发，纳可，眠差，二便调，舌红，苔薄黄腻，脉弦细。

处方：①上方加茯神15g、石菖蒲15g、马齿苋21g，以加强清热化湿、安神助眠之功效。②桑鱼洗剂在上方基础上加苦参30g、苍耳子15g，以加强燥湿杀虫止痒之功效。

三诊：2周后复诊，诸症明显改善，纳眠可，二便调，舌红，苔薄白，脉滑。

处方：①停用口服中药。②继用外洗中药14剂。

四诊：外洗2周后，头皮丘疹、脱屑、瘙痒诸症皆消。

随访1个月未复发。

按语：患者劳累、熬夜耗气，脾气亏虚，脾失健运，水湿内停，蕴而生热，湿热互结，上蒸于头皮而发病，故头发油腻，头皮可见红斑，散见粟粒大小的红色丘疹，附着黄白色油腻性皮屑；脾气亏虚，气血生化乏源，故神疲、乏力、眠差；脾失健运，水湿内停，故大便溏；舌红，苔薄黄腻，脉弦细，为脾虚湿热之象。四诊合参，本病当属中医学"白屑风"范畴，证属脾虚湿热证，治宜补气健脾，清热燥湿，祛风止痒，内服方予除湿胃苓汤加减，外洗方予桑鱼洗剂加硼砂、透骨草、苦参、苍耳子。硼砂，味甘、咸，性凉，归肺、胃经，外用清热解毒，杀虫敛疮，消肿止痒。透骨草，味辛，性温，归肺、肝经，外用祛风除湿，舒筋活血，散瘀消肿，解毒止痛。苦参，味苦，性寒，归心、肝、胃、大肠、膀胱经。《药性论》曰："治热毒风，皮肌烦燥生疮，赤癞眉脱。"《滇南本草》曰："凉血，解热毒，疥癞，脓窠疮毒。疗皮肤瘙痒，血风癣疮，顽皮白屑。"苍耳子，味辛、苦，性温，有毒。《日华子本草》曰："治一切风气……治瘰疬疥癣及瘙痒。"《玉楸药解》曰："消肿开痹，泄风去湿。治疥疬风瘙瘾疹。"加用诸药，能增强解毒燥湿、杀虫止痒之功效。

验案二 张某，男，29岁。初诊日期：2013年5月11日。

主诉：头皮脱屑3个月

现病史：患者3个月前因染发后头皮出现脱屑，自觉瘙痒，曾外用多种洗发水均无效，遂来就诊。平素头部皮脂分泌较少，头发干燥，纳眠可，二便调。

查体：头发干燥，头皮可见细碎白色皮屑。舌红，苔薄白，脉弦细。

西医诊断：头皮糠疹。

中医诊断：白屑风病。

中医辨证：血虚风燥证。

治则：养血润燥，祛风止痒。

处方：桑白皮30g，鱼腥草30g，皂角30g，红花15g，花椒15g，白芷15g，何首乌30g，桑叶15g。7剂，煎汁外洗，隔日1次。

二诊：2周后复诊，患者自述头皮脱屑较前减少，瘙痒感减轻，但发质仍干燥，纳眠可，二便调，舌红，苔薄白，脉弦细。原方加黑豆30g，7剂，水煎取汁外洗，隔日1次。

三诊：2周后复诊，患者自述头皮无明显瘙痒感，脱屑明显减少，发质改善，柔顺，纳眠可，二便调，舌红，苔薄白，脉弦细。上方继用，7剂，水煎取汁外洗，隔日1次。

1个月后随访，病情痊愈，无复发。

按语：患者因染发后药毒损伤发质、头皮，发为血之余，阴血损伤，血虚风燥，肌肤毛发失养，故头发干燥，头皮出现脱屑，自觉瘙痒，中医辨证为血虚风燥证，治宜养血润燥、祛风止痒。外洗方予桑鱼洗剂去明矾，加何首乌、桑叶。明矾燥湿解毒，用后恐至头发更加干燥，故去除不用。何首乌味苦、甘、涩，性温，归肝、心、肾经，外用祛风、解毒。《开宝本草》曰："疗头面风疮，益血气，黑髭鬓，悦颜色。"《滇南本草》曰："治疮疥顽癣，皮肤瘙痒。"桑叶，味甘、苦，性寒，归肺、肝经，外用祛风清热。《本草经疏》曰："桑叶，甘所以益血，寒所以凉血，甘寒相会，故下气而益阴。"加用此二味可养阴补血，润发生发。

验案三 刘某，女，18岁。初诊日期：2013年6月29日。

主诉：头皮起红疹伴疼痛1个月。

现病史：患者近1月无明显诱因头皮生红疹、脓疱，自觉疼痛，自外涂碘伏、莫匹罗星软膏等药物无效，遂来就诊。平素患者性情急躁，嗜食辛辣、肥甘油腻之品，口苦，口干欲饮，纳可，喜食凉，眠可，小便黄，大便干。

查体：头皮可见粟粒至豆粒大小的红色斑疹、丘疹、脓疱，头发油腻，散见黄白色皮屑。舌红，苔黄厚腻，脉弦滑。

西医诊断：毛囊炎。

中医诊断：疔疮病。

中医辨证：湿毒蕴结证。

治则：清热泻火，解毒化湿。

处方：①内服方：消痤饮加减。金银花30g，蒲公英30g，连翘15g，紫花地丁15g，紫草15g，白芷12g，黄芩12g，茵陈15g，栀子9g，大黄（后入）9g，羌活9g，甘草9g。7剂，水煎服，日1剂。

②外洗方：桑白皮30g，鱼腥草30g，皂角30g，红花15g，白芷15g，马齿苋30g，苦参30g，明矾30g。7剂，水煎取汁外洗，隔日1次。

二诊：1周后复诊，患者自述头皮红疹较前改善，疼痛减轻，但仍有新疹发生，口微苦，口干欲饮，纳可，喜食凉，眠可，二便调，舌红，苔黄腻，脉弦滑。内服方去大黄，加川牛膝12g，以引火下行。外洗方原方继用。

三诊：1周后复诊，患者自述头皮未见新疹发生，原有皮疹大部分已消退，无明显疼痛感，纳眠可，二便调，舌红，苔薄白，脉滑。效不更方，原方继用。

1个月后随访，病情痊愈，无复发。

按语：患者平素性情急躁，心肝火旺，加之嗜食辛辣、肥甘油腻之品，使内火益盛，脾运失常，湿毒内生，随肝火上逆，外发于头皮，故头皮可见粟粒至豆粒大小的红色斑疹、丘疹、脓疱，头发油腻，散见黄白色皮屑；心肝火旺故口苦，口干欲饮，喜食凉，小便黄，大便干；舌红，苔黄厚腻，脉弦滑，为湿毒之象。四诊合参，本病当属中医学"疔疮病"范畴，证属湿毒蕴结证，治宜清热解毒，燥湿止痛，内服方予经验方消痤饮加减，外洗方予桑鱼洗剂去花椒，加马齿苋、苦参。花椒，辛温，外用杀虫止痒，恐其助热，故去除不用。马齿苋，味酸，性寒，入大肠、肝、脾经，功能清热解毒，散血消肿。《滇南本草》曰："杀虫，疔疮红肿疼痛。"《开宝本草》曰："去寒热，杀诸虫，止渴，破癥结痈疮。又烧为灰，和多年醋滓，先灸疔肿，以封之，即根出。"加用马齿苋、苦参可增强解毒消痈、散结止痛之功效。

验案四 王某，男，30岁。初诊日期：2012年9月13日。

主诉：头皮大片脱屑伴瘙痒1年余。

现病史：患者1年多来头皮大量脱屑，瘙痒明显，遇劳累、熬夜、食辛辣刺激食物后症状加重，病情反复，须2日洗头1次，才能控制头发油腻，头皮瘙痒，曾外用酮康唑、二硫化硒洗剂等药物，效果不明显，自发病以来，纳可，眠差，多梦，偶有失眠，二便调。

查体：头皮散布指甲盖、黄豆大小不等头皮屑，散见少许红斑、丘疹，头皮油脂分泌较多。舌红,苔薄黄腻,脉弦数。

西医诊断:脂溢性皮炎。

中医诊断:白屑风。

中医辨证:血热风燥证。

治则:清热燥湿,祛风止痒。

处方:桑白皮 30g,鱼腥草 30g,川椒 15g,红花 15g,明矾 15g,硼砂 15g,皂角 15g,白芷 15、菊花 15g。7 剂,水煎外洗,2 日 1 剂。

二诊:上方应用 2 周后,症状明显减轻,继续用药 2 周,头屑完全消退,头皮仍比较油腻,嘱平素饮食清淡,少食油腻、甜食等,痊愈。

按语:本病内因过食油腻、辛辣、炙煿之品,使积热于里;外因触犯风、湿、热、虫等邪气,致热蕴上焦,症见红斑、丘疹、灰白色鳞屑,或油腻性鳞屑、痂皮,甚则滋水外溢等,故治疗宜清热燥湿,祛风杀虫止痒,予桑鱼洗剂加硼砂 15g、菊花 15g。菊花,味甘、苦,性微寒,归肺、肝经,功能疏风,清热,解毒。《本草经百种录》曰:"凡芳香之物,皆能治头目肌表之疾。但香则无不辛燥者,惟菊不甚燥烈,故于头目风火之疾,尤宜焉。"加用硼砂、菊花可增强清热燥湿、祛风止痒之功效。

侧柏酊

【组成】侧柏叶 12g,骨碎补 6g,桑白皮 6g,蛇床子 6g,五倍子 6g,花椒 12g,附子 6g,干姜 6g,肉桂 6g,白芷 6g,菊花 6g。加入适量 75% 乙醇 1000ml 浸泡 2 周后,过滤药渣,装瓶备用。

【功效】祛风润燥,温经活血,补肾生发。

【主治】斑秃、全秃、脂溢性脱发等。

【组方特色】附子味辛、甘,大热,有毒,归心、肾、脾经,内服可回阳救逆、补火助阳、散寒止痛,外用还可祛风行气、通络活血。侧柏叶味苦、涩,性寒,归肺、肝、脾经,具有凉血止血、化痰止咳、生发乌发之功效。《名医别录》曰:"主吐血、衄血、痢血、崩中赤白。轻身益气,令人耐寒暑,去湿痹,生肌。"附子温肾散寒、补火助阳乌发,侧柏叶乌发生发,二者相辅相成,共为君药。

花椒味辛,性温,归脾、胃、肾经,内服可温中止痛、杀虫,外用可通血脉、开腠理、除湿散风止痒、生须发。《名医别录》记载:"开腠理,通血脉,坚发齿。"肉桂味辛、甘,性大热,归肾、脾、心、肝经,具有补火助阳、散寒止痛、温经通脉、引火归原之功效。《汤液本草》曰:"补命门不足,益火消阴。"

《外科全生集》："解阴寒凝结……行血分，通毛窍。"骨碎补味苦，性温，归肝、肾经，具有活血续伤、补肾强骨、荣发之功效。《药性论》曰："主骨中疼痛，风血毒气，五劳六极，口手不收，上热下冷，悉能主之。"《本草便读》曰："浸水刷头能长发。"干姜味辛，性热，归脾、胃、肾、心、肺经，具有温中散寒、回阳通脉、温肺化饮之功效。《本草求真》曰："干姜，大热无毒，守而不走，凡胃中虚冷，元阳欲绝，合以附子同投，则能回阳立效，故书有'附子无干姜不热'之句，仲景四逆、白通、姜附汤皆用之。"蛇床子味辛性温，功能补命火，壮肾阳，强阳益阴，补肾祛寒，外用燥湿祛风、杀虫止痒。《本草正》曰："疗阴湿，恶疮，疥癣……凡治外证瘙痒肿痛，风疮，俱宜煎汤熏洗。"肉桂、骨碎补、干姜温肾散寒、通血脉、长毛发；桑白皮养阴生发。上共为臣药，以助君力。《本草经疏》载附子无干姜不热，得肉桂则补命门之火。干姜、肉桂更助附子温阳散寒，干姜还可佐制附子之毒。

五倍子味酸、涩，性寒，归肺、大肠、肾经，具有敛肺降火、止咳止汗、涩肠止泻、固精止遗、收敛止血、收湿敛疮之功效。《本草纲目》曰："敛肺降火，化痰饮，止咳嗽，消渴，盗汗，呕吐，失血，久痢，黄病，心腹痛，小儿夜啼，治眼赤湿烂，消肿毒、喉痹，敛溃疮、金疮，收脱肛、子肠坠下。"本品外用能收湿敛疮，且有解毒消肿之功效。白芷味辛，性温，归肺、胃、大肠经，具有解表散寒、祛风止痛、通鼻窍、燥湿止带、消肿排脓之功效。《滇南本草》曰："祛皮肤游走之风，止胃冷腹痛寒痛，周身寒湿疼痛。"《本草纲目》曰："治鼻渊、鼻衄、齿痛、眉棱骨痛，大肠风秘，小便出血，妇人血风眩晕，反胃吐食；解砒毒，蛇伤，刀箭金疮。"五倍子收敛固脱，白芷行气散血，治一切头面诸疾，共为佐药。

菊花亦为佐药，与桑白皮同用，尤宜头目风火之疾，且可佐制诸药之燥热。乙醇其性善行，能渗透发层，以为使药。全方标本兼治，共奏祛风润燥、温经活血、补肾生发之功效。

【方证要点】全方标本兼治，共奏祛风润燥、温经通络、养血活血、补益肝肾之功效。肝肾不足型症见毛发稀疏，脱落日久，脱发处的头皮光滑或者有少量稀疏细软的头发，并伴腰膝酸软。偏阳虚者可出现畏寒肢冷、夜尿频多等，舌淡红，苔薄白，脉沉细；偏阴虚者可出现口苦，五心烦热，梦多梦遗，舌红，苔少，脉细数。具体方证要点如下。

（1）每天脱发超过 100 根或呈斑片状脱发。

（2）大量脱发造成头发稀疏，斑块状脱发形成脱发斑，或者头顶部头发持续性头发稀疏，男性表现为发际线后移。

（3）无明显自觉症状。

（4）舌红，脉细。

【加减变化】杜教授认为临证须有方有守，融化机变，印之在心，慧心于目，自无差谬。如患者伴有油脂分泌过多，可加用皂角 30g、透骨草 30g，有燥湿止痒、祛脂之功效；若患者伴有瘙痒明显，可加用苍耳子 30g、苦参 15g、明矾 9g，可达收敛止痒之功。

【使用禁忌】在精神上，应避免抑郁、焦虑等心理失衡以及精神紧张的状态，戒除熬夜等不良生活习惯；在洗浴上，不应过勤洗头，不应用碱性肥皂，尽量避免使用过冷或者过热的水；在饮食上，应该限制脂肪和糖类食物的摄入。

【经典案例】

验案一 霍某，男，27 岁。初诊日期：2017 年 3 月 13 日。

主诉：头部斑片状脱发 2 周。

现病史：患者 2 周前忽然发现头部斑片状脱发，自行用生姜外擦，效不显。现脱发区范围较前明显增大。患者平素工作紧张，纳可，熬夜，眠多梦，二便调。

查体：头部两片脱发区，约一元钱硬币大小，边界清楚。头皮正常，可见稀疏的白色细小毳毛，拉发试验（+）。舌红，苔黄，脉弦细。

西医诊断：斑秃。

中医辨证：肝肾亏虚，发失所养。

治则：滋补肝肾，养血生发。

处方：①熟地黄 21g，何首乌 21g，山茱萸 15g，党参 15g，茯苓 15g，泽泻 9g，当归 9g，川芎 9g，柴胡 15g，白芍 15，菟丝子 15g，墨旱莲 9g，侧柏叶 9g，木瓜 9g，甘草 9g。水煎服，每日 1 剂。

②侧柏酊外用涂擦脱发区，每天 1~2 次。

二诊：服药 14 剂后，脱发区无扩大，自觉脱发减少，皮损处见少量毳毛，色白，质软，自觉调整作息习惯，梦多有所改善。纳可，二便调。舌尖红，苔薄白，脉弦细。

处方：①上方加桃仁 9g，红花 12g。水煎服，每日 1 剂。②侧柏酊外用涂擦脱发区，每天 1~2 次。

三诊：服上药 14 剂后无不适，纳眠可，二便调。皮损处毳毛密集，颜色变深，变硬。舌质淡，苔薄，脉细。

处方：①上方去泽泻。水煎服。②侧柏酊外用涂擦脱发区，每天 1~2 次。

四诊：服上药 14 剂，脱发区已全部长出新发。

处方：八珍颗粒巩固治疗。

按语：肾主骨，藏精，"其华在发"，肝藏血，"发为血之余"，肝肾精血同源，血乃精所化，精血充足则毛发光泽，如肝肾不足，精不化血，血不养发，肌腠失温，毛发生长无源，毛根空虚则发落。肝主疏泄，调畅气机，血液的运行有赖于气机的调畅，若忧思恼怒，肝郁气结，木失调达，血行不畅，停而为瘀，或因外邪阻滞，经络痹阻，血瘀于皮里肉外，毛窍瘀阻，经气不宣，新血难以灌注于发根而使其濡养，则出现大面积头发脱落，甚则须眉并落。本例患者因情志不畅，致气血运行不畅，气血失和，发失营养而致脱发。这种因压力、紧张、忧郁、惊吓等情志因素而致的斑秃临床并不在少数，故对本患者治疗以疏肝解郁、调和气血、补益肝肾为主。方中柴胡、白芍疏肝柔肝，当归、川芎养血活血，引药上行，何首乌、熟地黄、墨旱莲补益肝肾，侧柏叶生发乌发。对于肝肾不足证，杜教授常临证加减，若偏阳虚者，加补骨脂、淫羊藿以补肾壮阳；偏阴虚者，选加墨旱莲、牡丹皮以清热凉血；兼有血瘀者，加侧柏叶、丹参以活血化瘀；失眠多梦者，加合欢皮、酸枣仁以宁心安神除烦；与情志有关者亦可用郁金、代赭石重镇潜阳解郁。

验案二　蔡某，女，32岁。初诊日期：2019年3月12日。

主诉：脱发5个月。

现病史：患者5个月前因情志不畅突然发现头部片状脱发，后渐扩展至全头部，曾于滨州某医院治疗，口服复方甘草酸苷片、养血生发胶囊、维生素E、多维元素片（21）等，用生姜外擦，效不显。眉毛无脱落，无乏力，常嗳气，纳可，眠差，二便调。

查体：头皮见细小毳毛，少量黑发，有头皮屑，枕部约有2处2cm×1cm大小毛发脱落区。舌淡红，苔薄白，脉滑。

西医诊断：全秃。

中医辨证：肝肾不足，气血瘀滞。

治则：补益肝肾，益气活血。

处方：①补发饮改丹参为15g、山茱萸9g，加黄芪21g、党参15g、生蒲黄（包煎）9g、五灵脂9g、柴胡9g。水煎服，每日1剂。②侧柏酊外用，每日3次。

二诊：服上药30剂，仍有脱发，脱发区有新生毛发。纳可，多梦，时感乏力。舌淡红，苔薄白，脉弦细。

处方：①上方加炒酸枣仁21g。水煎服，每日1剂。②侧柏酊外用，每日3次。

三诊：服上药30剂，症状好转，有较多新发生长。肠鸣，纳眠可，二便可。舌淡红，苔薄白，脉细。

处方：①首方加陈皮9g。水煎服，每日1剂。②侧柏酊外用，每日3次。

四诊：服上药30剂，头皮毛发增多，渐长、渐黑，仍有肠鸣。舌淡红，苔薄黄，脉细。

处方：①首方加白芍21g。水煎服，每日1剂。②侧柏酊外用，每日3次。

五诊：服上药30剂。头皮毛发明显增多，双侧颞部及枕部毛发生长较慢，额部见一约0.3cm×1cm大小凹陷性皮损。舌红苔薄，脉滑细。补充诊断：局限性硬皮病（头额部）。

处方：①首方丹参不改量，川芎改为15g，加赤芍15g、红花9g。水煎服，每日1剂。②维生素E胶丸，1丸，每日3次，口服。③肝素钠乳膏（海普林）外用，每日2次。

六诊：服上药30剂，头顶部毛发生长较多，新生毛发仍有脱落，头皮油脂分泌旺盛。月经规律，纳眠可，二便调。舌红，苔薄白，脉滑数。

处方：①补发饮改山茱萸为9g，川芎为15g，加黄芪21g、党参15g、生蒲黄（包煎）9g、五灵脂9g、赤芍15g、陈皮15g。水煎服，每日1剂。②侧柏酊外用，每日3次。

七诊：服上药30剂，症状好转，新生毛发较多，头皮仍油腻。舌红苔薄黄，脉滑细。

处方：继服上方。

八诊：服上药30剂，头皮毛发生长较多，头顶及双颞侧毛发较稀，头皮鳞屑较多，纳眠可，二便调。

处方：①上方加蒲公英15g。水煎服。②侧柏酊外用。

九诊：服上药30剂，头发未再脱落，原新生毛发渐变粗、变黑，头皮屑减少。

处方：继服上方。

按语：斑秃为头发突然发生斑块状脱落的一种脱发性疾病。中医称为"油风"，又名"鬼剃头"。《诸病源候论》记载："人有风邪在头，有偏虚处，则发秃落，肌肉枯死，或如钱大，或如指大，发不生，亦不痒，故谓之鬼舐头。"这里对本病的病因、症状做了最基本的描述，即发于头部，内虚受邪，无自觉症状。临床表现为头发斑片状脱落，头皮多正常，一般无明显的自觉症状。杜教授认为中医治疗本病总的原则是凉血息风、疏肝解郁、补益肝肾、健脾养血生发。治疗方法上应内治与外治相结合，内外合治，标本兼顾。内治方面，先要辨清虚实。实证以清以通为主，血热清之则血循其经，血瘀祛之则新血易生。虚证以补、以摄为要，补可填虚，摄可密精，精血得补，更能助益毛发的生长。由于"发为肾之候"，肾其华在发，本病常可见肾虚征象，而肝藏血，肝肾同源，故多采用滋补肝肾法治疗。杜教授辨证多从肝肾入手。肝藏血，发为血之余，肾主骨，其荣在发。气血亏虚，肝肾不足，发失所养，易发本病，故本病以滋补肝肾为本。血热者，加墨旱莲、侧柏叶以凉血；血虚风燥者可加天麻、木瓜、蔓荆子祛风通络；伴有血瘀者可加桃仁、红花。本方以菟丝子、墨旱莲、何首乌滋补肝肾为主；少年人阴血虚易生血热，以墨旱莲、侧柏叶凉血，同时侧柏叶、何首乌有很好的乌发、生发作用。情志因素在部分患者的发病、转归中有很重要作用，药物治疗的同时，嘱患者要调情志、减压力、保证充足睡眠，这对本病的恢复很有帮助。

验案三 郑某，女，32岁。初诊日期：2018年8月9日。

主诉：头发明显脱落4年，加重2年。

现病史：患者于4年前无明显诱因出现头发明显脱落，头发油腻，瘙痒明显，洗发、梳发时头发脱落较多，作息不规律或精神压力增大时症状加重。2年前生产后出现脱发明显增多。平素易疲劳，自觉乏力，纳可，眠差，夜间多梦。

查体：前额两侧及头顶处毛发稀疏、毛发细软，油腻，少量皮屑。舌质红，苔白，脉细数。

西医诊断：脂溢性皮炎。

中医辨证：肝肾不足证。

治则：滋补肝肾。

处方：①生黄芪20g，当归15g，党参15g，制何首乌15g，山茱萸12g，桑椹子30g，枸杞子15g，女贞子15g，墨旱莲30g，黄精12g，熟地黄15g，鸡血藤15g，夜交藤15g，合欢皮12g，炒酸枣仁30g，丹参30g，炙甘草6g。水煎服，日1剂。

②侧柏酊外用，每日2次。

二诊：服用上方30剂后，脱发明显减少，头发油腻减轻，睡眠状况有所改善。舌红，苔薄白，脉弦细。

处方：①上方去黄芪、党参，加茯苓15g、薏苡仁15g。水煎服，日1剂。②侧柏酊外用，每日2次。

三诊：服用30剂后，脱发症状明显好转，有绒毛状头发长出。纳眠可，二便调。舌质淡，苔薄，脉细。

处方：①继用上方。水煎服，每日1剂。②侧柏酊外用，每天1~2次。

四诊：中药停用，外用侧柏酊。1年后患者基本不脱发，头皮不瘙痒，毛发较先前浓密，嘱咐患者注意调养。

按语:《诸病源候论》指出:"冲任之脉，为十二经之海，谓之血海，其别络上唇口，若血盛则荣于须发，故须发美；若血气衰弱，经脉虚竭，不能荣润，故须发秃落。"说明毛发的生长有赖于气血的濡养。"发为血之余"，而肝藏血，"发为肾之候"，而肾藏精，精血同源，脾胃又为气血生化之源，故本病与肝肾、脾胃关系密切。初诊方中生黄芪、当归、党参健脾补气生血，制何首乌、熟地黄补益精血、填精益髓，山茱萸、桑椹子、枸杞子、女贞子、墨旱莲、黄精补益肝肾，丹参、鸡血藤凉血散瘀、补血行血，夜交藤、合欢皮、炒酸枣仁养血安神、宁心除烦，炙甘草健脾益气、调和诸药。外用侧柏酊祛脂生发，防治皮脂溢出。

第五章

流派特色技法

第一节　诊断技术

皮肤病多"形诸于外"，最重要的体征是皮肤损害，如红斑、丘疹、水疱、鳞屑等。杜教授认为中医皮肤科辨证有其特殊规律，当遵循西医辨病与中医辨证相结合，局部皮损辨证与全身辨证相结合的原则，其中局部皮损辨证十分重要，是皮肤病中医辨证论治的核心。

一、中西结合，互为纲目

徐灵胎云："病之总者为之病，而一病总有数证。"皮科疾病更应强调辨病为先，杜教授认为许多皮肤病的皮损表现和特点，一方面表现的是西医的病，另一方面，表现出中医的证，西医学以"病"为纲，深入系统地开展其病因、发病机制、病理、愈后等研究，对中医辨证施治有重要参考价值。皮肤科医生既要辨病，又要辨证，首先了解疾病的证候分布规律，归纳主要证型，认真找寻患者的核心病机，掌握主证候，最后确立基本证型。

二、以症辨病，皮损辨证

《丹溪心法》云："欲知其内者，当以观乎外；诊于外者，斯以知其内。"皮科辨证，应以望诊为先，观察皮损，在此基础上四诊合参，辨别证型，因证立法，随法选方，指导用药。皮损辨证，主要辨析皮损类型、部位、分布特点、形态、色泽的临床意义，包括辨斑疹、斑块、丘疹、风团、水疱、脓疱、结节、囊肿、糜烂、溃疡、鳞屑、浸渍、裂隙、瘢痕、萎缩、结痂、抓痕和苔藓样变等。

杜教授经验：水疱多湿，结节多为痰瘀，脓疱多为热毒；边界规则多为风湿热邪，边界不规则多属虫淫；皮损隆起正气充盛，皮损平塌正气不足；皮损密集主毒热盛，皮损稀疏主正气虚；皮损红斑鲜艳、压之不褪色为血热，斑色紫暗为血瘀等。如色白多为寒象，色红多为热象，干燥脱屑为燥象，渗出流水为湿象，瘙痒为风象，缠绵难愈为湿象等等。对称分布当从脏腑考虑，单侧分布多从经络考虑。经络循行、十二皮部、脏腑各有所主部位，上部多风火、中部多气郁、下部多湿邪；局限于一处多为湿、毒、痰、瘀；泛发于周身多为风、火、热邪。症状特点凡痒、红、肿、热、疼、喜冷、拒碰触者多为实证；痒不甚、无红肿、隐痛、喜按摩、得暖痛减者多为虚证。

三、外病外治，外病外辨

《素问·五常政大论篇》云："上取下取，内取外取，以求其过。"外治法在皮科应用非常广泛。杜教授认为，"虽治在外，无殊治在内也"，并不完全尽然，临床皮损表现相同的患者，整体辨证可能不同，而不同皮损表现的患者整体辨证亦可相同。所以"内症外治"不能完全涵盖皮肤病的外治法。外治辨证应以"燥""湿"为纲，第 1 类为干燥性皮损，可表现为角化、皲裂、肥厚、粗糙、鳞屑和苔藓样变等，皮损辨证为燥证；第 2 类为有渗出或渗出倾向的皮损，包括水疱、脓疱、糜烂和浸渍等，皮损辨证为湿证。外用中药治疗皮肤病时，根据不同部位、不同病因，以及病程发展不同变化，将药物制成不同的剂型施用于患处，使药力直达病所，从而达到治疗目的。

四、腠理微观辨证

皮肤病种甚多，病情变化万千，临床中一些常见疑难性皮肤病，诸如结缔组织病、大疱性皮肤病、免疫性皮肤病等，西医治疗复发率高，而中医具有明显优势。传统中医辨证常无证可辨，或证候不明显时，往往疗效欠佳。

"腠理"见于《金匮要略·脏腑经络先后病脉证》第 2 条："腠者，是三焦通会元真之处，为血气所注；理者，是皮肤脏腑之纹理也。"腠理是中医微观理论中的一个重要部分，应用西医学先进技术，微观地认识机体，详细地阐明"证"的物质基础和相关结构，并结合取象比类以确定该病的中医病机，从而为系统症状不明显的皮肤病提供一个中医临床诊疗新思路。

1. 腠理血热

皮损多表现为潮红、风团、瘙痒、红斑、水肿等，如多形性日光疹、过敏性紫癜、荨麻疹、银屑病等。血管扩张时血管壁变薄，管腔扩大，血流量增加，血流速度加快，通透性增加。常用凉血之品如槐花、生地黄、白茅根、牡丹皮等。

2. 腠理湿热

感染性皮肤病，如水痘、带状疱疹，免疫性皮肤病，如寻常型天疱疮、大疱类天疱疮、皮肌炎，过敏性皮肤病，如湿疹、血管性水肿等，病理上都存在局部毛细血管通透性增加，表皮细胞内水肿及细胞间水肿，棘细胞内及棘细胞间液体增加，常表现为局部皮损渗出明显，常应用苦参、白鲜皮、土茯苓、车前子、泽泻等中药以减轻细胞水肿。

3. 腠理热毒

急性炎症的炎症细胞浸润以粒细胞为主，慢性炎症的炎症细胞浸润以巨噬细胞和淋巴细胞为主。常用具有清热泻火功效的中药如金银花、连翘、蒲公英等，可改善皮肤红肿疼痛，减轻细胞炎性浸润，抑制细胞分裂。

4. 腠理瘀滞

角化过度或角化不全表现为皮肤角质层、棘层等异常增生。弹性纤维异常增生、胶原纤维增粗、皮损增生出现瘢痕增生及结节。常用皂角刺、夏枯草、半夏等化痰软坚散结之品消除纤维异常增生，助结节消散；用玄参、当归、鸡血藤以抑制角化过度或角化不全，防止细胞过度增殖。

"道之为物，惟恍惟惚。惚兮恍兮，其中有象，恍兮惚兮，其中有物。"皮肤科的临床工作以观察皮损形态为常规，更易培养感觉的敏感度。疾病是一个动态过程，运用腠理微观辨证治疗皮肤病时，要根据皮损状态和病程所处阶段灵活加减用药。

仲景所言"虽未能尽愈诸病，庶可以见病知源，若能寻余所集，思过半矣"。沐手谨识！

第二节　制药技术

《医学源流》云："外科之证，最重外治。"清代吴师机《理瀹骈文》曰："外治之理即内治之理，外治之药即内治之药，所异者法耳。"在皮肤病治疗中，外治疗法占有相当重要的地位。杜教授认为，在中医理论指导下，皮肤病外治又有自己的特点：①整体观念；②三因制宜（因人制宜、因时制宜、因地制宜）；③辨证论治和辨病－辨证论治相结合。皮肤病治疗时需要辨证论治和整体观，又要体现辨病论治的特点。

皮肤病特殊性表现为同一疾病，又分不同亚型，分急性、亚急性、慢性不同病期。如何选择浓度、基质适宜的外用药，具有很强的个体性。如皮肤渗液时，需用水剂或油剂或油膏剂，促进创面生长，同时可阻隔外层空气，减少污染；渗液减少后选择乳剂或凝胶剂，再后使用油状糊剂，软化痂皮。如发生在腋下、阴囊等皱褶部位的皮炎，用药就不同于四肢和腹背处；婴幼儿的肤质不同于老人。杜锡贤教授研发了一系列医院皮肤外用制剂，紧贴临床，满足了细化和个体的专科治疗要求，且价格低廉，有很好的临床用药顺应性，深受广大患者欢迎。以下就杜教授皮肤病外治常用剂型及方剂做一介绍。

一、洗剂

溻渍法，又称为"湿敷法"，是中医传统外治方法之一，首次记载于《刘涓子鬼遗方》，广泛应用于皮科诸多疾病。《医宗金鉴》云："不时用原汁润之，盖借湿以通窍，干则药气不入，更添拘急之苦。"中药溻渍技术具有药味少、药量大、药力直达病所、操作简便、不良反应小、安全可靠、起效迅速、疗效明确等优点。

1. 方法选择的依据

临床用药时，皮损的性质及部位决定着溻渍方法的选择：冷溻法适用于局部急性感染初起，但未化脓者，或皮肤出现急性渗出现象等皮肤病；热溻法适用于局部慢性化脓性感染及慢性无渗出性等皮肤病；浸渍法类似于熏洗、熏蒸、药浴等疗法，一般适用于四肢或局部等大面积病症。

2. 操作方法

冷溻法：用生理盐水或医用碘伏清洗、消毒患处，采用6~8层医用无菌纱布充分浸泡在药液中，稍稍拧干，以不滴药液为宜，湿敷患处，20~30分钟更换1次，药液温度为10~20℃。

热溻法：与冷溻法操作大致相同，但药液需要加热至一定温度，药液温度多控制在40~60℃，每次溻渍持续时间为30分钟左右，趁热溻敷患处，可采用红外线灯等维持药液温度，或稍凉即换。

浸渍法：将病变部位皮肤浸泡在药液中，以能完全覆盖患处为宜，浸渍时间以10~20分钟为宜，大多选择药液温度为30~45℃。

3. 应用技巧

（1）溻渍温度：湿疹类皮肤疾病用药温度为30~40℃，神经性皮炎、银屑病等肥厚皮损选择煎煮或浸泡过的药材直接溻渍患处，药液温度多为50~60℃。临床根据患者体质状态、耐受程度，以保证患者皮肤给药处的舒适度为适当温度标准。对老年、婴幼儿、肢体感觉障碍等对温度感觉不太敏感的患者，用药时需要适当降低药物温度，大多控制在37℃左右。

（2）溻渍时间：溻渍时间过短，药液无法充分发挥疗效，溻渍时间过长，极易导致局部组织渗透性水肿或烫伤等。冷溻时间一般为10~20分钟，热溻时间一般选择30分钟或≥30分钟为宜，浸渍时间一般为10分钟。对于婴幼儿溻渍时间略短，多为每次5分钟。

患者就医时，需对患者进行评估，以确定患者是否适用溻渍疗法及是否存在药物过敏史，并根据患者的体质、患病部位等进行辨证用药。用药过程中应根据患者的患病部位选择合适的溻渍药物、温度和频率等，确定用药疗程。

4. 常用方

百部洗方

【作用】疏风止痒，祛湿杀虫。

【操作步骤】将百部、苦参、蛇床子、雄黄、狼毒碾为粗末，装纱布袋内，用 5~6L 水煮沸 30 分钟，用软毛巾汤洗，或汤洗后再加热水浸浴。

【适应证】皮肤瘙痒症、神经性皮炎、阴囊湿疹、荨麻疹等。

【禁忌证】有抓破创面慎用。

【环境条件】置于阴凉干燥处。

【材料】百部 200g，苦参 200g，蛇床子 100g，雄黄 15g，狼毒 115g。

蛇床子洗方

【作用】散风祛湿，杀虫止痒。

【操作步骤】将威灵仙、蛇床子、当归尾、大黄、老葱头、苦参碾碎装纱布袋内，煮水浸泡坐浴。

【适应证】阴囊湿疹、阴囊瘙痒症、女阴溃疡、会阴部湿疹瘙痒症等。

【禁忌证】有抓破渗出者慎用。

【环境条件】置于阴凉干燥处。

【材料】威灵仙 15g，蛇床子 25g，当归尾 25g，大黄 25g，老葱头 7 个，苦参 25g。

紫草洗方

【作用】行气活血，化瘀消斑。

【操作步骤】将紫草、茜草、白芷、赤芍、苏木、红花、厚朴、丝瓜络、木通加 4~5L 水，煮沸 15~20 分钟，汤洗湿敷。

【适应证】黧黑斑、中毒性黑皮病及面部继发性色素沉着，下肢结节性红斑、硬结性红斑，下肢静脉曲张。

【环境条件】置于阴凉干燥处。

【材料】紫草 50g，茜草 15g，白芷 25g，赤芍 25g，苏木 25g，红花 25g，厚朴 25g，丝瓜络 25g，木通 25g。

马齿苋洗方

【作用】清热解毒，除湿止痒。

【操作步骤】将马齿苋净水洗净后，用4L水煎煮30分钟，过滤去渣，用6~7层纱布蘸药水湿敷患处。

【适应证】急性湿疹，过敏性皮炎，接触性皮炎，丹毒，脓疱疮。

【环境条件】置于阴凉干燥处。

【材料】马齿苋100g。

生发洗剂

【作用】生发，清热，燥湿，止痒。

【操作步骤】将桑叶、侧柏叶、皂角加水2000ml浸泡约1小时，然后煮沸15分钟，取滤液待温（以耐受为度），淋洗头部即可，每次10~30分钟。

【适应证】脂溢性脱发。

【环境条件】置于阴凉干燥处。

【材料】桑白皮30g，侧柏叶30g，皂角30g。

二、散剂

散剂是古老的剂型之一，《黄帝内经》中已有散剂的记载。《伤寒杂病论》以黄连粉治疗浸淫疮。《名医别录》中已有对散剂粉碎方法的论述，如："先切细曝燥乃捣者，有各捣者，有合捣者。"散剂可以干燥收敛、祛湿止痒，适用于无渗出，仅有潮红、丘疹的皮肤病。如《医宗金鉴》中的二味拔毒散，明雄黄和白矾各等份，共研细末，用茶水调搽于患处，可清热解毒，消肿止痛，用于带状疱疹、丹毒、疥疮等。

1. 制作要点

（1）药材洗净后充分干燥（晒干或烘干）。

（2）研成极细末，由于药粉直接与皮肤、黏膜接触，研磨要细腻均匀，没有颗粒，可用小型粉碎机或研钵研磨，研后过筛（过120目筛，状如面粉）。

（3）植物类药最好另研过筛后再与其他药末混合；矿物类药物宜水磨（研钵中加水少许与药物同研）；麝香、樟脑、冰片等贵重、芳香药物也应另研后再混合他药。

2. 功效

（1）祛湿收敛：将散剂撒布于皮肤表面，能将皮肤表面的汗液、皮脂及一定的渗液收湿拔干，从而起到干燥的作用；对于渗出液较多的皮损应禁用，以防形成药痂。

（2）散热：散剂撒布于皮肤表面，可扩大与皮肤的接触面积，配合中药清凉解热功效，可降低皮肤炎症部位的温度，使血管收缩，红肿迅速消退，起到清热消炎的作用。散剂的颗粒愈小，其散热的作用愈大，如痱子粉便可用于痱子的治疗，以协助散热消炎。

（3）预防感染：在无渗液的皮损上撒布散剂，能使患处少受或免受外界摩擦刺激，并能折射光线，从而使皮损免受光线的损伤，防止感染的发生。

（4）生肌消赘：用于疮疡，具有平胬、腐蚀、消疣赘及生肌长肉的作用，如红升丹、枯矾面、生半夏等。

（5）护肤：粉剂可适当隔绝外界的摩擦刺激，具有一定保护皮肤的作用。

3. 适应证

（1）散剂具有安抚收湿、清热凉血的作用，常用于红斑、丘疹等无明显渗出的皮疹，如痱子、急性湿疹、接触性皮炎、过敏性皮炎等。

（2）散剂具有收湿止汗的作用，可用于多汗症及皱褶皮炎。抗真菌功效药物还可用于渗出型足癣的治疗。

4. 使用方法

（1）直接撒布：用棉签蘸药粉轻扑患处，如滑石粉、痱子粉。

（2）赋形剂外擦：赋形剂能够帮助药物附着，促进药物渗透、吸收，赋形剂选用适当与否，直接关系到治疗效果，常用赋形剂及作用如下。

水：可将药粉调为糊剂、饼剂等，既能使贴敷的药物保持一定的湿度，又有利于药物附着和渗透。

盐水：性味咸寒，能软坚散结、清热、凉血、解毒、防腐。

酒：性大热，味甘、辛，能活血通络，祛风散寒，行药势，矫味矫臭，有行气、通络、消肿、止痛之效，促使药物更好地渗透吸收以发挥作用。

醋：性温，味酸苦，具有引药入肝、理气、止血、行水、消肿、解毒、散瘀、止痛、矫味矫臭作用。应用醋调和贴敷药，可起解毒、化瘀、敛疮等作用。

蜂蜜：性凉味甘，不易蒸发，能使药物保持一定湿度，对皮肤无刺激性，有缓急止痛、解毒化瘀、收敛生肌功效。

鸡蛋清：能清热解毒，含蛋白质和凝胶，能增强药物的黏附性，使药物释放加快，但容易干缩和变质。

凡士林（黏附性适宜、穿透性好）、植物油（麻油、花生油，调和药粉贴敷）可增加药物延展性和附着性。

5. 注意事项

贮存要保持干燥，避免受潮变质，香料药物贮存于密闭容器，以免香气走散。深在性皮肤病和病变部位渗液多者，不宜使用药粉；毛发稠密部位和皮肤皲裂处，也不适宜。对于含有铅、汞等重金属的中药外用散剂，要加强监测患者肾早期损伤指标；与其他药物同时使用时，注意配伍禁忌。

6. 常用方

金黄散

【作用】清热解毒，消肿止痛。

【操作步骤】将生大黄、黄柏、姜黄、白芷、胆南星、陈皮、苍术、厚朴、天花粉、甘草研为细末备用。

【技术要领】①外观均匀度。②颗粒细度。③含水量。

【适应证】痤疮、毛囊炎、疖等。

【禁忌证】局部皮肤破溃、皮肤过敏者禁用。

【环境条件】密闭、避光保存。

【材料】生大黄160g，黄柏160g，姜黄160g，白芷160g，胆南星64g，陈皮64g，苍术64g，厚朴64g，天花粉320g，甘草64g。

四黄散

【作用】清热解毒，消肿。

【操作步骤】大黄、黄柏、雄黄、硫黄4味中药共研细末。

【技术要领】①外观均匀度。②颗粒细度。③含水量。

【适应证】毛囊炎、疖肿、脓疱疮等。

【禁忌证】皮损破溃渗出、过敏者禁用。

【环境条件】密闭、避光保存。

【材料】大黄末、黄柏末、雄黄末、硫黄末各15g。

湿疹散

【作用】收湿止痒。

【操作步骤】先将冰片、白芷末研细，后加入煅石膏末、枯矾研至极细备用。

【技术要领】①外观均匀度。②颗粒细度。③含水量。

【适应证】湿疹、糜烂型足癣。

【禁忌证】角化型足癣、干燥性湿疹及其他皲裂性皮肤病。

【环境条件】密闭、避光保存。

【材料】煅石膏末 310g，枯矾末 150g，白芷末 60g，冰片 15g。

三妙散

【作用】渗湿止痒。

【操作步骤】将槟榔、苍术、黄柏共研至细粉，混匀备用。

【技术要领】①外观均匀度。②颗粒细度。③含水量。

【适应证】湿疹、皮炎等（伴有渗出、结痂时可用麻油调和外敷）。

【环境条件】密闭、避光保存。

【材料】槟榔 100g，苍术 100g，黄柏 100g。

祛瘀散

【作用】活血逐瘀，软坚散结。

【操作步骤】将红花、桃仁、杏仁、生栀子 4 味药研细末，再加入冰片混合均匀即可。使用时加入凡士林或蜂蜜调至稠糊状，制成 3cm×3cm×1cm 大小饼块，直接填于脐上，敷料包扎固定即可。

【技术要领】①外观均匀度。②颗粒细度。③含水量。

【适应证】荨麻疹、痒疹及其他皮肤瘙痒症。

【环境条件】密闭、避光保存。

【材料】红花 10g，桃仁 10g，杏仁 10g，生栀子 10g，冰片 3g，适量凡士林或蜂蜜。

玉容散

【作用】美白祛斑。

【操作步骤】将白芷、白蔹、茯苓研为细末备用。

【技术要领】①外观均匀度。②颗粒细度。③含水量。

【适应证】黄褐斑。

【环境条件】置于阴凉干燥处。

【材料】白芷 300g，白蔹 300g，茯苓 300g。

青黛散

【作用】收湿止痒，清热定痛。

【操作步骤】将青黛、黄柏、滑石研为细末，直接撒扑外用。

【技术要领】①外观均匀度。②颗粒细度。③含水量。

【适应证】脓疱疮，急性湿疹，接触性皮炎，脂溢性皮炎，痱子。

【环境条件】置于阴凉干燥处。

【材料】青黛15g，黄柏15g，滑石100g。

三、油剂

油剂为中医临床常用剂型之一，是指将药物放在植物油中煎炸或直接压榨所得的油液制剂。中医常用的油剂，一种是用中药本身提炼而成的，如大风子油、蛋黄油等；另一种是将中药置植物油中，在文火上煎熬后滤过而成，如甘草油、紫草油等。油剂作用缓和表浅，一般无刺激性，具有润肌防裂、生肌长皮、解毒收敛的功效。

1. 功效

润肌防裂，生肌长皮，解毒收敛。适应证如下：①急性或亚急性伴有轻、中度糜烂，渗出，鳞屑，脓疱，溃疡的皮肤病。②皮肤干燥发痒或皲裂。

2. 制备

用植物油及熔点较低在常温下呈液体状之矿物油和动物油，可以不经加工，直接作为药油而起治疗作用。

以普通油液（如麻油、茶油）做溶媒制备，可分为两种，即油浸和油煎。前者是将药物置于油内浸泡，使药物或其可溶成分溶入油内使用；后者是将药物置于油内，在火上加热煎熬，过滤，去渣，使药物的有效成分溶于油内使用。

用生药经特殊加工方法制备之药剂，可分为以下3种。

①用含油脂之药物冷轧取油，如松毛油。

②用含油脂之药物在火上烤炼取油。

③馏油，将生药用一般蒸馏方法或沥油方法制备。

用普通油液调药末如稠糊状备用。

3. 剂型特点

油剂性缓和而无刺激性，同时有一定的渗透性，对急性湿疹、皮炎等出现水疱及渗出性皮损者，收湿止痒，又可润泽保护皮肤，促进皮损恢复，并防止皲裂和疼痛。

药油也可以作为其他外用药基质，调和药粉，使之呈糊状外涂，药物中的油性成分更容易被创面吸收。油剂与膏剂相比，能在创面形成均匀的油膜，使得创面空隙减少，增加创面物质的交换率，与皮肤接触时，又可减少对伤口的摩擦，具有解毒生肌、润肤止痛、促进上皮细胞生长及创面愈合的作用。

4. 用法用量

直接涂擦患处，用小毛刷蘸药油均匀涂擦于皮损上。一天 2~3 次。使用油剂时，最好能将皮损暴露于外，以利于药物的吸收和渗出液的蒸发，如果确实需要包扎，不可采用塑料薄膜，以防浸渍使病情加重。

5. 注意事项

①一般选择性质缓和的植物油，对有刺激性的植物油禁用于变态反应性皮肤病。②有毛发的部位不宜用油膏或油调剂，必须使用时，应将毛发剃干净再用。③在油剂中可加入氧化锌，能提高药物附着性，增强药性。

6. 常用方

灭疥油

【作用】杀虫止痒。

【操作步骤】将硫黄、白矾研成细末，将药粉加入麻油中调匀即可。

【技术要领】药油澄清度，去渣过滤后，有效成分含量符合标准。

【适应证】疥疮。

【环境条件】储存环境应避光、冷藏。

【材料】硫黄 60g，白矾 120g，麻油 600ml。

花椒油

【作用】解毒，润肤。

【操作步骤】将芝麻油放于锅内加热，待温度升高后离火，将花椒放入锅内，待油凉后，将花椒取出，贮瓶备用。

【技术要领】药油澄清度，去渣过滤后，有效成分含量符合标准。

【适应证】清洁消毒疮面、急性湿疹等。

【环境条件】储存环境应避光、冷藏。

【材料】花椒 9g，芝麻油 500g。

甘草油

【作用】解毒，润肤。

【操作步骤】将甘草浸入香油内一昼夜，文火将药炸至焦黄，去渣备用。

【技术要领】药油澄清度，去渣过滤后，有效成分含量符合标准。

【适应证】清洁创面，润肤。

【环境条件】储存环境应避光、冷藏。

【材料】甘草 50g，香油 500g。

紫草油

【作用】活血，散瘀，软坚。

【操作步骤】将紫草茸浸入芝麻油内一昼夜，文火熬制焦枯，离火过滤去渣，储瓶备用。

【技术要领】药油澄清度，去渣过滤后，有效成分含量符合标准。

【适应证】下肢红斑结节类疾患，耳下腺炎及颌下淋巴腺炎早期，皮肤紫红斑块。

【环境条件】储存环境应避光、冷藏。

【材料】紫草 500g，芝麻油 2500g。

四、软膏剂

《五十二病方》记载："以膏已煎煮膏之，即以猪脂涂之。"中药外用膏剂在皮科治疗中起了重要的作用。外用膏剂药物从基质中脱离，通过穿透表皮及吸收进入血液而产生全身作用。中药外用膏药可以通过局部"微作用"方式发挥消肿、抗炎和镇痛的作用。

1.制备经验

（1）注重有效部位的提取：中药软膏剂的药物提取常用水煎煮（醇沉）法和油炸法。可以改为水煮法，浓缩煎液加入凡士林或入水相制成软膏可增强疗效。

（2）注重中药软膏基质的研究：软膏由药物和基质组成，基质不仅是软膏的赋形剂，而且具有一定的理化特性，对软膏剂的质量和发挥疗效都有重要作用。杜教授反复考察石蜡、羊毛脂、氮酮的不同用量对有效成分渗透量的影响，从而筛选出处方中基质的最佳组成比例，所制软膏具有均匀、稠度适宜、易涂布、无刺激性、疗效确切、质量稳定等优点。

（3）注重透皮促进剂的选择：透皮促进剂可增加角质层类脂的流动，从而增加药物的渗透性。2%氮酮、二甲基亚砜及中药冰片等一些芳香引经药物也具有良好的透皮促进作用。

2.操作方法

涂擦法，先用中药或生理盐水清洗用药局部，若有分泌物，可用碘伏清洁。按照患处面积大小，用棉签取适量乳膏剂涂于患处，以食指轻轻涂布乳膏至覆盖全部患处为宜,给药厚度约 1mm。若患处无创面,给药后可轻柔按摩 3~5 分钟,以提高疗效,必要时可用纱布包扎固定。对于创面患处,避免用力涂抹,以免影响创面愈合。

贴敷法,将软膏摊涂在敷料上,直接贴于创面,再以敷料固定,每日 1 次,常用于溃疡面或清除皮损的覆盖物。

3. 功效

用于保健美容,具有滋润皮肤、悦颜增白除皱等功效。用治损容性疾病,有保护皮损、消炎、止痒、灭瘢除疣等作用。

4. 适应证

各种急、慢性炎症性皮肤病,如湿疹、皮炎、皮肤瘙痒等。

5. 注意事项

患处涂药后,应避免涂药被沾除;用药期间注意患处皮肤的护理。部分疾病(如黄褐斑、红斑狼疮等)在用药期间应注意避光;糜烂、水疱、化脓性创面慎用。孕妇腹部、腰部慎用,禁用含有麝香、红花等活血化瘀成分的乳膏剂;对基质成分过敏者禁用;忌频繁清洗、水温过高、搓擦过度、用碱性过强的肥皂。

6. 常用方

紫草油膏

【作用】清热解毒,凉血止痛。

【操作步骤】将药物入油,煎煮至药枯,去渣存油,再加入蜂蜡搅拌烊化,至冷搅拌均匀即可。

【技术要领】①熔化温度。②药物与基质比例。③软膏均匀度。④软膏装量应符合《中国药典》规定要求。

【适应证】湿疹、皮炎、溃疡等。

【环境条件】①药膏无菌性。②储存环境应避光、冷藏。

【材料】紫草 65g,金银花 65g,冰片 10g,蜂蜡 30g,植物油 300ml。

润肌膏

【作用】养血润燥。

【操作步骤】将麻油、当归、紫草 3 味共熬,去渣滤清,加黄蜡熔化成膏。

【技术要领】①熔化温度。②药物与基质比例。③软膏均匀度。④软膏装量应符合《中国药典》规定要求。

【适应证】秃疮、白屑风。

【环境条件】①药膏无菌性。②储存环境应避光、冷藏。

【材料】当归 15g，紫草 2g，麻油 120ml，黄蜡 15g。

湿疹膏

【作用】清热燥湿。

【操作步骤】将黄连、黄柏、青黛、硼砂、薄荷、冰片、枯矾、儿茶研为细末，加入凡士林、麻油调和成膏。

【技术要领】①药物与基质比例。②软膏均匀度。③软膏装量应符合《中国药典》规定要求。

【适应证】湿疹、接触性皮炎、药物性皮炎、糜烂型足癣、中耳炎等病，症见患处潮红、肿胀、轻度糜烂、少量渗出、结痂等。

【环境条件】置于阴凉干燥处。

【材料】黄连 9g，黄柏 12g，青黛 3g，硼砂 6g，薄荷 5g，冰片 3g，枯矾 6g，儿茶 6g，凡士林 50g，麻油 300ml。

黄连软膏

【作用】清热解毒，消肿止痛。

【操作步骤】将黄连研为细末，与祛湿药膏混匀成膏。

【技术要领】①熔化温度。②药物与基质比例。③软膏均匀度。④软膏装量应符合《中国药典》规定要求。

【适应证】脓疱疮，丘疹性荨麻疹，单纯性疱疹，带状疱疹，多发性毛囊炎，疖、痈、丹毒等及皮肤烫烧伤。

【环境条件】置于阴凉干燥处。

【材料】黄连 50g，祛湿药膏 450g。

五、酊剂

酊剂，又称酒剂，是中医药治疗方法中常用的一种药物剂型，临床运用广泛。它将中药浸入一定浓度的乙醇中制得，乙醇能发散活血，用酊剂能增强活血化瘀作用治疗血瘀证等。临床上用酊剂治疗皮肤疾病，具有药物配制方便、药物携带方便、使用方便、易储存等特点。

1. 制备方法

①溶解法和稀释法：取药物的粉末，或流浸膏加规定浓度的乙醇适量，溶

解或稀释静置，必要时滤过即得。②浸渍法：取适量的粉碎药材，置有盖容器中，加入溶剂适量，密盖，搅拌或振摇，浸泡3~5天或规定的时间倾取上清液，依法浸渍至有效成分充分浸出，合并浸出液，加溶剂至规定量后静置24小时滤过即得。

2. 功效

①增加血管通透性，促进药物吸收。乙醇作用于皮肤，可溶解皮脂，促进药物吸收。②消毒，杀菌，止痒。

3. 适应证

适用于神经性皮炎、皮肤瘙痒症、斑秃、脂溢性皮炎、白癜风及手足癣等。

4. 使用方法

治疗时可用棉棒或小毛刷蘸取药液涂于患处，或用小喷壶喷于患处，每日2~3次。

5. 注意事项

①禁用于急性炎症和有糜烂、渗出的皮损。②酊剂易挥发、燃烧，故应密闭贮存，远离火源。③瓶装酊剂启封后，如因乙醇挥发在瓶口出现凝结药块，容量明显减少或变色，一般不宜继续使用。

6. 常用方

侧柏酊

【作用】祛风润燥，温经活血，补肾生发。

【操作步骤】将侧柏叶、骨碎补、桑白皮、蛇床子、五倍子、花椒、附子、干姜、肉桂、白芷加入适量75%乙醇浸泡2周，过滤药渣，装瓶备用。

【技术要领】①去渣滤后，有效成分含量符合标准，制剂澄清。②乙醇含量以及微生物限度符合《中国药典》规定。

【适应证】斑秃，脂溢性脱发。

【环境条件】无特殊要求。

【材料】侧柏叶100g，骨碎补10g，桑白皮15g，蛇床子15g，五倍子10g，花椒10g，附子10g，干姜10g，肉桂10g，白芷10g，75%乙醇2000ml。

百部酒

【作用】解毒杀虫，祛风止痒。

【操作步骤】将百部碾碎置于75%乙醇内，浸泡1周，过滤去渣备用。

【技术要领】①去渣过滤后，有效成分含量符合标准，制剂澄清。②乙醇含量以及微生物限度符合《中国药典》规定。

【适应证】荨麻疹、神经性皮炎等瘙痒性皮肤病。

【环境条件】置于阴凉干燥处。

【材料】百部 300g，75% 乙醇 600g。

补骨脂酊

【作用】调和气血，活血通络。

【操作步骤】将补骨脂、菟丝子、细辛、丹参碾碎置于 75% 乙醇内，浸泡 1 周，过滤去渣备用。

【技术要领】①去渣过滤后，有效成分含量符合标准，制剂澄清。②乙醇含量以及微生物限度符合《中国药典》规定。

【适应证】白癜风，扁平疣。

【环境条件】置于阴凉干燥处。

【材料】补骨脂 300g，菟丝子 400g，细辛 6g，丹参 20g，75% 乙醇 1000ml。

苦参酊

【作用】灭菌止痒。

【操作步骤】将苦参、百部、野菊花、苍耳子、川椒、川楝子、羊蹄根碾碎置于 75% 乙醇内，浸泡 1 周，过滤去渣备用。

【技术要领】①去渣过滤后，有效成分含量符合标准，制剂澄清。②乙醇含量以及微生物限度符合《中国药典》规定。

【适应证】亚急性湿疹及慢性湿疹，神经性皮炎。

【禁忌证】急性渗出期禁用。

【环境条件】置于避光、阴凉处。

【材料】苦参 310g，百部 90g，野菊花 90g，苍耳子 30g，川椒 30g，川楝子 30g，羊蹄根 90g，75% 乙醇 2500ml。

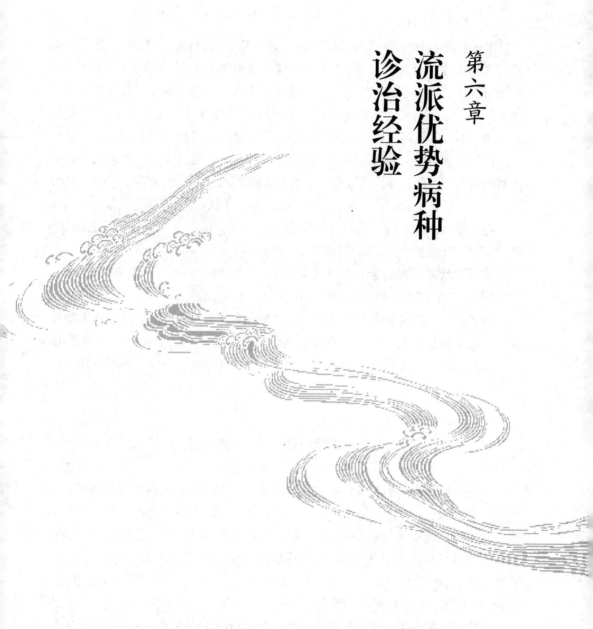

第六章

流派优势病种
诊治经验

第一节　过敏性皮肤病

（一）疾病认识

过敏性皮肤病中常见的几种疾病，如湿疹、荨麻疹、药物性皮炎、接触性皮炎等，在古代中医文献中早有记载。如中医文献所称的"旋耳疮""脐疮""肾囊风""四弯风""奶癣""浸淫疮"等属于湿疹范畴，汉代张仲景《金匮要略·疮痈肠痈浸淫病脉证并治》中即载有："浸淫疮，黄连粉主之。"湿疹属中医"湿疮"范畴，病因复杂，西医认为它是由各种内外因素引起，在急性阶段以丘疱疹为主，在慢性阶段以表皮肥厚和苔藓样变为主。中医学认为湿疹由禀赋不耐，饮食失节，或过食辛辣刺激荤腥动风之物，脾胃受损，失其健运，湿热内生，又兼外受风邪，内外两邪相搏，风湿热邪浸淫肌肤所致。

瘾疹相当于荨麻疹，隋代《诸病源候论·风病诸候下·风瘙身体瘾疹候》说："邪气客于皮肤，复逢风寒相抑，则起风瘙瘾疹。"

中医文献将药物引起的内脏或皮肤反应统称为"中药毒"。《诸病源候论》《备急千金要方》等古医籍中均有"解诸药毒"的记载。

隋代巢元方等编撰的《诸病源候论·疮病诸候·漆疮候》中说："人有禀性畏漆，但见漆便中其毒……亦有性自耐者，终日烧煮，竟不为害也。"说明漆疮的发病与禀性不耐有关。"漆疮""膏药风""马桶癣"即属于接触性皮炎的范畴。

（二）辨证思路

讨论辨证，必然要涉及中医学的基础——病因病理。皮肤病的病因病理主要有风、寒、湿、燥、火（热）、毒、血瘀、疫疠、外伤、七情内伤、饮食不节、禀性不耐、营卫不和及脏腑功能失调等，而过敏性皮肤病的病因病理主要有风、寒、湿、燥、火（热）、虫、毒、血瘀、七情内伤、饮食不节、禀性不耐、营卫不和及脏腑功能失调，可见，此类疾病涉及的病因病理是多方面的，但最主要的可以认为是因禀性不耐，腠理失密，卫外不固，风、寒、湿、热、毒之邪客于肌肤而成，其中禀性不耐、腠理失密、卫外不固是共同的致病因素，其他因素则因疾病不同而各有侧重。

湿疹：多因禀赋不耐，风湿热燥客于肌肤所致。急性者多为风湿热蕴阻肌肤，慢性者多因病久伤阴耗血，以致血虚化燥生风，肤失所养而成，或与脾虚不运、湿邪蕴积有关。发于小腿伴有青筋暴露者，常由气血运行不畅，湿热蕴阻而致。

杜教授认为湿热是贯穿湿疹始终的基本病机。首先，湿疹命名即缘于本病损害处有渗出、潮湿倾向。从临床特征来看，无论是病情的进展期还是急性期，都有明显的红斑、充血、渗出等典型湿热临床征象，即使在湿热症状不显的亚急性、慢性患者中也有不同程度的红斑、充血等炎症表现，这在微观辨证来说也是湿热之征，而且一旦治疗不当或饮食不慎即反复发作，出现湿毒搏结的病理变化。另外，从湿邪的病理特性来看，也与湿疹的发病规律、病位具有明显一致性。湿性重浊、下趋，伤于湿者，下先受之，临床多见本病多发于下肢、外阴等人体下部；湿为阴邪，其性黏滞，湿淫为患，病程较长，多缠绵难愈。无论病在何期，积湿蕴热、热毒熏蒸始终是病机的主要方面，这也是本病反复缠绵、不易好转的病理基础。

荨麻疹：多因禀性不耐，复受外邪入侵而致。腠理不密，卫外失固，复感风热或风寒之邪；饮食失节，脾胃失和，湿热内生，复感风邪，使内不得疏泄，外不得透达，郁于腠理而发；平素体虚或久病耗伤，气血两虚，风邪乘虚而入。

药物性皮炎：先天禀赋不耐，又因脾失健运，复受药毒之邪，毒邪入于营血，外侵肌肤腠理，内传经络脏腑而发病。邪郁化热，血热生风，则现风热证；脾湿不运，蕴湿化热，湿热蕴蒸肌肤，则现湿热证；毒热炽盛，灼伤营血，血热妄行，则现血热证；火毒炽盛，则易致气血两燔，热盛耗阴，气无所生，则形成气阴两伤之证。

接触性皮炎：先天禀性不耐，皮肤腠理不密，外受毒邪，毒邪化为风湿热邪，客于肌肤而发病。

（三）治疗方案

1. 湿疹

本病多以中医治疗为主。一般内治分4型。

湿热蕴肤证：发病迅速，患处可见潮红、肿胀、水疱、糜烂、渗液、结黄痂，自觉剧痒、灼热，可伴有心烦、口渴、小便短赤、大便秘结，舌红，苔黄腻，脉滑数。见于急性湿疹。治宜清热利湿，方用龙胆泻肝汤加减。

风热证：发病迅速，皮疹以丘疹为主，灼热潮红，剧痒，常抓破渗血，渗液较少，舌红，苔薄白或黄，脉浮数。见于急性湿疹。治宜清热凉血，疏风止痒，方用消风散加减。

脾虚湿蕴证：病情反复发作，缠绵难愈，皮损浸润，暗淡不红或微红，时有糜烂、渗液、结痂，常伴有面色萎黄、乏力、纳呆、腹胀、便溏，舌淡、苔薄白或白腻、脉濡滑等。多见于部分慢性湿疹及亚急性湿疹。治宜健脾除湿为主，方用除湿胃苓汤加减。

血虚风燥证：病程日久，反复发作，皮损有浸润肥厚、干燥脱屑、皲裂、苔藓样变、色素沉着等，伴阵发性剧痒，舌淡红，苔薄白，脉弦细，见于慢性湿疹。治宜养血润燥，祛风止痒，方用当归饮子加减。

加减：水疱多，破后流滋多者，加土茯苓、鱼腥草；瘙痒重者，加地肤子、白鲜皮；胸闷纳呆，腹胀便溏者，加苍术、茯苓皮、砂仁；红肿明显时可加连翘、蒲公英、紫花地丁等；瘙痒不能入眠者，加珍珠母（先煎）、徐长卿、夜交藤、炒酸枣仁。

龙胆泻肝汤为清肝胆实火、泻下焦湿热的经典方，杜教授以本方加减用于治疗急性、亚急性湿疹大都效果显著。湿疹急性期、亚急性期均可见不同程度的红斑、丘疹、糜烂，瘙痒剧烈，只是程度有所不同，即使是慢性湿疹证属血虚风燥者也有湿邪的存在，因此杜教授认为湿邪贯穿于湿疹病程的始终，临证时可酌情采用具有清热利湿、清热燥湿、健脾利湿、淡渗利湿功效的药物将会提高疗效。

中药外治由于具有直达病所、作用迅速、提高疗效等优点，临证每多采用。中药外治同样强调辨证论治，根据皮肤损害的表现来选择适当的剂型和药物。

（1）无渗出皮损，用燥湿洗药（白鲜皮、马齿苋、苦参各30g，黄柏、苍术各15g）、硝矾洗药（朴硝12g，硼砂9g，明矾9g）或用马齿苋、黄柏单味煎汤外洗，再涂硼酸冰片氧化锌软膏或激素乳膏等。

（2）渗出糜烂皮损，先用上药冷湿敷，然后用青黛散麻油调敷。

（3）若皮损以红斑、丘疹为主，无糜烂、渗出者，用山东中医药大学附属医院自制剂皮炎霜（含地塞米松、冰片等）外涂患处，但阴囊处忌用。

（4）手足部皲裂性湿疹，可用黑豆方煎汤外洗，再外涂黑豆馏油软膏或激素乳膏等。

（5）乳部湿疹可用"白芷末，以乳汁炖热调搽"。

（6）阴囊湿疹可用紫苏叶煎汤外洗，再用紫苏叶炒焦研末趁湿撒患处。

（7）小儿头面部湿疹可用黑大豆适量炒存性研细末，香油调涂。

对湿疹症轻局限者单用中药辨证论治，内服、外用即可，但对一些急重泛发性的湿疹患者，主张中西医结合治疗。根据病情需要常常选用抗组胺药、钙剂、维生素C、硫代硫酸钠、甘草制剂等，继发感染或明确皮损处有微生物定植时加用抗生素。还常配合中药清热解毒利湿的中药针剂，如苦参素、炎琥宁等。

一般不主张口服或注射糖皮质激素，因其应用后虽可短期控制病情，但停药后病情较快反复，给以后的治疗也增加了难度。综合治疗待病情好转，即可停用西药，继续予中医中药巩固治疗。实践证明，用中西医结合的方法治疗急重型湿疹疗效满意。

2. 荨麻疹

本病多以中医治疗为主。一般内治分5型。

风热证：风团色红，遇热易发或增剧，得冷则减，皮疹灼热，瘙痒剧烈，可伴有口渴、心烦，舌质红，苔薄白或薄黄，脉浮数。治宜疏风清热，方用消风散加减。

湿热证：风团色红，发疹广泛，常伴有眼睑或口唇等处局限性浮肿，剧烈瘙痒，可伴有发热，口苦，尿黄，舌红，苔黄腻，脉弦滑浮数。治宜清热利湿，祛风止痒，方用龙胆泻肝汤加减。

风寒证：风团色淡红或苍白，遇冷易发或加重，伴有瘙痒，恶风，畏寒，舌质淡，苔薄白，脉弦紧。治宜疏风散寒，方用桂枝麻黄各半汤加减。

胃肠实热证：风团色红，瘙痒剧烈，伴有脘腹疼痛或恶心呕吐，大便秘结或泄泻，苔黄腻，脉浮数。治宜清热祛风通腑，方用防风通圣散加减。

气血两虚证：风团色淡红，伴有瘙痒，反复发作，受凉或劳累后加重，伴有神疲乏力，面色无华，舌质淡，苔薄白，脉沉细。治宜养血祛风，益气固表，方用当归饮子合玉屏风散加减。

荨麻疹按照病程又可分为急性荨麻疹和慢性荨麻疹，急性荨麻疹多为实证、热证，治疗多以疏风清热、凉血解毒、通腑利湿为主；慢性荨麻疹多为虚证，治疗以益气养血、祛风固表为主。杜教授应用湿热清加过敏煎（防风、乌梅、五味子等）加减治疗风热型及湿热型荨麻疹取得不错疗效，扩充了清热利湿法治疗皮肤病的范围。如瘙痒重，加地肤子15g、白鲜皮15g、蝉蜕9g、苦参9g。急性荨麻疹发作伴有恶心、呕吐、腹痛等胃肠道症状时，加半夏9g、黄连9g、生姜3片、大枣5枚，以调理胃肠；有胸闷憋气时，加炙麻黄6g、杏仁9g、石膏15g、甘草9g；伴有感冒咽痛时，加板蓝根15g、连翘15g、射干9g。慢性荨麻疹伴气虚感冒时，加黄芪15g、防风9g、白术15g；慢性荨麻疹长期用药引起肝脏谷丙转氨酶、谷草转氨酶指标异常时，加茵陈9g、五味子30g。

症状轻者，或用西药疗程较长、疗效又欠佳者，应首选中医中药治疗；症状较重者，可同时配合内服抗组胺药，如此疗效仍不明显者，可配合注射药物，如硫代硫酸钠、钙剂、维生素C等，如仍不效时，可注射复方甘草酸苷制剂。皮损广泛，症状严重者，一开始即可应用糖皮质激素；伴有感染者，配合应用抗生素；疗程较长，反复发作者，可应用免疫调节剂如玉屏风颗粒剂、转移因子、卡介菌多糖核酸等。有条件者可根据过敏源的检测结果进行脱敏治疗。

3. 药物性皮炎

本病一般采用中西医结合治疗。中医内治可分5型。

风热证： 主要皮损为红斑、丘疹、风团，色鲜红，灼热瘙痒，发病急，变化快，可兼有恶寒，发热，头痛，舌红，苔薄或黄，脉浮数或弦数。多见于荨麻疹型药疹。治宜疏风清热，凉血解毒。方用银翘散加减。

血热证： 症见红斑、紫斑，甚至有血疱、水疱、糜烂、灼热、瘙痒，可兼有面红、口干、便秘、溲赤，舌红、苔薄、脉数等。多见于固定性红斑型、紫癜型、麻疹或猩红热型药疹。治宜凉血清热解毒，方用犀角地黄汤合黄连解毒汤加减。

热毒夹湿证： 症见皮肤潮红、肿胀、水疱、糜烂、渗液、结痂、灼热、瘙痒，可兼有胸闷、纳呆、便干溲黄，或有发热，苔黄腻、脉滑数。多见于湿疹皮炎型、多形红斑型药疹。治宜清热利湿，凉血解毒。方用龙胆泻肝汤加减。

毒入营血证： 皮损泛发全身，或累及黏膜，表现为潮红、肿胀、灼热，或见大疱、血疱、糜烂、表皮剥脱或坏死松解，伴有严重的全身症状或有内脏损害，症见高热、口渴、烦燥，舌质红绛，苔黄腻、黑腻或光滑无苔，脉弦滑或洪数，甚至出现神昏谵语、鼻衄、黄疸、尿血等。见于剥脱性皮炎、大疱性表皮坏死松解型药疹。治宜清营解毒，方用清营汤加减。神昏谵语者，加紫雪丹（分吞）0.9g；黄疸者，加茵陈、大黄；尿血者，加大蓟、小蓟、侧柏叶。

热毒伤阴证： 大热已退，皮损好转，全身皮肤干燥、脱屑，可伴有低热，气短，乏力，口渴，唇燥，纳呆，腹胀，便溏或便干，尿黄，舌红，少苔，脉细数。见于严重药疹后期或恢复期。治宜益气养阴清热，方用增液汤合益胃汤加减。

外治法： 皮损潮红无渗出者可用马齿苋煎汤外洗，或外涂炉甘石洗剂。糜烂、渗出者可先用马齿苋或黄柏煎汤冷湿敷，再用青黛散麻油调敷。皮损脱屑、干燥结痂时可外涂紫草油（紫草根25g，麻油200ml，先将紫草用麻油浸泡1~2天，再加热至油呈紫红色）或黄连油（黄连粉25g，麻油80ml）。

一般药疹也可配合使用抗组胺药、维生素C和钙剂。严重药疹宜早期足量使用糖皮质激素，必要时配合使用抗生素以防止继发感染。

4. 接触性皮炎

本病一般采用中医治疗。内治可分2型论治。

热毒夹湿证： 起病急骤，患处潮红、肿胀，其上可见丘疹、水疱或大疱，水疱破裂后则见糜烂、渗液，自觉灼热、瘙痒或疼痛，可伴发热，口渴，舌红，苔薄黄，脉弦数或滑数。治宜清热利湿，凉血解毒，方用龙胆泻肝汤加减，可加生石膏、连翘、金银花、土茯苓等。

血虚风燥证：病情反复发作，迁延日久，皮损肥厚干燥，有鳞屑，或呈苔藓样变，瘙痒剧烈，可见抓痕、血痂，舌淡红，苔薄白，脉弦细或沉细。治宜养血润燥，祛风止痒，方用当归饮子加减。

外治法如下。

（1）急性期无渗出时可用炉甘石洗剂外涂。渗出时可先用硝矾洗药稀释后冷湿敷，再用青黛散（青黛 60g，石膏 120g，滑石 120g，黄柏 60g）香油调涂。

（2）慢性期可用黑豆方（黑豆 30g，大风子 30g，黄柏 15g，桃仁 15g，红花 15g，地骨皮 15g，当归 15g，白及 30g，大胡麻 15g，地肤子 15g，硼砂 15g，甘草 15g）煎汤外洗，洗后外涂黄连膏或黑豆馏油软膏，也可外涂激素乳膏。

（3）漆性皮炎急性阶段可选用：①10% 芒硝溶液冷湿敷。②鲜韭菜叶加适量凉开水捣烂取汁外涂。③强烈化学物质刺激所致的接触性皮炎可用五蜂石软膏（五倍子、生炉甘石各 9g，蜂蜜 18~24g，将前两药研细过筛备用。临用时先将蜂蜜加热至沸，再加入上药搅拌成膏）外涂，每 1~2 日换药 1 次。

皮损广泛，症状严重者应中西医结合治疗，如全身应用糖皮质激素、抗组胺药、非特异性抗过敏治疗等。

（四）案例分析

1. 湿疹

病案一 王某，女，31 岁，济南市人，2013 年 5 月 20 日初诊。

主诉：双手反复出现皮疹 8 年，复发加重 1 个月。

现病史：患者 8 年前无明显诱因双手出现红斑、丘疹，反复发作。近 1 个月乳房、腹部出现红斑，瘙痒，瘙痒剧烈影响睡眠，大便干，溲黄。现妊娠 24 周。

查体：右侧乳房及腹部大片潮红斑，间有黄色痂皮，轻度渗出。舌红，苔薄黄，脉滑数。

西医诊断：急性湿疹。

中医诊断：湿疮（湿热证）。

治法：清热利湿，祛风止痒。

处方：（1）龙胆草 9g，黄芩 9g，栀子 9g，金银花 21g，土茯苓 30g，柴胡 9g，生地黄 30g，当归 9g，车前子 15g，泽泻 15g，地肤子 21g，白鲜皮 21g，苦参 15g，茯苓皮 15g，甘草 6g。

（2）黑豆 30g，马齿苋 30g，黄柏 30g，苦参 15g，金银花 15g，地肤子 30g，甘草 15g。水煎外洗，日 1 剂。

（3）三色散，即青黛 10g，枯矾 10g，黄连素片 30 片，为细末，麻油调成糊状外涂，日 1 次。

二诊：5 月 28 日复诊，症状明显好转，原发皮疹颜色变淡红，已无渗出。患者用去其他医院就诊时给的炉甘石洗剂与三色散自行对比，结果用三色散处较涂炉甘石洗剂好转明显。

按上方继用 2 周，皮损消退，患处只留色素沉着斑。

分析：因为有些中草药应用不当，可以引起流产、早产或不良反应，所以前人很重视妊娠禁忌。对此古代文献有较多记载，仅见于文献的禁忌歌诀多达几十种，如：

蚖斑水蛭及虻虫，乌头附子配天雄，

野葛水银并巴豆，牛膝薏苡与蜈蚣，

三棱芫花代赭麝，大戟蝉蜕黄雌雄，

牙硝芒硝牡丹桂，槐花牵牛皂角同，

半夏南星与通草，瞿麦干姜桃仁通，

硇砂干漆蟹爪甲，地胆茅根与蟅虫。

据文献统计，妊娠禁忌药总数达 716 种。依出现次数排列为：麝香、半夏、附子、三棱、芒硝、天南星、乌头、牛膝、薏苡仁、巴豆、皂角、牵牛子、牡丹皮、斑蝥、肉桂、瞿麦、水蛭、通草、天雄、蜈蚣、芫花、大戟、水银、雄黄。另有 16 种见于 30%~50% 文献的是：虻虫、干漆、赭石、干姜、白茅根、蛇蜕、桃仁、雄黄、钩吻（别名野葛）、芫青、马牙硝、蟹爪甲、地胆（别名土斑蝥）、槐花、槐角、硇砂。

一般认为，凡毒性较强或药性猛烈的药物，如水蛭、虻虫、巴豆、甘遂、芫花、大戟、商陆、牵牛、三棱、莪术等，均应禁用；一般破血破气或燥热、沉降的药，如桃仁、红花、大黄、枳实、附子、干姜、肉桂、麝香等可斟酌慎用。无论禁用或慎用，如无必要，一般都应尽量避免使用，以免发生事故。但若遇有孕妇患严重疾病，不使用上述药物而病不能去者，则应慎重考虑，酌情使用，这也就是《内经》上说的"有故无殒，亦无殒也"之义。

病案二 闫某，男，6 岁，2019 年 1 月 23 日初诊。

主诉：掌跖红斑皲裂约 2 年。

现病史：患儿 2 年前掌跖部出现红斑、皲裂，时轻时重，伴轻微瘙痒。曾外涂药，当时有效，但反复发作。

查体：掌跖部暗红色角化斑、皲裂。舌红少苔，脉滑细。

西医诊断：皲裂性湿疹。

中医诊断：湿疮（湿热证）。

治法：清热凉血，祛湿止痒。

处方：（1）土茯苓 9g，茯苓 9g，生地黄 9g，牡丹皮 6g，赤芍 9g，地肤子 12g，金银花 6g，车前子（包煎）9g，白茅根 30g，竹叶 6g，薏苡仁 30g，甘草 6g。水煎服，日 1 剂。

（2）黑豆方水煎外洗。

（3）复方氟米松乳膏与多磺酸粘多糖乳膏等量调匀外涂，日 1 次。

二诊：3 周后复诊，症状明显减轻，皮疹变薄，红斑、脱屑、瘙痒已不明显。

上方继续应用，复方氟米松乳膏停用，改为丁酸氢化可的松乳膏与多磺酸粘多糖乳膏等量混匀外涂。

三诊：治疗 7 周后复诊，掌跖皮疹消退，上方继续应用 4 周巩固疗效。

分析：掌跖皲裂性湿疹临床并不少见，属慢性顽固难治性皮肤病，中医中药治疗有一定优势。本例患者为 6 岁儿童，因此内服中药组方应注意避免应用苦寒药物，并尽量注意药少量轻。皮损为暗红角化斑、皲裂伴瘙痒，主要病机为风、湿、热、燥、瘀，治法采用清热利湿，祛风止痒，养血活血润燥，配合应用具有养血活血、润燥保湿、清热祛风、杀虫止痒的黑豆洗方，并外涂复方氟米松、多磺酸粘多糖乳膏，治疗 3 周后症状即明显好转。

病案三 董某，男，34 岁，2020 年 6 月 24 日初诊。

主诉：双耳部红痒半年余。

现病史：患者半年前无明显诱因双耳部出现红斑，伴瘙痒，便眠可。

查体：双耳上方见红斑，面部有少量红疹，苔薄黄，脉沉细。

西医诊断：湿疹。

中医诊断：湿疮（湿热证）。

治法：清热利湿，凉血祛风止痒。

处方：湿热清改金银花 15g，加连翘 15g、赤芍 15g、地肤子 24g、白鲜皮 15g、薄荷（后下）9g、蒲公英 30g、茯苓 15g、白茅根 30g。水煎服，日 1 剂。

二诊：2020 年 7 月 8 日复诊，症轻，改复方黄柏液外用，大便不成形，苔薄黄，脉沉细。以上方加炒白术 15g、陈皮 9g。水煎服，日 1 剂。

三诊：2020 年 7 月 22 日复诊，症轻，仍痒，药后腹胀，苔薄黄，脉沉细。以上方加枳壳 9g、厚朴 9g、莱菔子 9g。水煎服，日 1 剂。

四诊：症轻，眼睑肿，面颊有少量丘疹，耳部时痒，仍腹胀，苔薄黄，脉沉细。以上方去薄荷、枳壳、莱菔子，加枳实9g、浮萍9g。水煎服，日1剂。

病案四 张某，女，67岁，2018年6月15日初诊。

主诉：左肘窝处红斑痒4年余。

查体：左肘窝处红斑、抓痕及结痂，面部累及发生。苔薄黄，脉弦滑。

西医诊断：湿疹。

中医诊断：湿疮（湿热证）。

处方：湿热清改金银花9g、生地黄30g，加连翘15g、赤芍15g、地肤子21g、白鲜皮15g、苦参9g、云苓15g、炒白术15g。水煎服，日1剂。

病案五 王某，女，47岁，2020年7月15日初诊。

主诉：面部反复起皮疹伴痒2年。

查体：面部、阴部有红斑、丘疹，舌红，苔黄剥脱，脉滑细。

西医诊断：湿疹。

中医诊断：湿疮（湿热证）。

处方：（1）湿热清改金银花为9g，加连翘15g、赤芍15g、地肤子24g、白鲜皮15g、苦参9g、蝉蜕9g、炒白术15g、云苓15g、白茅根30g。水煎服，日1剂。

（2）黑豆方水煎外洗，2日1剂。

（3）皮炎乳膏与多磺酸粘多糖乳膏按1∶1比例混合调涂外用。

二诊：2020年7月29日复诊，皮疹基本消退，肛周、外阴仍痒，舌苔薄黄，脉滑细。

处方：（1）上方继续服用。

（2）外洗方加苦参15g，水煎外洗，2日1剂。

2. 荨麻疹

病案一 汪某，男，24岁，济南历城人，2019年4月21日初诊。

主诉：周身风团伴痒半年。

现病史：每天起风团，瘙痒，重时胸闷憋气、腹痛，一直服用氯雷他定片、盐酸左西替利嗪片等抗过敏药。曾口服强的松片1个月，因面、手肿胀自行停药。现胸闷，腹痛，二便调。

查体：咽红。面颈、上肢、躯干散在红色风团，大小不一。舌红，苔黄腻，脉滑数。

西医诊断：慢性荨麻疹。

中医诊断：瘾疹（湿热证）。

处方:(1)湿热清改甘草为9g,加连翘15g,地肤子30g,五味子9g,茯苓15g,麻黄6g,生石膏15g,白茅根30g,防风9g,黄连9g,赤芍15g,乌梅15g,炒白术15g。14剂,水煎服,日1剂。

(2)盐酸奥洛他定片,每日2次,每次5mg口服。

二诊:2019年5月5日复诊,周身风团减少,下肢风团多,瘙痒减轻,无胸闷、腹痛,苔黄腻,脉滑数。上方改车前子为21g、泽泻15g。14剂,水煎服,日1剂。盐酸奥洛他定片继服。

三诊:2019年5月19日复诊,每日发疹已明显减少,部位不定,苔薄白略厚腻,脉滑数。上方加荆芥9g。14剂,水煎服,日1剂。停用盐酸奥洛他定片。

四诊:2019年6月3日复诊,偶尔起风团,瘙痒不明显。上药继服2周。

病案二 李某,女,34岁,2007年4月12日初诊。

主诉:全身红色风团伴瘙痒7天。

现病史:7天前因家中装修出现全身红色风团,瘙痒剧烈,皮疹1小时左右可自行消退。脱离上述环境后仍每日傍晚复发,自行口服马来酸氯苯那敏,未见明显效果。现全身散见红色风团,搔抓后连成片,伴口渴,心烦,眠差,二便调。

查体:全身散见红色风团,形态不规则,边界清楚,压之褪色,皮肤划痕征(+)。舌质红,苔薄黄,脉浮数。

西医诊断:急性荨麻疹。

中医诊断:瘾疹(风热犯表)。

治法:疏风清热止痒。

处方:龙胆草9g,黄芩9g,栀子9g,柴胡9g,生地黄15g,当归9g,牡丹皮15g,金银花30g,土茯苓30g,泽泻9g,车前子(包煎)15g,甘草6g。水煎服,每日1剂。

二诊:上方连服3剂后,瘙痒明显减轻,偶见新发皮损,半小时即消失,纳眠可,二便调,继服3日。

三诊:无瘙痒,未见新发皮损。停药2周回访未见新发皮损,判为临床痊愈。

病案三 李某,女,50岁,2008年10月11日初诊。

主诉:周身起淡红色风团伴痒1年余。

病史:患者1年多来无明显诱因周身起红色风团样丘疹伴痒,无发热、腹痛、胸闷等,此起彼消,自行服用氯雷他定好转,仍反复。

查体:周身未见明显风团、丘疹,双前臂划痕征(-)。舌质红,苔黄腻,脉滑数。

西医诊断：慢性荨麻疹。

中医诊断：瘾疹（湿热证）。

治法：清热利湿。

处方：龙胆草 9g，黄芩 9g，山栀 9g，柴胡 9g，生地黄 30g，牡丹皮 15g，当归 9g，金银花 15g，土茯苓 30g，泽泻 9g，车前子（包煎）15g，地肤子 21g，白鲜皮 21，苦参 15g，蝉蜕 9g，连翘 15g，五味子 9g，甘草 6g。水煎服，每日 1 剂。

二诊：服上药 7 剂，出现风团频率明显降低，大便 1 日 2~3 次。

上方加炒白术 20g。水煎服，每日 1 剂。

三诊：服上药 30 剂。痊愈。

第二节　病毒性皮肤病

（一）疾病认识

临床常见的病毒性皮肤病有单纯疱疹、带状疱疹、寻常疣、扁平疣等。单纯疱疹，中医学称之为"热疮""火燎疮"，是机体抵抗力降低时，由单纯疱疹病毒引起的一种急性疱疹性皮肤病，好发于唇部、鼻孔周围、面颊及外生殖器等皮肤黏膜交界处。带状疱疹相当于中医学的"蛇串疮"，是一种皮肤上出现成簇水疱，呈带状分布，痛如火燎的急性病毒感染性皮肤病。其特点是皮肤上有红斑、水疱，累累如串珠，每多缠腰而发，又名"缠腰火丹"，或称"火带疮""蛇丹""蜘蛛疮"等。寻常疣是由人乳头瘤病毒引起的表皮肿瘤，中医称"千日疮"，俗称"刺瘊""瘊子"等。皮损起初为针尖大的丘疹，逐渐扩大至豌豆大或更大，呈圆形或多角形，表面粗糙角化明显，触之硬凸高出皮肤，呈灰黄、污黄或污褐色，继续发育成乳头样增生，摩擦或撞击易出血，偶而可引起细菌感染，起初为单个，可长期不变，但也可逐渐增多。扁平疣，中医称之为"扁疣""扁瘊"，好发于青少年，可突然起病，皮损多发于面部、手背、手臂，表现为大小不等的扁平丘疹，轻度隆起，表面光滑，呈圆形、椭圆形或多角形，境界清楚，可密集分布或由于局部搔抓而呈线状排列，一般无自觉症状，部分患者自觉轻微瘙痒。病程呈慢性经过，可持续多年，部分患者可自行好转。

（二）辨证治疗

1. 单纯疱疹

中医称为"热疮"，临床可分 3 型论治。

（1）风热湿毒证：皮损多见于口唇、颜面。治宜清热散风利湿，方用辛夷清肺饮加减，枇杷叶 9g，辛夷花 9g，连翘 9g，板蓝根 15g，生石膏 15g，知母 9g，金银花 15g，黄芩 9g，薄荷 9g，栀子 9g，泽泻 9g，甘草 6g。

（2）湿热下注证：相当于生殖器疱疹。治宜清热利湿解毒，方用龙胆泻肝汤加减，龙胆草 9g，栀子 9g，黄芩 9g，柴胡 9g，金银花 15g，土茯苓 30g，板蓝根 15g，紫草 9g，马齿苋 15g，生地黄 15g，当归 9g，车前子（包煎）9g，泽泻 9g，甘草 6g。

（3）气虚邪恋证：相当于复发性生殖器疱疹久治不愈者。治宜扶正祛邪，方用黄芪扶正饮，黄芪 21g，金银花 21g，土茯苓 15g，白花蛇舌草 21g，薏苡仁 30g，板蓝根 21g，马齿苋 30g，紫草 15g，黄柏 9g，白术 9g，苍术 15g，当归 15g，红花 9g，甘草 9g。

外治可用龙珠软膏或黄连膏（黄连 9g，当归 15g，黄柏 9g，生地黄 30g，姜黄 9g，麻油 360g，黄蜡 120g，将药浸入麻油内，1 天后用文火煎至药枯，去渣入黄蜡）外涂。

2. 带状疱疹

中医称为"蛇串疮""缠腰火丹"等。临床可分 2 型论治。

（1）湿热证：相当于发疹期，治宜清热利湿解毒，兼行气活血止痛，方用龙胆泻肝汤加减，龙胆草 9g，黄芩 9g，栀子 9g，柴胡 9g，生地黄 15g，牡丹皮 15g，川芎 15g，当归 9g，大青叶 15g，紫草 15g，金银花 15g，车前子（包煎）15g，泽泻 9g，延胡索 15g，甘草 6g。

（2）瘀滞证：皮疹消退，痛痒不止。治宜行气活血，通络止痛，方用柴胡疏肝散加减，柴胡 9g，香附 9g，当归 9g，川芎 9g，生地黄 15g，白芍 15g，延胡索 15g，蝉蜕 9g，全蝎 6g，蜈蚣 1 条，细辛 3g，生龙骨 15g，生牡蛎 15g，甘草 6g。

发于头面者，加牛蒡子、板蓝根、野菊花；有血疱者，加水牛角粉、紫草、牡丹皮；疼痛明显者，加延胡索、制乳香、制没药；发于下肢者，加牛膝、黄柏；水疱大而多者，加土茯苓、萆薢、车前草；心烦眠差者，加山栀子、酸枣仁；疼痛剧烈者，加制乳香、制没药、蜈蚣等。

药物外治法如下。

初起用二味拔毒散调浓茶水外涂，或用云南白药或六神丸、点舌丸等（醋或酒调）外涂，每天3~4次。水疱破后，用黄连膏或青黛膏外涂；有坏死者，用九一丹换药。若水疱不破或水疱较大者，可用三棱针或消毒空针刺破，吸尽疱液或使疱液流出，以减轻胀痛不适感。西药可用阿昔洛韦软膏或喷昔洛韦软膏外搽。

此外，带状疱疹还可采用以下针灸疗法。

（1）体针：针刺取皮损部位相应的同侧夹脊穴、内关、阳陵泉、足三里，皮损周围采用围刺法，沿皮平刺，留针30分钟，每日1次。

（2）火针：初期用火针点刺水疱部位。

（3）截法：皮损两端常规消毒后，用三棱针点刺放血，继而拔火罐；配合龙眼穴（小指近端指关节尺侧面上，握拳取之）、大椎穴，以三棱针点刺放血。

（4）围灸：用点燃的艾条在皮损周围皮肤或附近的穴位行温和灸，每日1次。

带状疱疹早期应积极治疗并卧床休息，对于缩短病程、防止后遗神经痛有重要意义。发于头面者，疼痛剧烈，如不及时控制病情可发生较严重的并发症，需中西医结合治疗，应用抗疱疹病毒药物，如阿昔洛韦、泛昔洛韦等。发病期间应保持心情舒畅，以免肝郁气滞化火加重病情。生病期间忌食肥甘厚味和鱼腥海物，饮食宜清淡，多吃蔬菜、水果。忌用热水烫洗患处，内衣宜柔软宽松，以减少摩擦。皮损局部保持干燥、清洁，忌用刺激性强的软膏涂敷，以防皮损范围扩大或加重病情。

3. 寻常疣

中医称"疣目"。对发病日久、数目较多、疣体较大者可采用中药内治，一般辨证为气滞血瘀证，治宜活血化瘀，软坚散结，方用桃红四物汤加减（朱仁康去疣四号方）：当归尾9g，赤芍、白芍各9g，熟地黄12g，桃仁9g，红花9g，牛膝9g，赤小豆15g，穿山甲9g。每剂水煎2次，另加黄酒50g，早、晚分服。

本病杜教授一般多采用外治法，方法如下。

（1）推疣法。

（2）刮疣。

（3）鸦胆子仁外敷法：胶布剪孔套贴，鸦胆子仁捣泥外敷，胶布盖贴1周。

（4）中药煎汤外洗方：此法常用于跖疣。①香附、木贼草、白鲜皮、白矾各30g。②狗脊、地肤子各30g。③木贼草、香附、板蓝根、山豆根各30g。

（5）疣体处常规消毒后，沿疣基底部平行进针，然后捻转针柄，使针从疣对侧基底部穿出，见针尖冒出为止。用同样方法再穿刺1针，使两针呈"十"字交叉状。约 5 分钟捻转一次，每次快速捻转约 30 次，留针 30 分钟，每日 1 次，直至疣体脱落。

4. 扁平疣

中医称"扁瘊"。临床一般多采用中药内服并外洗治疗。

多年来杜教授采用自拟方退疣饮内服同时配合中药外洗治疗扁平疣收到较好疗效。方药组成：麻黄 6g，薏苡仁 30g，大青叶 15g，板蓝根 15g，紫草 15g，马齿苋 30g，白花蛇舌草 20g，黄芪 20g，荆芥穗 10g，红花 10g，香附 15g，三棱 10g，连翘 15g，金银花 15g，甘草 6g。

外洗方：香附、木贼草、板蓝根、马齿苋、白鲜皮、白矾各 30g，地骨皮、红花各 15g。还可选用朱仁康的去疣二号方：马齿苋 60g，蜂房 9g，生薏苡仁 30g，紫草 15g。水煎服，治疗扁平疣、寻常疣传染性软疣。张志礼的紫蓝方：紫草 15g，板蓝根 15g，马齿苋 30g，生薏苡仁 30g，丹参 15g，红花 10g，赤芍 10g，大青叶 15g，木贼 10g，香附 10g，穿山甲 10g，灵磁石 30g，生龙骨、生牡蛎各 10g，水煎服，主治扁平疣、寻常疣等。

总之，杜教授主张强调"千人千面"，即使是同一个病，每位患者表现不会完全一样，一定要根据每位患者的具体情况具体分析，争取选择一个适合患者本人的最佳治疗方案。

（三）案例分析

刘某，男，43 岁，2020 年 4 月 5 日初诊。

主诉：右侧肩部及胸背部起水疱，伴疼痛 6 天。

现病史：患者 6 天前劳累后右侧肩部及胸背部起水疱，疼痛重，口服阿昔洛韦片，外涂炉甘石洗剂，效果不明显。口苦，大便干。

查体：右侧肩部、胸及背部见大片状红斑，簇集水疱，疱壁松弛，舌红，苔黄腻，脉弦。

西医诊断：带状疱疹。

中医诊断：蛇串疮（肝经湿热证）。

治法：清热利湿，解毒止痛。

处方：（1）龙胆草 9g，黄芩 9g，栀子 9g，柴胡 9g，生地 15g，牡丹皮 15g，当归 9g，金银花 9g，土苓 21g，泽泻 9g，车前子（包煎）15g，白芍 30g，川芎 15g，白芷 15g，板蓝根 15g，蝉蜕 9g，全蝎 6g，蜈蚣 1 条，甘草 9g。水煎服，日 1 剂。

（2）外用复方黄柏液湿敷，每次 15 分钟，1 天 2 次。

二诊：内服中药 5 剂，共服阿昔洛韦片 10 天。服中药后大便稀，日 5~6 次，皮疹处疼痛明显减轻，部分已结痂。

处方：上方加炒白术、茯苓皮各 15g，继服 1 周。停用阿昔洛韦片。

三诊：内服中药共 12 剂，皮疹全部消退，局部稍痒，大便基本正常。

处方：柴胡 9g，白芍 30g，当归 9g，川芎 15g，生地黄 15g，延胡索 15g，川楝子 9g，红花 9g，白芷 15g，细辛 3g，蝉蜕 9g，全蝎 6g，蜈蚣 1 条，三七（冲服）6g，地榆 15g，甘草 6g。继服 1 周。痊愈。

第三节　浅部真菌病

（一）疾病认识

浅部真菌病是皮肤科临床常见的一类皮肤病，主要有手足癣、体股癣、花斑癣、甲癣、皮肤念珠菌病、马拉色菌毛囊炎等。此类疾病在中医古籍中亦多有记载，如手足癣，中医称"鹅掌风""脚湿气"等，体股癣，中医称体癣为"圆癣""金钱癣"，股癣为"阴癣"。花斑癣，中医称"紫白癜风"。明代《普济方》记载："夫紫白癜风之状，皮肤皱起生紫点……白癜风之状，皮肤皱起白斑点也。"又称："赤癜、白癜两股风，附子、硫黄最有功，姜汁调匀茄蒂搽，一搽之后便无踪。"甲癣，中医称"灰指甲"。皮肤念珠菌病属中医学"疮"的范畴，发生于口腔者称为"鹅口疮"，发生于皮肤皱褶处称"汗淅疮"或"汗渐疮"。清代《洞天奥旨》记载："汗渐疮，乃肥人多汗，久不洗浴，淹渐肌肤，因而成疮者也……古人以真蛤粉、滑石末掺之自愈，实妙法也。"马拉色菌毛囊炎中医没有相对应的病名，现代中医命名为"胸背红痘疮"。

（二）辨证治疗

浅部真菌病由于采用西医无论内服药，还是外用药疗效均比较肯定，方法又简便，因此经常采用西医治疗，有时采用中西医结合治疗可提高疗效。中医治疗本类疾病可谓历史悠久，方法甚多，疗效亦佳。其治疗方法以外治为主。

1. 手足癣

杜教授主张足癣继发细菌感染时可内服中药，一般辨证为热毒证，治宜清热解毒，佐以利湿，方用五味消毒饮合龙胆泻肝汤加减：金银花、蒲公英各 30g，野菊花、紫花地丁、车前子各 15g，龙胆草、栀子、黄柏、苦参、泽泻各 9g，通草、甘草各 6g。病程久或局部治疗效果差者可选用伊曲康唑、特比萘芬内服 1~2 周。

外治法如下。

（1）皮损以水疱、糜烂为主者，可先用硝矾洗药泡洗，后用黄柏散或青黛散麻油调涂。

（2）皮损以干燥、脱屑、皲裂为主者，可先用中药（黑豆、大风子、白及、白鲜皮各 30g，大胡麻、桃仁、地骨皮、红花、硼砂、川椒、皂角、生大黄各 15g）煎汤泡洗，后选用皮肤软膏（硫黄粉、水杨酸、安息香酸各 40g，凡士林 500g，调成膏）、雄黄膏（雄黄 10g，氧化锌 10g，羊毛脂 30g，凡士林加至 100g）外涂。

（3）精矾醋剂（黄精、白矾各 10g，米醋 100ml。将黄精、白矾在米醋中浸泡 7 天后过滤取汁）外搽。

（4）鹅掌风浸泡剂（大风子 9g，川椒 9g，鲜凤仙花 9g，皂角 15g，土槿皮 15g，地骨皮 6g，明矾 12g，藿香 18g，食醋 1000ml。浸泡 1 周滤渣即成），每日 1~2 次，每次 30 分钟。

2. 体股癣

杜教授认为本病一般只用外治法。皮损广泛者可选用伊曲康唑或特比萘芬内服。临床常先用硝矾洗药外洗，拭干后外涂酮康唑乳膏、布替奈芬乳膏、盐酸特比萘芬乳膏等，如此可提高疗效。还可选用以下方法。

（1）百部、苦参、地肤子、鲜凤仙花、大风子、枯矾各 15g，上药布包，加水 5000ml，煮沸 20 分钟，待温后用软毛巾浸药液湿敷患处，每日 1~2 次，每次半小时。

（2）土槿皮酊外涂。制法：土槿皮 10g，高粱酒 90g，将土槿皮研粗末，浸入高粱酒内密封 10~30 日，滤去药渣。或用土槿皮研细末，醋调涂。土槿皮又名土荆皮，体外抗真菌试验发现对我国常见的 10 种致病真菌有抗真菌作用。

（3）白凤仙花 20g，枯矾 6g，研末，食醋 200 ml，泡 1 周外涂。

（4）五倍子 60g，枯矾 30g，硫黄 15，上药共为细末，麻油调敷患处。

3. 花斑癣

本病一般以外治法为主。皮损面积较大者可内服伊曲康唑等。临床常先用杜教授自拟的硝矾洗药外洗，后用克霉唑霜等外涂。也可选用以下外治法。

（1）汗斑散（密陀僧、乌贼骨各 30g，硫黄、川椒各 15g，共研细末），用老生姜斜形切断，以断面蘸药粉反复擦患处。早晚各 1 次。

（2）以鲜黄瓜新鲜断面蘸硼砂外擦患处。早晚各 1 次。

（3）紫草、苦参、大黄、黄柏、荆芥各 30g，藿香 20g，煎水外洗患处，日

1 次。

（4）土槿皮 20g，丁香 20g，藿香 30g，75% 乙醇 200ml 浸泡 1 周后取药液外涂，每日 2 次。

（5）皮损泛发顽固时，用贝母、南星各等份，研细末，生姜汁调药涂搽。

4. 甲癣

甲癣为皮肤癣菌病中最顽固难治的一种。随着特比萘芬、伊曲康唑等的应用，大大提高了临床疗效，渐渐成为治疗甲癣的首选。有资料表明，即使是正确的治疗，甲真菌病的治愈率只有 60%~75%，有 25%~40% 治疗失败。失败原因很多，如与甲真菌病无关的甲营养不良、耐药、免疫功能低下等。

中医认为，肝藏血，主筋，其华在爪，爪为筋之余。肝血不足，血不养筋，则爪甲枯槁脆裂。常规治疗不愈者可给予内治。可分 2 型论治。

（1）当归、白芍、麦冬、酸枣仁、木瓜各 10g，熟地黄 15g，川芎、炙甘草、补骨脂各 6g，何首乌、桑椹子、枸杞子各 12g。也可服中成药补肝丸或何首乌丸。

（2）寒凝血瘀证，症见病程日久，爪甲枯槁，四肢不温，手足厥冷，舌淡苔白，脉象沉细。治宜温经散寒，活血通脉，方用当归四逆汤加减，当归、赤芍、鸡血藤各 15g，桂枝、通草、炙甘草各 6g，细辛 3g，大枣 8 枚。也可服中成药金匮肾气丸。

外治法如下。

（1）土槿皮、大风子、川椒、百部、皂角刺、黄精、生川乌、生姜、白矾、五加皮各 15g，米醋 750ml，混合浸泡 1 周后浸泡患甲。

（2）鲜凤仙花适量，加少许白矾捣烂成糊状外敷患甲，每日换药 1 次。

（3）干凤仙花 150g 研为细末，加蜂蜜 150g 调成膏状外敷患甲，油纸包扎，每日 1 次。

（4）白芥子 5g，鸦胆子 5g，捣烂醋调厚敷包扎，每日更换 1 次。

5. 皮肤念珠菌病

本病中、西医方法均可选用。中医除口腔念珠菌病常内治、外治相结合外，其他念珠菌病多以外治法为主。口腔念珠菌病多见于婴幼儿与久病体弱的成人。

临床常分 2 型论治。

（1）心脾积热证：多见于婴幼儿，久治不愈或反复发作，治宜清心泻脾，解毒凉血，方用导赤散合泻黄散加减，生地黄 15g，栀子 6g，黄芩 6g，黄连 3g，连翘 6g，生石膏 20g，防风 3g，木通 1g，竹叶 1g，生甘草 3g。

（2）阴虚火旺证：多见于久病体弱或热病伤阴之成人，久治不愈或反复发作，治宜滋阴清热，方用益胃汤加减，生地黄 30g，沙参 12g，麦冬 10g，玉竹 10g，玄参 12g，石斛 10g，黄柏 6g，黄精 10g。

外治法如下。

（1）杜教授自拟的硝矾洗药：2% 明矾溶液、茵陈甘草水（茵陈 30g，甘草 15g，煎汤）含漱或搽拭。

（2）青黛 1.5g，黄柏 3g，硼砂 1.5g，冰片 0.3g。共为细末，每日 2~3 次吹敷患处。

（3）冰硼散（冰片 1.5g，朱砂 1.8g，硼砂、元明粉各 15g，共为极细末），每日 2~3 次吹敷患处。

念珠菌性外阴阴道炎、念珠菌性包皮龟头炎、擦烂性念珠菌病（间擦红斑、间擦疹）常用硝矾洗药外洗后再选用抗真菌外用制剂如克霉唑乳膏、酮康唑乳膏、硝酸咪康唑散等外涂或外扑。外阴阴道炎可用制霉菌素栓剂。擦烂性念珠菌病有渗出、糜烂、结痂时先用硝矾洗药外洗，再用青黛散或湿疹散麻油调涂。

还可选用以下外治法。

（1）活地龙治疗鹅口疮：取活地龙 3~5 条，清水泡洗干净后加白糖 50g，待白糖溶化成水，取水外涂患处，每日 3 次。

（2）生甘草 30g，金银花 60g，煎汤洗患处，拭干。蛤粉 15g，滑石 30g，冰片 1g，研细和匀，纱布包扑。适用于间擦疹。

（3）白头翁 30g，苦参 30g，苏木 30g，蛇床子 30g，徐长卿 30g，百部 15g，大风子 15g，雄黄 10g，川椒 10g。煎汤先熏后洗，拭干后外扑青黛散或湿疹散。适用于外阴阴道炎。

6. 马拉色菌毛囊炎

本病中西医疗法均可选用。因病变侵犯毛囊，部位较深，外用一般抗真菌药效差，所以常选用含有渗透剂的外用抗真菌药如联苯苄唑酊或霜等，并配合用 2% 酮康唑香波外洗。同时常选用伊曲康唑 400mg，每天 1 次，饭后服，每月服 1 周，间歇冲击治疗 2 个月。

多年来杜教授应用内服、外用中药收到了满意疗效。方用金银花 21g，蒲公英 30g，紫花地丁 15g，黄芩 9g，黄柏 9g，栀子 9g，生地黄 15g，牡丹皮 15g，丹参 21g，紫草 15g，连翘 15g，皂角刺 9g，白芷 9g，陈皮 15g，浙贝母 9g，白花蛇舌草 21g，甘草 6g。服药后便溏者加炒白术 15g。

外用自拟的硝矾洗药外洗，洗后外涂硫黄霜，1 个月为 1 个疗程。经多年临床观察认为，本疗法疗程较短，效果显著，不良反应少，愈后不易复发。

（三）案例分析

刘某，男，27岁，2017年7月24日初诊。

主诉：足部丘疹、水疱伴痒1个月，加重1周。

病史：原有足癣病史。1个月前蹚水后丘疹、水疱加重，瘙痒剧烈，自外用达克宁软膏，效果不明显来诊。

查体：双足底、足缘见红斑，足缘、趾间见丘疹、水疱，趾间浸渍糜烂，左足为重。真菌镜检阳性。舌红，苔黄腻，脉滑数。

西医诊断：足癣。

中医诊断：脚湿气（湿热证）。

处方：（1）湿热清改金银花为15g，车前子21g，泽泻15g，加苦参9g，黄柏9g。7剂，水煎服，日1剂。

（2）蒲公英30g，藿香15g，百部20g，大风子15g，川椒9g，土茯苓20g，苦参20g，大黄15g，硼砂15g。7剂，水煎外洗20分钟，日1剂。

（3）特比萘芬乳膏外用，1日2次。

二诊：上药治疗1周。瘙痒明显减轻，水疱已不明显，足底、足缘及趾间仅有少量脱屑。特比萘芬乳膏继用巩固治疗。

第四节　细菌性皮肤病

（一）疾病认识

临床常见的细菌性皮肤病有脓疱疮、毛囊炎、丹毒、颜面粟粒性狼疮等。脓疱疮，中医称"黄水疮"，可分为大疱性与非大疱性两型。大疱性脓疱疮由金黄色葡萄球菌所致，发病后一般无全身症状。非大疱性由溶血性链球菌或与金黄色葡萄球菌混合感染所致，重症患者常并发淋巴结炎、发热及其他全身症状。毛囊炎相当于中医的"发际疮""须疮""坐板疮"等。丹毒，中医病名，是以患部突然皮肤鲜红成片，色如涂丹，灼热肿胀，迅速蔓延为主要表现的急性感染性疾病，本病发无定处，生于胸腹腰胯部者，称"内发丹毒"，发于头面部者称"抱头火丹"，发于小腿足部者称"流火"，新生儿多生于臀部，称"赤游丹"。颜面粟粒性狼疮中医古籍无相应病名，相当于现代中医之"面豆疮"。

（二）辨证治疗

1. 脓疱疮

对皮损广泛，伴有发热或淋巴结炎，或体弱的婴幼儿应给予药敏试验敏感性高的抗生素。同时配合相应的局部治疗。

中医对皮损广泛，或伴有全身症状者也需内治。一般可分湿热证与热毒证2型论治。

（1）湿热证：多见于大疱性脓疱疮，治宜清热利湿，方用龙胆泻肝汤加减，龙胆草6g，黄芩9g，栀子9g，金银花15g，土茯苓15g，生地黄9g，赤芍9g，白鲜皮9g，车前子（包煎）9g，滑石15g，甘草6g。

（2）热毒证：多见于非大疱性脓疱疮，治宜清热解毒，方用五味消毒饮合黄连解毒汤加减，金银花、蒲公英、野菊花、紫花地丁各15g，黄芩、黄柏、栀子各9g，黄连、生甘草各6g。小儿剂量酌减。高热、烦渴者，加柴胡、生石膏等。重症患者需中西医结合治疗。

外治用杜教授自拟的硝矾洗药外洗，青黛散（青黛30g，煅石膏60g，滑石15g，黄柏30g）麻油调涂，或用松香6g，枯矾12g，共为细末，麻油调涂。

2. 毛囊炎

本病一般首选中医治疗。轻者只用外治法，重者可内外兼治。临床主要分2型论治。

（1）热毒炽盛证：多见于急性毛囊炎，治宜清热解毒，活血散结，方用五味消毒饮加减，金银花21g，蒲公英21g，紫花地丁15g，野菊花15g，赤芍15g，黄芩9g，白芷9g，连翘15g，生薏苡仁15g，陈皮9g。

（2）气虚邪恋证：见于反复发作、经年不愈的慢性毛囊炎，治宜补气托毒，方用托里消毒饮加减，生黄芪15g，党参15g，茯苓15g，白术15g，当归9g，金银花21g，川芎9g，桔梗9g，白芍9g，生甘草6g。

外治法如下。

（1）复方金银花洗药：金银花、野菊花、苦参、黄柏各9g，白矾6g，水煎外洗。

（2）蚤休酊：鲜蚤休适量或用干品加温水浸泡1~2小时，加95%乙醇超出药面2~3cm，密封1周，外涂。

（3）大青膏：大青叶60g，乳香、没药、黄柏、生大黄、明矾、樟丹、黄连、铜绿、丹矾、芙蓉叶、五倍子各30g，共研细粉，加凡士林调膏，外敷患处。

3. 丹毒

杜教授认为本病应中西医结合治疗，特别在发病初起应及时应用抗生素。抗生素以青霉素疗效最好，如青霉素过敏者可用红霉素、克林霉素等。

中医可分 3 型论治。

（1）热毒夹风证：见于头面、耳项等处的丹毒，治宜清热解毒，散风消肿，方用普济消毒饮加减，黄芩、牛蒡子、生甘草、桔梗、马勃各 9g，板蓝根 30g，野菊花、连翘各 15g，僵蚕、黄连、薄荷各 6g。

（2）热毒夹湿证：见于下肢、外阴、脐周等处的丹毒，治宜清热利湿，解毒凉血，方用龙胆泻肝汤加减，龙胆草、栀子、川牛膝、泽泻、车前子各 9g，金银花、紫花地丁、生地黄、赤芍各 21g，黄柏、黄芩、土茯苓各 15g，通草、甘草各 6g。

（3）湿热夹瘀证：见于下肢丹毒后期，抗生素已足量用过，体温、血常规恢复正常，但下肢仍红肿不消，治宜清热利湿，活血化瘀，方用龙胆泻肝汤加减，龙胆草、黄芩、栀子、黄柏、川牛膝、泽泻各 9g，金银花、紫花地丁、茯苓皮、苍术、车前子各 15g，土茯苓、丹参各 21g，通草、甘草各 6g。

外治法如下。

（1）大青膏外敷，每日 1 次换药。

（2）玉露散（芙蓉叶去梗茎适量，研细粉）麻油适量调膏外敷，干则更换。

（3）仙人掌 120g，白矾 12g，先将仙人掌去刺捣烂，再加入白矾同捣如糊状外敷，包扎固定，干则更换。

（4）鲜蒲公英 90g，白矾、青黛各 10g，捣烂外敷。

（5）朴硝 100g，加沸水 1000ml 冲化，置冷后外洗患处。

4. 颜面粟粒性狼疮

本病应首选中医治疗。一般分 2 型论治。

（1）热毒瘀结证：见于发病早期，疹色红，或有脓疱，治宜清热解毒，化瘀散结，方用仙方活命饮合五味消毒饮加减，金银花 15g，蒲公英 15g，野菊花 15g，连翘 15g，穿山甲 10g，皂角刺 10g，白芷 10g，浙贝母 10g，陈皮 10g，生地黄 15g，赤芍 15g，丹参 30g，夏枯草 10g。

（2）阴虚痰瘀证：病程较长，疹色暗红，或见融合的结节，治宜清热养阴，活血软坚，方用海藻玉壶汤加减，生地黄 30g，元参 15g，地骨皮 12g，鳖甲 15g，海藻 15g，昆布 15g，连翘 15g，蒲公英 30g，浙贝母 10g，青皮 6g，当归 10g，赤芍 15g，丹参 30g，生牡蛎 30g。

外治法如下。

（1）硝矾洗药外洗后外涂龙珠软膏。

（2）鲜山药、蓖麻仁各30g，捣烂成糊状外敷患处，每日1次换药。

（3）山豆根、五味子各30g，共为细末，麻油调成糊状外敷，每日1次换药。

（三）案例分析

病案一 李某，男，70岁，章丘人，2019年8月3日初诊。

主诉：右小腿红、肿、痛2个月，复发1周。

现病史：2个月前蚊虫叮咬后右小腿起红斑，疼痛，在当地静滴头孢类抗生素半个月，皮疹消退。1周前复发，现自觉灼热、疼痛，行走困难，无发热，大便干。

查体：右小腿见水肿型暗红斑，界限清楚，表面紧张光亮，皮温高。舌红，苔黄腻，脉滑数。

西医诊断：丹毒。

中医诊断：丹毒（湿热证）。

处方：（1）湿热清加连翘15g，赤芍15g，蒲公英30g，紫花地丁30g，白茅根30g，茯苓15g，黄柏9g，苍术15g。7剂，水煎服，日1剂。

（2）硝矾散湿敷，日2次。

（3）龙珠软膏外用，日2次。

二诊：2019年8月10日复诊，红斑、肿痛明显减轻，大便稀。上药加白术15g，继服1周。外用药继用。

三诊：2019年8月17日复诊，红斑消退，已无明显疼痛。上药继服1周巩固治疗。

病案二 许某，男，21岁，2007年9月1日初诊。

主诉：枕部发际丘疹、结节1年，加重2个月。

现病史：患者枕部反复起红色丘疹、脓丘疹，熬夜、食辛辣食物加重，未予系统治疗。近2个月皮损渐增多，部分触痛明显，口渴，纳可，大便干。

查体：枕部、项部散在红色毛囊性丘疹，部分中央有脓头，触痛。舌红，苔薄黄，脉数。

西医诊断：毛囊炎。

中医诊断：发际疮（热毒炽盛证）。

处方：（1）消毒饮加连翘15g，当归9g，天花粉9g，陈皮8g，甘草6g。14剂，水煎服，日1剂。

（2）龙珠软膏外用，1日2次。

二诊：服上药14剂，丘疹部分消退，疼痛减轻，未见新发皮疹，纳眠可，大便稀。上方改金银花为15g，加炒白术15g。14剂，水煎服，日1剂。

三诊：服上药14剂后，皮疹全部消退。

病案三 孙某，女，30岁，2020年4月1日初诊。

主诉：面部反复起粉刺丘疹半年。

现病史：患者10余年前面部曾起粉刺、丘疹，外用药物治疗后好转。近半年来下颌及面颊部反复起丘疹，粉刺，外用克林霉素甲硝唑擦剂及红蓝光照射治疗有效，但反复发作。

查体：面部下颌密集性丘疹、粉刺，面颊部散在毛囊性红丘疹，有脓头，触痛，伴皮肤油腻，毛孔粗大。舌质红，苔黄腻，脉滑数。

西医诊断：痤疮（毛囊炎）。

中医诊断：粉刺（湿热证）。

治法：清热燥湿，凉血活血。

处方：金银花15g，蒲公英30g，苦地丁15g，生地黄15g，牡丹皮12g，丹参15g，黄柏9g，栀子9g，夏枯草12g，皂刺6g，白芷6g，黄芩9g，天花粉9g，菊花9g浙贝6g，甘草6g。水煎服，日1剂。

二诊：1周后复诊，症状明显减轻，丘疹、红斑减轻，皮疹缩小，疼痛减轻，无新发皮疹。上方继续应用。

三诊：治疗2周后复诊，面部皮疹明显减轻，丘疹粉刺变平，留有暗红色痘印，上方继续应用2周以巩固疗效。

病案四 吴某，男，25岁，2020年6月25日初诊。

主诉：颈部丘疹、脓疱、结节反复1年。

现病史：痤疮病史10余年，近1年来颈部丘疹、脓疱、结节反复发作，曾口服多西环素、丹参酮胶囊，外用克林霉素甲硝唑搽剂、氧氟沙星凝胶、异维A酸凝胶等，连续照射红蓝光十余次，效果不明显。

查体：颈项部散在丘疹、脓疱、结节、囊肿、血痂，触痛，伴有皮肤油腻。舌质红，苔黄腻，脉弦。

西医诊断：痤疮（囊肿型）。

中医诊断：粉刺（湿热证）。

治法：清热燥湿，凉血活血。

处方：金银花15g，蒲公英30g，苦地丁15g，生地黄15g，牡丹皮12g，丹参15g，黄柏9g，栀子9g，皂刺6g，白芷6g，黄芩9g，夏枯草12g，菊花9g，天花粉 9g，浙贝 6g，甘草 6g。水煎服，日 1 剂。

二诊：10 天后复诊，症状明显减轻，皮疹较前缩小，萎缩，个别变平，颜色淡红，无疼痛，无新发皮疹。舌质红，苔薄黄，脉弦。上方继续应用。

三诊：治疗 2 周后复诊，皮疹基本消退，少数遗留色素沉着，无新发皮疹。上方继续应用 2 周以巩固疗效。

分析：中医学认为患者素体阳热偏盛，加上青春期生机旺盛，营血逐渐偏热，血热外溢，气血壅滞，蕴阻肌肤而发病。或因过食辛辣肥甘之品，湿热内生，循经上熏，热随血行，上壅于胸面。湿邪蕴久，化热生痰，痰瘀互结，致使粟疹日渐扩大，甚则结节累累相连。热、湿、瘀为痤疮发病的主要病因病理变化，因此采用清热解毒、燥湿、凉血活血之法，消毒饮治之。

第五节　银屑病

（一）疾病认识

银屑病是一种常见的慢性炎症性复发性皮肤病，临床上以全身泛发红斑、鳞屑为主要皮损表现。其病情缠绵，发病率高，复发率高，严重影响了患者的身心健康。目前银屑病确切的病因和发病机制尚未完全阐明，银屑病的有效治疗仍是一大棘手问题。

1. 中医学对银屑病病因病机的普遍认识

中医学称之为"白疕""松皮癣""干癣""白癣""白壳疮""疕风"等。古代医家多认为本病为风、寒、湿邪客于皮肤，血瘀、血燥不能荣养皮肤所致。其病因按不同朝代大致可分为三大阶段：在唐宋以前，强调风、湿等外因的作用，忽视了内因的作用；金元时期重视火邪或热邪致病，提出了热邪可导致银屑病的发病；明清时期认识到内因是本病发病的根本，在内外因的共同作用下导致本病的发病。治法上，早期以祛风寒湿、杀虫为主，逐渐转变为以清热解毒、凉血润燥为主，至今对后世银屑病的辨证论治影响较大。近现代医家对银屑病辨证均以血分论证为主，治疗上始终不离血分，以凉血、活血、养血为主。综上所述，近现代医家认为血热是银屑病发病的主要根源，在血热基础上，加之外感、内伤、饮食等诸多因素，导致血热蕴积于肌肤而发病。血热是寻常型银屑病的病机核心，是其发病及复发的基础。血热内蕴，日久化毒，热毒入营，损伤营血，致血燥；热毒内蕴，血受热煎熬而致血瘀，或营血不足，气血运行受阻而致血瘀。血瘀内停，瘀久可化热，加剧热毒内蕴，导致瘀热互结，从而导致银屑病皮损形成。

2. 银屑病湿热潜证认识

杜锡贤教授根据银屑病发病及湿热致病的基本特点，指出湿热潜证贯穿于寻常型银屑病的发病的始终，从而提出了寻常型银屑病"湿热潜证"的诊疗思路。

（1）银屑病证势演变的湿热倾向：近现代中医名家将银屑病辨证分为血热型、血燥型、血瘀型、血虚型、风寒型、风热型、湿热型等，但临床所见，湿热型并不少见。如湿疹样银屑病、皱襞部银屑病、反向银屑病、屈侧银屑病、脂溢性银屑病、蛎壳状银屑病等，除典型的红斑鳞屑改变外，还可见湿疹样改变，多发于腋窝、乳房下、腹股沟、会阴皮肤皱褶处，或四肢肘窝、腘窝处，皮损基底潮红肿胀，表面少量渗液结痂，鳞屑较薄，瘙痒甚，可伴有胸腹胀满、口苦咽干，纳呆，大便黏腻或溏薄，小便短赤，舌质红，苔黄腻，脉弦滑数。如湿热内蕴，郁久化毒，湿热毒互结，郁滞肌肤，可见红斑糜烂或呈丘疹状脓疱，脓疱此起彼伏，破后融合成片，部分患者有烦热口渴或关节肿痛，腹股沟或颌下淋巴结肿大，溲赤便秘。失治误治致全身泛发红斑、密集针状或粟粒状脓疱、脓疱溃破、糜烂、渗出、结痂，出现典型的湿热、热毒征象。

（2）银屑病病势规律的湿热潜证特点：湿热潜证是指多种皮肤病发病过程中可能存在着湿热的共性，或者病情发展到一定阶段出现湿热倾向性改变。纵观诸多医家，将潜证总结归纳为三个基本方面：一是隐匿体内、表面未能窥清的病理实质；二是疾病演变中转化的潜在态势；三是具有高度易感性的潜在发病者。银屑病发病过程有着很大的潜在性特征，春夏向愈，秋冬加剧，在缓解期，可以完全没有皮损的改变和临床指征，但是这种潜在的病理改变一直持续存在，并且随着病程的延续，湿热病机演变更加复杂化，明显影响着银屑病的发展预后。湿热之邪因久治不愈而伏隐于内，或感染之初内陷伏藏。缓解期正气能与之抗衡，但当遇劳累或季节变迁刺激，潜证暴露，则进入发病期，虚虚实实，反复发作。慢性患者久病而入络，湿热与瘀血互结，造成病程缠绵、迁延不愈。许多医家对湿热的认识程度不足，治疗思路偏颇，或者疗程过短，皮损消退即停药，湿热之邪重新潜伏，在很大程度上增加了治愈难度。

（3）银屑病微观辨证湿热征象：银屑病辨证论治中，"湿热"的范围不能仅仅局限于水疱、糜烂、肿胀等有形之湿，无形之湿也应成为辨证论治的重要关注点，即潜在的"湿热"。如寻常型银屑病角质层内，或其下方可见 Munro 微脓肿，真皮乳头层毛细血管扩张，周围淋巴细胞浸润，脓疱型棘层上部出现海绵状脓疱，红皮病型则有明显细胞内和细胞间水肿，即可以视为湿热改变。这也体现了借助现代诊察技术向中医学的融合，从微观辨证揭示了银屑病潜在"湿热"的内涵，完善了银屑病的辨证论治。

（二）辨证思路

中医认为，白疕因禀赋素弱，外邪侵蕴肌肤，初为热伏营血或湿热蕴阻，日久化燥或血行瘀阻，以肤起红斑，上覆银白色鳞屑，刮去鳞屑后见点状出血为临床特征。

（1）血热证（相当于进行期）：皮疹不断发生和扩大，红斑潮红浸润，鳞屑厚积，瘙痒，伴心烦，溲赤，舌红苔黄，脉数。

（2）血燥证（相当于退行期）：红斑色淡，皮屑较少，可伴有口干咽燥，舌淡苔薄，脉弦细。

（3）血瘀证（相当于静止期）：红斑色暗，鳞屑较厚，呈蛎壳状，经久不退，舌暗红，或有瘀斑，脉细或涩。

（4）湿热证：发病迅速，患处可见潮红、肿胀、糜烂、渗液，自觉灼热、瘙痒，伴心烦、口渴，舌质红，苔黄腻，脉滑数。

齐鲁杜氏皮科流派经过大量的银屑病临床病例和实验研究，发现应用清热利湿法治疗寻常型银屑病，多能取得良好的疗效，证实了其科学性。

（三）治疗方案

1.一般辨证治疗

（1）血热证

治法：清热凉血，祛风止痒。

处方：双土饮，金银花、土茯苓各30g，生地黄、槐米、黄芩、赤芍、丹参各15g，紫草、蝉蜕、乌梢蛇各9g，甘草9g。

患者有明显情志异常，口苦，烦躁易怒，舌红，苔黄腻者，应用湿热清加减，龙胆草9g，黄芩9g，栀子12g，柴胡9g，生地黄15g，车前子（包煎）15g，泽泻9g，当归9g，金银花15~30g，土茯苓15~30g，甘草6g，紫草15g，板蓝根15g，连翘15~30g，蒲公英15~30g。

（2）血燥证

治法：滋阴养血润燥。

处方：养血润肤饮加减：当归21g，生地黄、熟地黄各30g，黄芪15g，天冬、麦冬、天花粉各15g，黄芩、红花、甘草各9g。

或润燥消银汤加减：熟地黄12g，当归12g，白芍15g，川芎9g，桃仁9g，红花 9g，柴胡 9g，郁金 9g，麦冬 15g，玄参 15g，土茯苓 15~30g，连翘 15g，甘草 6g。

（3）血瘀证

治法：活血化瘀，祛风止痒。

处方：活血祛风汤：当归、丹参、赤芍、川芎各 15g，桃仁、红花、全蝎、穿山甲、乌梢蛇、蝉蜕、刺蒺藜各 12g。

若见血瘀夹热证，选用郁金消银汤加减：柴胡 21g，当归 12g，生地黄 21g，牡丹皮 15g，金银花 15g，土茯苓 15~30g，郁金 15g，泽泻 12g，玄参 15g，连翘 30g，乌梢蛇 9~15g，白鲜皮 30g，甘草 9g。

（4）湿热证

治法：清热利湿，祛风止痒。

处方：龙胆泻肝汤加减：龙胆草、黄芩、栀子、黄芩、蝉蜕、生甘草各 9g，生地黄、车前草、泽泻各 15g，地肤子、白鲜皮、白茅根各 30g，苦参 30g，萆薢 30g，滑石 30g，连翘 15g。

肿胀滋多者，加土茯苓、鱼腥草；瘙痒重者，加紫荆皮、地肤子、白鲜皮；胸闷纳呆，腹胀便溏者，加苍术、茯苓皮、砂仁；红肿明显时，可加蒲公英、紫花地丁等。

2. 基于湿热潜证认识的治疗

《兰台轨范·序》云："欲治病者，必先识病之名，能识病名而后求其病之所由生，知其所由生，又当辨其生之因各不同，而病状所由异，然后考其治之法，一病必有主方，一病必有主药。"杜锡贤教授认为银屑病的发生、演变、转归与湿热密切相关，湿热潜证是银屑病的基础病机，以清热利湿、凉血解毒为法，自拟清热利湿饮：龙胆草 9g，黄芩 9g，栀子 9g，金银花 30g，土茯苓 30g，柴胡 9g，车前子（包煎）15g，泽泻 9g，当归 9g，生地黄 15g，牡丹皮 15g，甘草 6g。本方具有清热利湿、凉血解毒之功，为治疗银屑病的基础方。无论银屑病处于进行期、静止期还是消退期均能取得良好的疗效。

方中金银花味甘性寒，归肺、心、胃经，入气、血分，功善清热解毒，疏散风热。《本草正》云："金银花，善于化毒，故治痈疽、肿毒、疮癣、杨梅、风湿诸毒，诚为要药。"土茯苓味甘、淡、平，解毒除湿，消肿，归肝、胃经。《本草正义》曰："利湿去热，能入络，搜剔湿热之蕴毒。"两味相须为用，使热毒从气分和血分而解，热清毒化，共为君药。龙胆草苦、寒，归肝、胆、膀胱经，上清实火，下泻湿热，尤善清下焦湿热，两擅其功。《用药法象》云："退肝经邪热，除下焦湿热之肿，泻膀胱火。"黄芩苦寒，清热燥湿，泻火解毒，《景岳全书》云："尤祛肌表之热，故治斑疹、鼠瘘、疮疡、赤眼。"栀子苦寒，归心、肺、三焦经，功擅泻火除烦，清热利湿，凉血解毒。牡丹皮苦、辛，寒而无毒，可散结聚，除血热，入血分，凉血为之要药。四味共用为臣药，加强君药清热除湿、泻火解毒之功。车前子甘寒清利，利尿效佳，泽泻甘淡性寒，功专利水渗湿泄热，两药相配导湿热下行，使邪有出路；生地黄甘寒质润，归心、肝、肺经，苦寒清热，入营分、血分，为清营凉血、养阴生津之要药，《珍珠囊》云："凉心火之血热、泻脾土之湿热。"当归甘、辛，温，归肝、心、脾经，补血活血。生地黄、当归养血柔肝，凉血滋阴，防苦寒伤肝阴，使祛邪而不伤正；柴胡轻清升散，与苦寒降泻药相配，一升一降，调畅气机，畅通祛除湿热之路，有利于泻实火，清利湿热。以上诸药共用为佐药。甘草缓中和胃，调和诸药，为使药。全方共奏清热利湿、凉血解毒之效。

银屑病具有发病缓慢、反复发作、症状多样、缠绵难愈的特点，存在着多病因、多病机以及复杂临床症状的情况。如血热型银屑病，皮损鲜红色，鳞屑厚积，基底炎症明显，初发皮疹不断扩大，新皮疹不断出现，常伴有心烦口渴，便秘溲赤，舌红苔黄，脉数，治以清热凉血，解毒利湿，在清热利湿饮的基础上重用生地黄，加连翘、大青叶、紫草、赤芍、茜草根；血燥型银屑病，表现为皮损干燥，鳞屑厚积、干裂，口咽干燥，舌红苔薄黄，脉数，治以清热祛风润燥，用清热利湿饮加蝉蜕、防风、炒槐米、玄参、白芍、鸡血藤等；血瘀型银屑病，皮损为硬厚斑块，基底暗红或紫红，舌紫暗有瘀点，脉弦涩，治以活血化瘀，以清热利湿饮加丹参、茜草、红花、川芎、鸡血藤。

（四）案例分析

病案一 李某，男，74 岁，潍坊安丘人，2019 年 11 月初诊。

主诉：头皮、躯干斑丘疹伴痒 10 余年。

既往史：糖尿病史 20 年。

查体：头皮、躯干、四肢红斑，有鳞屑，刮除鳞屑见点状出血现象，舌红苔薄黄，脉滑数。

西医诊断：银屑病。

中医诊断：白疕（血热证）。

处方：湿热清金银花改为 15g，生地黄改为 30g，加连翘 15g、赤芍 15g、板蓝根 15g、桔梗 9g、紫草 9g、茜草 15g、白茅根 30g。水煎服，日 1 剂。

病案二 孙某，女，24 岁，2020 年 1 月 14 日初诊。

主诉：头皮、四肢出现红斑、鳞屑 2 年余，加重 2 个月。

现病史：患者2年前无明显诱因头部出现红斑、鳞屑，于当地皮肤病医院诊断为"皮炎"，外涂药膏治疗，效可。1年前皮疹反复，大面积头皮起皮疹，四肢关节处出现皮疹，瘙痒。近2个月全身出现小红疹，瘙痒难忍，夜间加重，影响睡眠，外用激素类药物缓解，停药后加重。纳眠一般。大便4~5天1次，月经周期延长，平素月经正常，舌苔薄白，咽红脉滑。

西医诊断：银屑病。

中医诊断：白疕（血热证）。

处方：（1）湿热清去胆草，金银花改为15g，生地黄为30g，加连翘15g，赤芍15g，地肤子21g，板蓝根15g，桔梗9g，紫草9g，茜草15g，白茅根30g，蝉蜕9g，蒲公英30g，香附9g。水煎服，日1剂。

（2）龙珠软膏外涂，1日2次。

（3）穿王消炎片口服，每次4片，1日3次。

（4）桑鱼洗药水煎外洗，日1剂。

二诊：2020年1月21日复诊，用药无不适，头部皮屑明显减轻，四肢部未见明显反复，瘙痒夜间加重。纳眠可，大便1周1次，小便调。舌苔薄黄脉，滑细。

处方：上方加防风9g，白鲜皮15g。水煎服，日1剂。其他治疗不变。

三诊：2020年6月3日复诊，银屑病皮损大部分消退，头部仍见少量鳞屑斑，颈部水肿性红斑2个月痒，渗水，舌苔薄黄，咽红脉滑。

诊断：银屑病；湿疹。

处方：（1）湿热清改金银花为9g，车前子为21g，泽泻为15g，加连翘15g，赤芍15g，地肤子24g，白鲜皮15g，苦参9g，云苓皮15g，白茅根30g，炒白术15g。水煎服，日1剂。

（2）皮炎乳膏，适量外用。

病案三 王某，男，28岁，2020年6月10日初诊。

主诉：全身出现红斑伴瘙痒约3个月。

查体：全身弥漫性水肿性红斑，上有鳞屑，下肢肿并见脓疱。咽部红，舌质红，苔薄黄，脉滑细。体温正常。

西医诊断：脓疱型银屑病；红皮病。

中医诊断：白疕（血热湿毒证）。

处方：（1）龙胆草6g，黄芩9g，山栀9g，柴胡9g，生地黄30g，牡丹皮15g，赤芍15，当归9g，金银花15g，蒲公英30g，紫花地丁30g，连翘15g，地肤子24g，黄连9g，砂仁9g，炒白术30g，白茅根30g，茜草15g，土茯苓30g，车前子（包煎）30g，泽泻 15g，甘草 6g。7 剂，水煎服，日 1 剂。

（2）穿王消炎片口服，每次 4 粒，日 3 次。

（3）黄连 30g、紫草 15g、薄荷 15g、甘草 30g，用麻油 1 L 浸泡 1 天，炸枯去渣，外涂，日 1 次。

二诊：1 周后复诊，下肢肿消，脓疱消退，疹色变淡，上胸部有新发红斑，苔薄黄，咽红，脉滑细。

处方：（1）上方去紫花地丁，金银花改为 9g，加生石膏 15g，4 剂，水煎服，日 1 剂。

（2）穿王消炎片继服。

（3）芒硝 30g 加开水 3000ml 冲化湿敷，日 2 次。

三诊：治疗 3 周后复诊，未出现脓疱，潮红浸润明显减轻，自觉皮损处灼热瘙痒，苔黄腻，脉滑数。

处方：（1）上方加薄荷 9g，蝉蜕 9g。继服 28 剂。

（2）穿王消炎片继服。

（3）芒硝湿敷。

四诊：2020 年 9 月 9 日复诊，皮损基本消退，面部、小腿见少量淡红斑，轻度瘙痒，自觉纳呆，乏力。苔薄白，脉滑细。2 周前查肝肾功能均正常。

处方：（1）上方加太子参 15g，神曲 9g。水煎服，日 1 剂。

（2）患处继用芒硝湿敷。

（四）临证经验

根据病情选用如下治疗方法。

（1）刺络拔罐法：取大椎、陶道、肝俞、脾俞，每日选 1~2 个穴，用三棱针点刺，然后在穴位上拔罐，留罐 5~10 分钟，隔日 1 次，10 次为 1 个疗程。

（2）穴位埋线法。

（3）拔罐走罐治疗：进行期禁用，适用于肌肤丰厚处，皮损肥厚、顽固，经久不退者。可采用走罐疗法，拔罐时先在所拔部位的皮肤或罐口上涂一层凡士林等润滑剂，再将罐拔住。然后医者用右手握住罐子，向上、下或左、右需要拔的部位，往返推动，至所拔部位的皮肤红润、充血，甚或瘀血时，将罐起下。每日或隔日 1 次。

（4）截根治疗（挑治疗法）。

（5）耳尖放血疗法。

（6）常规治疗皮损仍不消退者，可选用免疫抑制剂，如甲氨喋呤（MTX），初始每周 5~7.5mg，可逐渐增至每周 10~15mg，用药期间每周查血、尿常规，半个月查肝肾功能、监测心电图和肺部 X 线检查。或阿维 A 胶囊每日 20~50mg，注意监测血脂、肝肾功能。

（五）零金碎玉

（1）咽喉肿痛者，加板蓝根、山豆根、玄参；因感冒诱发者，加金银花、连翘；大便秘结者，加生大黄；脾虚者，加白术、茯苓；风盛瘙痒明显者，加白鲜皮、刺蒺藜、全蝎；病程日久，反复不愈者，加土茯苓、白花蛇舌草、全蝎、蜈蚣；皮损肥厚色暗者，加三棱、莪术；月经色暗，经前加重者，加益母草、泽兰；肿胀滋多者，加土茯苓、鱼腥草；瘙痒重者，加紫荆皮、地肤子、白鲜皮；胸闷纳呆，腹胀便溏者，加苍术、茯苓皮、砂仁；红肿明显时可加蒲公英、紫花地丁等。

（2）忌食辛辣腥膻发物，戒烟酒，多食新鲜蔬菜和水果。

（3）预防感染和外伤，在秋冬及冬春季节交替之时，要特别注意预防感冒、咽炎、扁桃体炎。对反复发作的扁桃体肿大者，可考虑手术摘除。

（4）避免过度紧张劳累，生活要有规律，保持情绪稳定。

（5）急性期或红皮病型不宜用刺激性强的药物，忌热水洗浴。